Yoga bei Diabetes

Allgemeine Hinweise:

Aus Gründen der besseren Lesbarkeit wird bei Personenbezeichnungen die männliche Sprachform verwendet. Gemeint ist sowohl die männliche als auch die weibliche und die diverse Form.

Das vorliegende Buch wurde sorgfältig erarbeitet. Dennoch erfolgen alle Angaben ohne Gewähr. Weder die Autorin noch der Verlag können für eventuelle Nachteile oder Schäden, die aus den im Buch vorgestellten Informationen resultieren, Haftung übernehmen.

Sollte diese Publikation Links auf Webseiten Dritter enthalten, so übernehmen wir für deren Inhalte keine Haftung, da wir uns diese nicht zu eigen machen, sondern lediglich auf deren Stand zum Zeitpunkt der Erstveröffentlichung verweisen.

Anja Orttmann-Heuser

YOGA BEI DIABETES

Ein ganzheitlicher Weg zur Prävention und Therapie von Typ-2-Diabetes

Meyer & Meyer Verlag

Covergrafik: © Миша Герба – stock.adobe.com
Covergestaltung: René Kirchhoff
Umschlaggestaltung: Sannah Inderelst
Innenlayout: Sannah Inderelst
Fotos im Innenteil: Volker Rebhan (www.rebhan-bilder.de)
Satz: Sannah Inderelst
Lektorat des Manuskripts: Henry Seidel
Projektleitung: Katrin Schubert

Yoga bei Diabetes

Bibliografische Information der Deutschen Nationalbibliothek
Die Deutsche Nationalbibliothek verzeichnet diese Publikation in der Deutschen Nationalbibliografie; detaillierte bibliografische Details sind im Internet über <www.dnb.de> abrufbar.

Meyer & Meyer Fachverlag & Buchhandel GmbH
Von-Coels-Straße 390, 52080 Aachen
www.dersportverlag.de

Member of the World Sport Publishers' Association (WSPA)

Gesamtherstellung (Druck): Print Consult GmbH, München, www.printconsult.de

MIX
Papier | Fördert gute Waldnutzung
FSC® C106855
FSC www.fsc.org

ISBN 978-3-8403-7988-8

Bei Fragen zur Sicherheit unserer Produkte wenden Sie sich bitte an: kontakt@m-m-sports.com.

Inhaltsverzeichnis

Vorwort

Anja Orttmann-Heuser setzt sich bereits seit vielen Jahren dafür ein, die vielfältigen Vorteile von Yoga für Menschen mit Diabetes bekanntzumachen. Um deren besonderen Bedürfnisse besser zu berücksichtigen, hat sie eine besondere Form des Yoga für Menschen mit Diabetes (Yogabetes®) entwickelt und ihre Erkenntnisse und Übungen endlich in diesem Werk veröffentlicht. Sie zeigt hier nicht nur die Probleme und Besonderheiten der Volkskrankheit Diabetes auf, sondern beleuchtet auch die Ansatzstellen, die sich speziell für Yoga als ganzheitliche Herangehensweise bieten. Anja holt hier Betroffene, Interessierte, Mitglieder des Gesundheitswesens, aber auch praktizierende Yogalehrerinnen und Yogalehrer gleichermaßen ab, indem sie in der ersten Hälfte des Buchs sowohl Grundlagen zu Diabetes als auch zu Yoga vermittelt, sodass man auch ohne spezifische Vorkenntnisse in das Thema einsteigen kann. Gleichzeitig gelingt es ihr, Bekanntes nicht langweilig erscheinen zu lassen, da sie hierbei immer die speziellen Aspekte von Yoga für Menschen mit Diabetes herausarbeitet.

Im weiteren Verlauf des Buchs arbeitet sie die Besonderheiten des atemzentrierten Yoga heraus und ermöglicht allen, die sich mit dieser Technik noch nicht oder nur oberflächlich beschäftigt haben, anschaulich selber zu erfahren, welche Vorteile diese Herangehensweise mit sich bringt. Übungen zur Selbstwahrnehmung unterstützen diesen Ansatz. Dadurch werden die Grenzen einer rein körperlich orientierten Yogapraxis um seelische Komponenten erweitert, die Selbstfürsorge und Selbstwirksamkeit fördern. Somit ist der neue Ansatz von Anja Orttmann-Heuser ein durchweg ganzheitlicher: Vom Verständnis für die Krankheit auf biologischer Ebene über psychologische Faktoren hin zu einer Wahrnehmung der eigenen Befindlichkeit zeigt sich ein Weg, der die Erkrankung nicht nur annimmt, sondern auch sanft steuert und somit eine körperliche und seelische Heilung unterstützt.

Dieses Buch bietet niedrigschwellige, einfach durchzuführende Übungen für mehr Gelassenheit und Beweglichkeit – und das nicht nur für Menschen mit Diabetes. Gleichzeitig sind die Übungen durch spannende und kenntnisreiche Informationen auch theoretisch eingebettet. Durch die ganzheitliche Herangehensweise erscheint mir das Buch auch für Menschen mit anderen chronischen Erkrankungen, insbesondere Adipositas, lesenswert. Es bietet einen guten Einstieg in eine ganzheitliche Bewegungspraxis, die Selbstannahme und Selbstwirksamkeit fördert. Dies ist ein

Schlüssel für die Verbesserung der Krankheitssymptome und ein erster Schritt zu Akzeptanz und Heilung. Die einzelnen Yoga-Übungen im Praxisteil sind anschaulich beschrieben und auch für Anfängerinnen und Anfänger gut umsetzbar. Gegen Ende stellt Anja Orttmann-Heuser sinnvoll Bewegungen für verschiedene Gelegenheiten zusammen und ermutigt Menschen mit Diabetes dazu, sich ihre eigene Yogapraxis zusammenzustellen.

Ein Ausflug in ayuverdische Ernährungslehre rundet das Buch ab und macht Lust auf eine weitere Beschäftigung mit diesem Thema.

Dieses Buch bietet einen umfassenden Einstieg in Yoga bei Diabetes, erklärt stimmig Zusammenhänge zwischen körperlichen Beschwerden, Krankheitssymptomen und einer dem entgegenwirkenden Yogapraxis. Man wird ermutigt, sich mehr mit seinem Körper und dessen Bedürfnissen auseinanderzusetzen und die Selbstheilungskräfte durch atemzentrierte Bewegungen und Achtsamkeit zu aktivieren.

Ich wünsche Ihnen viel Freude und neue Erkenntnisse beim Lesen und Erleben. Ich bin mir sicher, dass Ihnen dieses Buch beides bieten wird.

Ihre Dr. Ulrike Becker

(Internistin, Diabetologin, Sportmedizinerin und Vorsitzende der AG Diabetes, Sport und Bewegung der DDG e. V.)

Einleitung: Warum Yoga bei Diabetes?

Meine Motivation für diesen Ratgeber

Als Apothekerin war mir Diabetes schon lange ein Begriff – eine häufige Diagnose, ein komplexes Krankheitsbild, ein Thema, das immer wieder auftaucht. Richtig berührt hat es mich aber erst, als in meiner Familie und meinem nahen Umfeld die ersten Fälle von Prädiabetes auftraten. Ich begann, mich intensiver mit der Erkrankung zu beschäftigen – nicht nur aus medizinischer Sicht, sondern auch mit der Frage: Was bedeutet Diabetes eigentlich für die Betroffenen?

In Gesprächen und in meiner Beratungspraxis – insbesondere auch im Rahmen meiner ayurvedischen Arbeit – fiel mir auf, wie schwer es vielen Menschen fällt, ihre Lebensgewohnheiten zu verändern. Vor allem das Thema Essen war dabei immer wieder zentral – wie tief unsere Muster sitzen, wie stark unsere Impulse wirken – und wie herausfordernd es ist, wirklich etwas dauerhaft zu verändern.

Gleichzeitig vertiefte ich meine Yogapraxis und -studien. Besonders die Yoga-Psychologie öffnete mir einen neuen Blickwinkel. Yoga kann weit mehr als Bewegung. Es geht in seiner Essenz auch um Impulskontrolle, um die Fähigkeit, einen inneren Raum zu schaffen zwischen Reiz und Reaktion. Genau in diesem Raum liegt die Chance auf bewusste Entscheidungen – auf selbstmotivierte Veränderungen von innen heraus.

An diesem Punkt machte es für mich klick: Was wäre, wenn wir Menschen mit Diabetes durch Yoga nicht nur körperlich, sondern auch mental und emotional unterstützen könnten? Wenn Yoga eine Brücke wäre – zwischen medizinischer Therapie, gesunder Bewegung und selbstbestimmtem und zuversichtlichem Umgang mit der Erkrankung?

Seitdem arbeite ich daran, sowohl Betroffene als auch Therapeuten und Yogalehrende für dieses Thema zu sensibilisieren und zu begeistern – für einen Zugang, der informiert, motiviert und Mut macht.

Was Yoga bei Diabetes bewirken kann

Diabetes ist nicht nur eine Stoffwechselerkrankung – er beeinflusst Körper und Geist und fordert uns heraus, unsere Gewohnheiten zu hinterfragen, Geduld mit uns selbst zu haben und bewusst Entscheidungen für unsere Gesundheit zu treffen. Die Diagnose Typ-2-Diabetes (T2D) kann Stress auslösen, Sorgen wecken und manchmal sogar traurig oder mutlos machen. Gleichzeitig ist sie eng mit unseren Lebensgewohnheiten verknüpft – mit dem, was wir essen, wie viel wir uns bewegen, wie wir mit Stress umgehen und ob wir ungesunde Muster – wie Rauchen oder zu wenig Ruhepausen – beibehalten oder verändern. Die Erkrankung Diabetes fordert uns auf, innezuhalten und zu prüfen, welche Gewohnheiten uns wirklich guttun.

Hier kann der Yoga eine wertvolle Unterstützung sein, denn er ist mehr als eine körperliche Bewegungsform. Als eine ganzheitliche und integrative Methode spricht Yoga Körper und Geist an und vermittelt so in uns ein Gefühl der Kohärenz und Stimmigkeit, das uns auf vielen Ebenen wohlfühlen lässt. Durch achtsame Bewegung, bewusste Atmung und Meditation hilft Yoga, Stress abzubauen, die innere Wahrnehmung zu schärfen und baut insgesamt einen Zugang zur Selbstwirksamkeit auf: „Ich kann mir selbst Gutes tun." Studien zeigen, dass eine regelmäßige Yoga-Praxis nicht nur Beweglichkeit und Wohlbefinden verbessert, sondern auch positive Effekte auf den Blutzucker oder das Nervensystem haben kann. So kann Yoga aus meiner Sicht eine wertvolle Brücke zwischen rein körperlichen und rein psychologischen Maßnahmen im Diabetesmanagement sein – eine unterstützende Methode, die hilft, nicht nur das körperliche, sondern auch das innere Gleichgewicht zu fördern.

Die *American Diabetes Association* (ADA) hat Yoga 2023 in ihren Leitlinien als unterstützende Maßnahme erwähnt, insbesondere in Bezug auf die Verbesserung der Balance und Sturzprophylaxe. Die achtsam angepassten Yogaübungen für Menschen mit Typ-2-Diabetes können jedoch noch mehr – und dafür soll der vorliegende Ratgeber sensibilisieren. Durch angepasste Yogaübungen entwickeln wir Freude an Beweglichkeit und Kraft, unabhängig von Konstitution und potentiellen Einschränkungen. Wir erhöhen unser Wohlbefinden und lernen tief zu entspannen. Praxisnah zeige ich, wie sich Yoga unabhängig von Alter, Fitness oder Erfahrung in den Alltag integrieren lässt und für Menschen mit T2D eine ganzheitliche Ergänzung zu anderen therapeutischen Maßnahmen sein kann.

Dazu werfen wir zunächst einen Blick auf den Zuckerstoffwechsel und die Faktoren, die ihn beeinflussen - denn viele davon können wir selbst aktiv gestalten. Anschließend widmet sich das Buch der Erkrankung Diabetes und ihren möglichen Folgen, sowohl auf körperlicher als auch auf mentaler Ebene, insbesondere dem „Diabetic Distress". Daran anschließend wird die Methode Yoga vorgestellt - ihre Grundlagen, ihre Wirkmechanismen und warum sie gerade für Menschen mit Diabetes hilfreich sein kann. Der praktische Teil des Buches stellt Varianten von Yogaübungen vor und enthält konkrete Übungsreihen für den Alltag. Der Fokus liegt darauf, dass sie unkompliziert sind und dabei helfen können, in die Bewegung zu kommen und Freude daran zu entwickeln. Abgerundet wird das Buch mit Tipps und Impulsen zur Motivation - für einen bewussten, selbstbestimmten Umgang mit Diabetes und mehr Wohlbefinden im Alltag.

In diesem Ratgeber wird bewusst nicht auf sämtliche mögliche Krankheitsbilder, etwa komplexe Wirbelsäulenveränderungen oder seltene Begleiterkrankungen, im Detail eingegangen. Stattdessen liegt der Fokus auf grundlegenden Vorsichtsmaßnahmen, die bei häufigen Einschränkungen zu beachten sind. Die vorgestellten Übungen wurden so ausgewählt, dass sie unter Berücksichtigung der individuellen körperlichen Voraussetzungen, der empfohlenen Hinweise sowie ggf. nach Rücksprache mit der behandelnden Ärztin oder dem behandelnden Arzt durchgeführt werden können. Dieser Ratgeber ersetzt keine medizinische Beratung oder Therapie.

An dieser Stelle möchte ich für den anregenden Austausch mit Menschen mit Diabetes bedanken, allen voran bei dem Leiter der Münchner Selbsthilfegruppe Herrn Dr. Franz Straube. Auch die Gespräche mit Therapeuten hat mich für die Bedürfnisse und Anstrengungen im Diabetesmanagment sensibilisiert. Und last but not least möchte ich mich bei meinen lieben Kolleginnen Christine von Tein und Sabine Strack sowie meinen geschätzten Kursteilnehmerinnen Elisa Saul Manes und Martina Estorf für ihre wertvollen Anmerkungen und Hinweise bei der Durchsicht des Manuskripts bedanken.

Ihre Anja Orttmann-Heuser

Herrsching, Februar 2026

Kapitel 1
Zucker im Blick – der Glukosestoffwechsel

„Der süße Geschmack wird an seinen Wirkungen erkannt: nährend, erfreuend, erheiternd und milde stimmend."

Caraka Samhita Sū. 26.73-74[1]

Kaum ein Stoff prägt unser modernes Leben so sehr wie Zucker. Er steht für Genuss und Energie, aber auch für Überfluss und Belastung. Im Körper ist er unverzichtbar - zugleich verlangt sein Gleichgewicht eine erstaunlich feine Abstimmung.

In diesem Kapitel werfen wir einen Blick auf die faszinierende Biochemie des Zuckers: wie Glukose in unseren Zellen ankommt, wie Insulin diesen Prozess steuert und was passiert, wenn das Zusammenspiel aus der Balance gerät. Denn Zucker ist nicht nur eine chemische Substanz - er erzählt viel über unseren Lebensstil, unsere Gewohnheiten und unsere innere Balance.

1.1 Zucker in Bewegung: Wie Ihr Körper Glukose verarbeitet

Zucker ist ein wichtiger Energielieferant für unseren Körper. Kohlenhydrate aus der Nahrung werden durch komplexe, fein aufeinander abgestimmte Prozesse zum Einfachzucker Glukose verstoffwechselt. Glukose ist die zentrale Energieeinheit, die unsere Zellen nutzen. Für die Zellen des Gehirns und die roten Blutkörperchen ist es sogar die einzige Energiequelle. Vereinfacht lässt sich die Verstoffwechslung von Kohlenhydraten aus der Nahrung zu Glukose im Blut in 4 Schritten darstellen:

a. **Aufnahme und Verdauung von Kohlenhydraten**
Unsere Nahrung enthält verschiedene Kohlenhydrate: Mehrfachzucker (z. B. Stärke), Zweifachzucker (z. B. Milchzucker, Haushaltszucker) und Einfachzucker (z. B. Glukose bzw. „Traubenzucker", Fruchtzucker). Damit der Zucker ins Blut gelangen kann, muss er in seine einfachste Form zerlegt werden. Die Verdauung beginnt bereits im Mund, wo das Enzym Amylase Stärke in kleinere Teile spaltet. Im Dünndarm helfen weitere Enzyme dabei, daraus Zweifachzucker zu machen. Anschließend werden diese in der Darmschleimhaut in Einfachzucker umgewandelt, die dann über spezielle Transportmechanismen in die Darmzellen aufgenommen werden.

b. **Aufnahme ins Blut und Transport zur Leber**
Von den Darmwandzellen gelangen die Einfachzucker ins Blut und dann in die Leber. Dort werden alle Einfachzucker in Glukose umgewandelt.

c. **Speicherung oder Weiterleitung der Glukose**
In der Leber wird die Glukose entweder zur sofortigen Energiegewinnung genutzt oder zu einem körpereigenen Mehrfachzucker aufgebaut (Glykogen) und gespeichert. Über den Weitertransport aus der Leber ins Blut kann Glukose bei Bedarf von allen übrigen Organen aufgenommen werden. Muskelzellen speichern Glukose ebenfalls als Glykogen oder nutzen sie zur Energiegewinnung, Fettzellen wandeln Glukose in Fette (Triglyzeride) um.

d. **Energiegewinnung aus Glukose**
In den Körperzellen wird aus Glukose bei der sogenannten Zellatmung Energie gewonnen. Zellatmung kann man sich wie eine umgekehrte Fotosynthese vorstellen: Bei der Fotosynthese entstehen unter Einfluss des Sonnenlichts im

grünen Blatt der Pflanze aus Wasser und Kohlendioxid Sauerstoff und Glukose. Bei der Zellatmung entstehen hingegen aus Glukose und Sauerstoff (O_2) Wasser, Kohlendioxid (CO_2) und Energie.

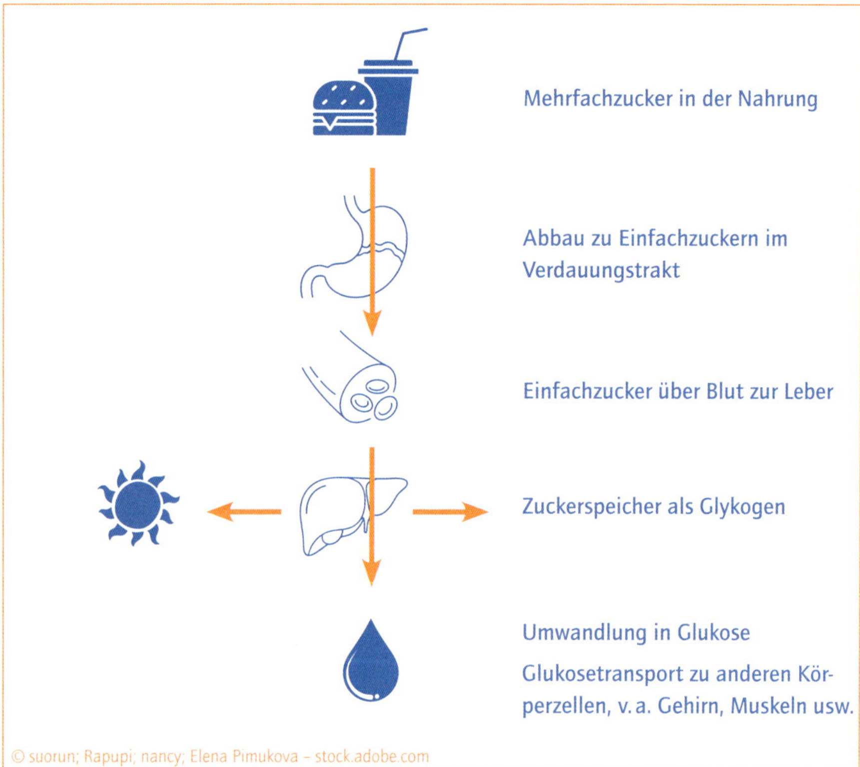

Abb. 1: Wie Zucker verstoffwechselt wird

Poetisch ausgedrückt könnte man Zucker als „kristallisiertes Sonnenlicht" bezeichnen. Im Körper nutzen wir dieses Molekül, um wieder an die gespeicherte Energie zu kommen.

1.2 Insulin – das Hormon der Fülle

Insulin ist ein Hormon, das in den sogenannten Beta-Zellen der Bauchspeicheldrüse gebildet wird. Es ist ein zentrales Stoffwechsel- und Wachstumsregulationshormon mit vielen Effekten im ganzen Körper. Seine wichtigste Funktion ist, die Türen der Zellen für Glukose zu öffnen und die Speicherung in Form von Glykogen zu fördern.

Es sorgt also dafür, dass Glukose aus dem Blut in die jeweiligen Körperzellen gelangt und senkt so den Blutzuckerspiegel.

Neben dieser Hauptaufgabe hemmt Insulin den Abbau von Glykogen und die Glukoseneubildung in der Leber, so dass der Blutzuckerspiegel nicht durch interne Quellen wieder ansteigt. Als „Hormon der Fülle" begünstigt Insulin zum einen die Fettspeicherung und hemmt den Fettabbau, zum anderen fördert es die Proteinsynthese und schützt vor Muskelabbau. Es wirkt als Wachstumsfaktor, unterstützt die Zellteilung, Geweberegeneration und Wundheilung. Im Gehirn fördert Insulin das Sättigungsgefühl, unterstützt Gedächtnisprozesse und schützt Nervenzellen vor Degeneration. An dem Einfluss und den Wirkungen von Insulin wird immer noch geforscht.

Zusammengefasst ist Insulin für Stoffwechsel, Wachstum und Heilung verantwortlich. Durch Insulin bekommen Muskeln Kraft und Fettzellen speichern Reserven. Es stärkt Gefäßwände und schützt sie vor Entzündungen. Es sagt dem Gehirn, wann wir satt sind, und bewahrt unsere Erinnerungen. Wenn dieses Hormon jedoch fehlt oder „missverstanden" wird, kann es zerstörerisch wirken.

1.3 Zucker und Insulin – ein dynamisches Gleichgewicht

Wenn nach einer Mahlzeit der Blutzuckerspiegel ansteigt, schüttet die Bauchspeicheldrüse Insulin aus, damit der Zucker aus dem Blut in die Zellen gelangt. Abhängig vom Anstieg der Blutzuckerkurve, wird mehr oder weniger Insulin ausgeschüttet.

Durch die insulinbedingte Aufnahme von Zucker in die Zellen sinkt der Blutzuckerspiegel. Das kann mal schneller oder langsamer passieren – je nachdem, wie viel Zucker im Blut war, wie gut die Bauchspeicheldrüse Insulin ausschüttet und wie empfindlich die Zellen darauf reagieren. Die Interaktion zwischen Zucker und Insulin ist sehr fein gesteuert und ausbalanciert. Da der Blutzucker immer in Bewegung ist – selbst in Ruhe oder im Schlaf gibt es kleine Schwankungen – passt der Körper die Insulinausschüttung feinfühlig an: Wenn nötig, reduziert die Bauchspeicheldrüse die Ausschüttung oder stoppt sie ganz, damit der Zucker nicht zu stark absinkt.

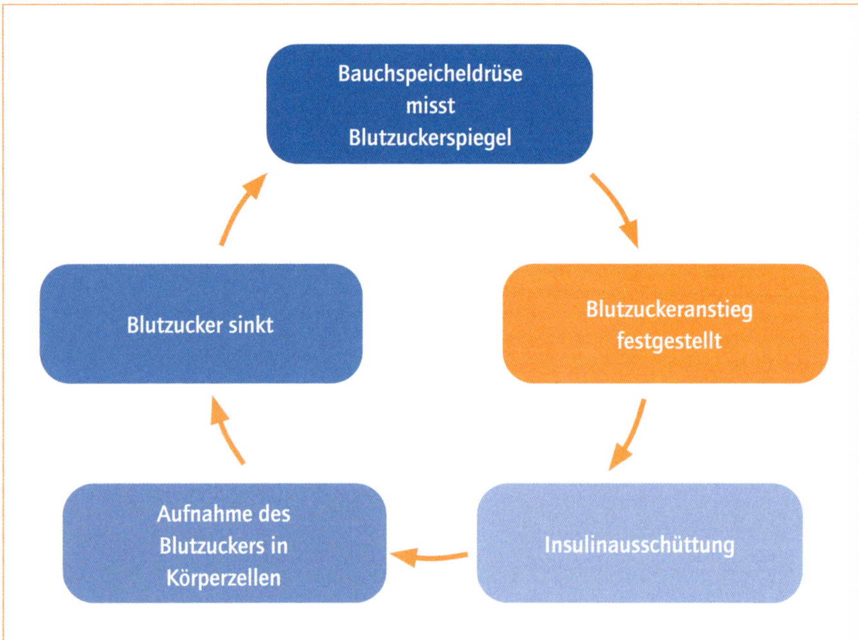

Abb. 2: Vereinfachte Darstellung der Wechselwirkung von Insulin und Blutzucker

1.3.1 Unterschiedliche Blutzuckerkurven

Die Ausschüttung von Insulin wird also sehr fein auf den Anstieg bzw. die Schwankungen des Blutzuckerspiegels abgestimmt. Wir fühlen uns am wohlsten, wenn das Zusammenspiel harmonisch verläuft und wir große Schwankungen vermeiden. Das ist dann der Fall, wenn wir die Kohlenhydrate, die wir zu uns nehmen, angemessen und ungestört verstoffwechseln können. Als Resultat steigt der Blutzucker nur sanft an und fällt auch wieder auf normales Niveau. In Abbildung 3 entspricht das der blauen Blutzuckerkurve.

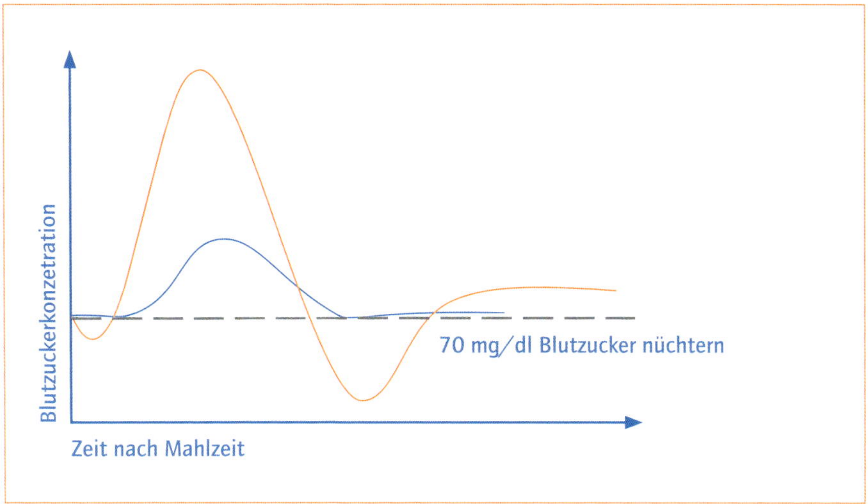

*Abb. 3: Unterschiedliche Blutzuckerverläufe – schematisch dargestellt**

Hier steigt der Blutzucker nach der Mahlzeit moderat an und fällt langsam wieder ab, ohne eine steile Spitze und ohne unter die Grenze zur Unterzuckerung zu fallen. Insulin wird hier also in angemessener Menge ausgeschüttet.

Anders ist es, wenn die Blutzuckerkurve nach einer Mahlzeit schnell und steil ansteigt. In der Abbildung 3 entspricht das der orangefarbenen Kurve. Daraufhin wird mehr Insulin ausgeschüttet. Die erhöhte Menge Insulin verbleibt länger im Blut und verursacht dann einen stärkeren Blutzuckerabfall bis hinein in den Bereich einer Unterzuckerung.

Die idealen Werte eines Stoffwechselgesunden liegen zwischen 70 und140 mg/dl bzw. 3,9 und 7,8 mmol/l Blutzucker, d. h. im nüchternen Zustand sollte der Blutzucker nicht unter 70 mg/dl (3,9 mmol/l) liegen (Unterzuckerung) und auch nach einer Mahlzeit möglichst selten über 140 mg/dl (7,8 mmol/l) ansteigen. In diesem Bereich wird das Insulin effektiv genutzt, d. h. die Zellen sprechen optimal auf das Hormon an und die Bauchspeicheldrüse muss nur wenig Insulin freisetzen, um den Blutzuckerspiegel zu regulieren.

Wenn es hingegen zu einem starken Anstieg des Blutzuckers kommt, ist mehr Insulin nötig, um den Blutzucker zu senken. Da das Insulin außerdem länger im Körper

* Die Einheit mg/dl entspricht Milligramm pro Deziliter. Die Einheit mU/l steht für Milli-Units pro Liter und wird wie folgt ausgeschrieben: Milli-Internationale Einheiten pro Liter.

bleibt, kommt es zu einem vergleichsweise starken Abfall der Blutzuckerkurve, sogar über den Grenzwert hinaus. Diese kurzfristige Unterzuckerung geht typischerweise mit Symptomen eines Energie-Crashs oder Heißhungers einher.

Diese extremen Ausschläge oberhalb und unterhalb der Normalwerte können wir an subtilen körperlichen Signalen wahrnehmen.

Tab. 1: Mögliche Symptome von Blutzuckerschwankungen

STEILER BLUTZUCKERANSTIEG	STARKER BLUTZUCKERABFALL
leichte geistige Überreizung („überdreht")	Müdigkeit und Konzentrationsstörungen („Brain Fog")
Konzentrationsprobleme trotz hoher Energie („zu viel auf einmal")	Heißhunger (auf Süßes)
Durstgefühl und trockener Mund	Reizbarkeit oder Stimmungsschwankungen („Hangry" = „hungry and angry")
unruhiger Schlaf bei späten BZ-Spitzen	Koordinationsstörungen, Schwindel
Übelkeit	Herzklopfen, Schwitzen
häufiges Wasserlassen	Sehstörungen

1.3.2 Testmöglichkeiten

Wie können Sie nun testen, wie sich Ihr Blutzucker nach einer Mahlzeit verhält?

Selbstwahrnehmung

Beobachten Sie, wie Sie sich 30 bis 120 Minuten nach dem Essen fühlen. Wenn Sie einige der oben genannten Symptome verspüren, könnte dies auf stärkere Blutzuckerschwankungen zurückzuführen sein, d. h. auf einen starken Blutzuckeranstieg und einen stärkeren Blutzuckerabfall zu einem späteren Zeitpunkt. Diese Methode ist unsicher: Es kann sehr gut sein, dass Sie die Schwankungen gar nicht bemerken, obwohl sie vorhanden sind. Auch andere Variablen können Ihre Wahrnehmung beeinflussen. Generell kann die Wahrnehmung eingeschränkt sein, was bei Diabetes häufig der Fall ist. Unsere Selbstwahrnehmung können wir jedoch trainieren (siehe dazu Kapitel *4.4 Achtsamkeit und Wahrnehmung fördern*).

Messung der kapillären Blutzuckerwerte

Ein Blutzuckermessgerät kann genaue Blutzuckerwerte liefern. Bei der Blutzuckermessung am Finger wird mit einer sogenannten Stechhilfe in den Finger gepikst. Mithilfe eines Teststreifens am Messgerät (z. B. AccuChek®) wird dann der Blutstropfen aufgesaugt. Innerhalb weniger Sekunden erscheint der Blutzuckerwert auf dem Display des Messgeräts. Messen Sie ca. eine Stunde nach einer Mahlzeit - wenn der Wert über 160 bis 180 mg/dl liegt, könnte das ein Hinweis für einen steilen Anstieg sein. Für einen Kurvenverlauf muss man mehrmals stechen.

Kontinuierliche Blutzuckermessung (Continuous Glucose Monitoring - CGM)

Ein CGM-System misst den Blutzucker nicht direkt, sondern erfasst den Glukosegehalt in der Gewebeflüssigkeit unter der Haut. Der Zuckerwert wird dadurch zeitverzögert, aber kontinuierlich erhoben. Man erhält ein sogenanntes ambulantes Glukoseprofil (AGP), das den 24-Stunden-Verlauf des Blutzuckers über mehrere Tage anzeigt. Die Messgenauigkeit des Sensors im Vergleich zu der kapillaren Messung wird durch die „mittlere absolute relative Abweichung" (MARD) angegeben. Bei modernen Sensoren (z. B. Dexcom G7, FreeStyle Libre 3) gibt es ca. 8 bis 10 Prozent Abweichung, was als sehr gut bewertet wird. In stabilen Alltagssituation sind diese Werte also verlässlich. Bei starken Blutzuckerschwankungen oder wenn Sie sich unwohl fühlen, sollte man in jeden Fall eine kapilläre Messung mit hinzuziehen. Die AGPs werden zunehmend beim Diabetesmanagement verwendet.

1.3.3 Übersicht der Blutzuckerwerte

Zur Diagnose und Bewertung der Blutzuckerwerte werden verschiedene Parameter herangezogen. Man unterscheidet den Nüchtern-Glukosewert (Blutzuckerwert nach mindestens achtstündigem Fasten), den postprandialen Blutzuckerwert zwei Stunden nach einer Mahlzeit und den Langzeit-Blutzuckerwert HbA1c.[2]

Hb steht für das Hämoglobin, das rote Blutfarbstoff-Protein in den roten Blutkörperchen. A1c ist der Anteil des Hämoglobins, der Zucker gebunden hat (man nennt das auch die „glykierte" Form). Je höher der Blutzucker, desto mehr Hämoglobin wird verzuckert. Dieses verzuckerte Hämoglobin ist weniger funktionsfähig und gibt den Sauerstoff schlechter an das Gewebe ab. Die Verzuckerung des Blutfarbstoffs in einem gewissen Rahmen ist ein natürlicher Prozess und sie nimmt mit dem Alter auch zu. Der HbA1c wird in der Regel in Prozent gemessen und zeigt an, wieviel Prozent des Blutfarbstoffes über einen Zeitraum von acht bis zwölf Wochen (das entspricht der Lebensdauer der roten Blutkörperchen) verzuckert wurde. Im Gegensatz zum Nüchtern-Glukosewert oder zufällig entnommenen Glukosewerten unterliegt der HbA1c nicht den täglichen Schwankungen und wird als Langzeitwert gesehen. In der Tabelle 2 sind die aktuellen Grenzwerte für Blutzucker und HbA1c dargestellt. Je nach Labor werden die Werte in mg/dl oder mmol/l* angegeben. Der HbA1c-Wert wird in Prozent angezeigt. In Tabelle 3 sind diese Parameter nach allgemeinen Empfehlungen für Stoffwechselgesunde, Menschen mit Typ-1- und Typ-2-Diabetes dargestellt. In Einzelfällen werden sie nach den individuellen Patientenbedürfnissen (z. B. bei Kindern oder Schwangeren) von Ärztin/Arzt angepasst.

Tab. 2: Blutzuckerwerte nach der Deutschen Gesellschaft für Diabetes (DDG)

	NÜCHTERN	POSTPRANDIAL (2 STUNDEN NACH DEM ESSEN)	LANGZEIT-WERT HBA1C
STOFFWECHSEL-GESUND	unter 100 mg/dl (5,6 mmol/l)	unter 140 mg/dl (7,8 mmol/l)	unter 5,7 %
PRÄDIABETES	100–125 mg/dl (5,6–6,9 mmol/l)	140–199 mg/dl (7,8–11,0 mmol/l)	5,7–6,4 %
DIABETES	über 126 mg/dl (7,0 mmol/l)	über 200 mg/dl (11,1 mmol/l)	ab 6,5 %

* Millimol/Liter.

Seit Einführung des CGM sind weitere Parameter hinzugekommen, die über die Messung des ambulanten Blutzuckerprofils analysiert werden können:

- der Zielbereich, in dem sich die Blutzuckerwerte befinden sollen, und
- die *Time in Range* (TIR), also die Zeit, in der sich die Blutzuckerwerte innerhalb der Grenzen des zuvor festgelegten Zielbereichs befinden.[3]

Tab. 3: Zielbereiche und TIR des Blutzuckerprofils mittels CGM

	ZIELBEREICH	TIR
STOFFWECHSELGESUND	70–140 mg/dl (3,9–7,8 mmol/l)	97 %
MENSCHEN MIT TYP-1-DIABETES	70–180 mg/dl (3,9–10,0 mmol/l)	≥ 70 %
MENSCHEN MIT TYP-2-DIABETES	70–180 mg/dl (3,9–10,0 mmol/l)	≥ 70 %

Der TIR-Parameter gibt Therapeuten und Patienten Aufschluss darüber, wie variabel der Blutzucker ist: Ist der TIR hoch, dann sind die Blutzuckerschwankungen gering. Umgekehrt liegen bei einem niedrigen TIR hohe Schwankungen mit potentiell häufigen Unterzuckerungs- oder Überzuckerungsepisoden vor. Diese stärkeren Schwankungen des Blutzuckerspiegels stehen in Zusammenhang mit diabetesbedingten Folgeerkrankungen (siehe Kapitel *2.2.1 Was passiert mit dem Gewebe durch zu hohen Blutzucker?*).

1.3.4 Einflussfaktoren auf die postprandialen Blutzuckerwerte

Bei so feinen Abstimmungsprozessen gibt es einige Faktoren, die das Zusammenspiel von Blutzucker, Insulin und Ansprechbarkeit der Zellen auf Insulin beeinflussen oder sogar stören können. Wenn wir die Einflussfaktoren auf die Blutzuckerkurve verstehen, können wir besser einschätzen, durch welche Maßnahmen und Veränderungen der Blutzucker innerhalb gesunder bzw. für unseren Organismus angemessener Grenzwerte bleibt. Ersteres ist für die Prävention von T2D und letzteres beim Management der Erkrankung wichtig.

Ernährung (1): Die Kohlenhydratquelle

Einen ganz unmittelbaren Einfluss auf die Höhe des Blutzuckers hat die Quelle des Zuckers. Kohlenhydrathaltige Nahrungsmittel werden unterschiedlich schnell im Darm aufgenommen und verstoffwechselt. Der glykämische Index (GI) ist eine Maßzahl für diese Unterschiede und gibt an, wie stark der Blutzucker nach dem Verzehr von 50 g Kohlenhydraten dieser Quelle innerhalb von zwei Stunden ansteigt. Als Referenz dient Glukose mit einem GI von 100. Je höher der GI, desto so höher und schneller steigt in der Regel auch der Blutzucker. Da der Glukoseanstieg allerdings auch noch von anderen Faktoren abhängig ist, ist der GI nur als eine Orientierungshilfe anzusehen. Nach gängigen Ernährungsempfehlungen (z. B. DDG, DGE) lassen sich Lebensmittel in Gruppen mit hohem, mittlerem oder niedrigem glykämischen Index einteilen.

Tab. 4: Kohlenhydratquelle und Effekt auf den Blutzucker – vereinfachte Darstellung

	KOHLEN-HYDRAT-QUELLE	GLYKÄ-MISCHER INDEX (GI)	EFFEKT AUF BLUTZUCKER	EFFEKT AUF INSULIN
EINFACHE ZUCKER	Glukose, Weißbrot, Süßigkeiten	hoch (> 70)	sehr schneller und starker Anstieg	viel Insulin nötig
STÄRKEHALTIGE LEBENSMITTEL MIT WENIG BALLAST-STOFFEN	Kartoffelpüree, Weißer Reis, Cornflakes	hoch (> 70)	schneller und deutlicher Anstieg	
FRÜCHTE MIT HOHEM GLUKOSEANTEIL	Banane (reif), Wassermelone, Ananas	mittel bis hoch (60–80)	relativ schneller Anstieg	
STÄRKEHALTIGE LEBENSMITTEL MIT BALLAST-STOFFEN	Vollkornbrot, Quinoa, Linsen	mittel (40–70)	mäßiger, langsamerer Anstieg	sanfterer Anstieg und weniger Insulin nötig
MILCH-PRODUKTE	Joghurt, Milch	mittel (30–50)	mäßiger Anstieg durch Laktose, Eiweiß verzögert den Anstieg	
FRÜCHTE MIT HOHEM FRUKTO-SEANTEIL	Äpfel, Beeren, Orangen	niedrig bis mittel (30–60)	langsamer, milder Anstieg	
HÜLSEN-FRÜCHTE	Bohnen, Kichererbsen, Linsen	niedrig (20–50)	langsamer, gleichmäßiger Anstieg	geringer Anstieg und geringere Menge
NICHT STÄR-KEHALTIGE GEMÜSE	Brokkoli, Karot-ten, Salat	sehr niedrig (< 30)	kaum Blutzu-ckeranstieg	

Ernährung (2): Wie und wann die Kohlenhydrate verzehrt werden

Gerade durch die Blutzuckerprofile mittels CGM hat man viel darüber gelernt, wie Stoffwechselgesunde und Menschen mit Diabetes die Kohlenhydrate verdauen. Abgesehen von der Quelle der Kohlehydrate gibt es noch eine Reihe von anderen Faktoren, die die Höhe der Blutglukosespitzen nach dem Essen beeinflussen können. Hier sind einige für den Alltag wichtige herausgegriffen, die Liste ist jedoch nicht vollständig und bezieht spezielle Faktoren, die sich bei insulinbehandelten Menschen mit Diabetes ergeben können, nicht mit ein.

- **Menge an Kohlenhydraten:** Je größer die Portion, desto höher können die Werte steigen. Aus dem GI und der Kohlenhydratmenge ergibt sich die sogenannte glykämische Last. Eine geringe glykämische Last, beispielsweise wenig Kohlenhydrate aus dem vollen Korn, hat positive Effekte auf die glykämische Kontrolle (also HbA1c und Nüchternglukose).
- **Geschwindigkeit der Aufnahme:** Je schneller wir die Mahlzeit verzehren, desto höher kann die postprandiale Glukosespitze ansteigen. Kauen und ruhiges Essen bewähren sich also auch hier.
- **Zeitpunkt der Nahrungsaufnahme:** Untersuchungen haben gezeigt, dass Menschen mit Diabetes gerade morgens und abends eine erhöhte Insulinresistenz haben. Das bedeutet, dass sie Kohlenhydrate dann schlechter verdauen können und die postprandialen Blutzuckeranstiege höher sein können. Übrigens zeigt sich eine Tendenz, dass sowohl bei Stoffwechselgesunden als auch bei Menschen mit Diabetes abends die Insulinresistenz höher zu sein scheint als morgens. Da es aber immer individuelle Unterschiede gibt, muss jeder das für sich austesten.
- **Verzögerte Aufnahme von Kohlenhydraten:** Fette, Ballaststoffe und Eiweiße haben alle eines gemeinsam – sie können die Aufnahme des Zuckers ins Blut verzögern. Daraus ergeben sich die Empfehlungen, Kohlenhydrate damit zu kombinieren bzw. Ballaststoffe und Eiweiße in den Mahlzeiten mehr zu betonen. Manche leiten daraus auch ab, die Nahrungsmittel in einer bestimmten Reihenfolge zu essen mit der Kohlenhydratquelle zum Schluss. Das ist im Alltag bei vielen Gerichten nicht so einfach zu bewerkstelligen.
- **Das Darm-Mikrobiom:** Der Zusammenhang zwischen Darm-Mikrobiom, Insulinresistenz und Glukosestoffwechsel ist ein aktuelles Forschungsfeld. An dieser Stelle möchte ich den derzeitigen Forschungsstand vereinfacht zusammenfassen: Ein gesundes Darmmikrobiom trägt dazu bei, postprandiale Blutzuckerspitzen abzumildern. Bestimmte Bakterienstämme können die Glukoseaufnahme regulieren, die Insulinsensitivität verbessern und die Insulinausschüttung erhöhen.[4]

Mit der Ernährung können wir unsere Blutzuckerwerte stark beeinflussen. Dabei ist nicht nur ausschlaggebend, welche Form von Kohlenhydraten wir zu uns nehmen, sondern auch, wie viel, wie und wann. Unser Körper reagiert nicht immer gleich, und mit Köpfchen (inklusive Blutzuckerdaten) und (Selbst-)Wahrnehmung können wir unseren Stoffwechsel wirksam bei der Kohlenhydrat-Verdauung unterstützen.

Bewegung

Bewegungsmangel ist ein Symptom unserer westlichen Gesellschaft. Auf Dr. James Levine, ein forschender Mediziner der Mayo Clinic, geht folgende Formulierung zurück: „Sitzen ist das neue Rauchen!"[5] Laut der WHO* ist Bewegung „die Wunderpille der modernen Medizin". Zahlreiche Studien zeigen inzwischen sehr deutlich, dass körperliche Aktivität nicht nur präventiv wirkt, sondern auch in der Behandlung und Rehabilitation vieler Erkrankungen eine zentrale Rolle spielt. Das liegt vor allem daran, dass Bewegung fast jedes Organsystem positiv beeinflusst. Bewegen wir uns nach einer kohlehydratreichen Mahlzeit, können wir den Anstieg des Blutzuckers verringern. Bewegung erfordert Muskelkraft und fördert die Aufnahme von Zucker aus dem Blut in den Muskel. Regelmäßige körperliche Aktivität verbessert die Insulinempfindlichkeit, unterstützt die Blutzuckerkontrolle und reduziert das Risiko von Folgeerkrankungen. Konsequenterweise spielt Bewegung so in der Prävention und Behandlung von Diabetes mellitus, insbesondere Typ-2-Diabetes eine große Rolle und gehört in den Leitlinien mit zur Basistherapie der Erkrankung. Seit 2023 empfiehlt die *American Diabetes Association* neben den bekannten Ausdauer- und Muskeltrainings auch ganzheitliche Bewegungsprogramme wie Yoga.

Es herrscht mittlerweile Konsens darüber, dass körperliche Aktivität bei älteren Personen nicht nur zu einer Verbesserung des Stoffwechsels führt, sondern auch Muskelkraft, Knochengesundheit sowie funktionelle und kognitive Fähigkeiten fördert. Bei älteren Menschen müssen Bewegungsprogramme jedoch stärker an die individuelle Konstitution angepasst werden.

* Aktuell empfiehlt die WHO, dass sich Erwachsene, unabhängig vom Alter, mindestens 150 bis 300 Minuten pro Woche mit moderater Intensität bewegen – alternativ 75 bis 150 Minuten intensiver körperlicher Aktivität/Bewegung.

Bewegen, bewegen und bewegen erhält uns länger und gesünder. Die Bewegung muss besonders mit zunehmendem Alter an die Konstitution und Befindlichkeit des Übenden angepasst werden, damit sich die positiven Wirkungen auf Muskelkraft/Beweglichkeit, Gleichgewicht, Stoffwechsel und Kognition entfalten können.

Schlaf

Schlaf ist ein evolutionär sehr altes Phänomen. Es gibt ihn nicht nur bei Säugetieren und Vögeln, sondern auch bei Reptilien und vielleicht sogar bei Insekten. Wir neigen zwar dazu, uns den Schlaf als einen passiven Zustand vorzustellen, in dem wir uns von der Welt abkapseln, tatsächlich ist Schlafen aber eine sehr komplexe Angelegenheit und fundamental für unsere geistige und körperliche Gesundheit. 1999 konnte erstmals in einer Studie gezeigt werden, dass es einen klaren Zusammenhang zwischen Schlafmangel und Stoffwechselstörungen gibt. Ein chronischer Schlafmangel von vier Stunden über sechs Tage führte bei Stoffwechselgesunden zu einer signifikanten Beeinträchtigung des Glukosestoffwechsels und erhöhte das Risiko, im Laufe der Zeit an Typ-2-Diabetes zu erkranken.[6] Später konnte gezeigt werden, dass eine Störung des Tiefschlafs zu einer Insulinresistenz und damit zu einem erhöhten Diabetesrisiko selbst bei ansonsten gesunden Menschen führen kann.[7]

Außerdem stört Schlafmangel die Regulierung unserer Hungersignale: Insulin wird weniger wirksam (durch die Resistenz), die Konzentration des appetitanregenden Hormons Ghrelin steigt, die des die Sättigung anzeigenden Hormons Leptin sinkt. Das führt insgesamt dazu, dass wir uns bei zu wenig Schlaf hungriger fühlen, obwohl wir genug gegessen haben.

Schlechter Schlaf bzw. Schlafmangel ist ein gesundheitliches Risiko. Deshalb ist es wichtig, dass wir in jedem Lebensalter auf eine gesunde Schlafhygiene achten. Dazu gehören regelmäßige Schlafenszeiten in einem dunklen, kühlen und ruhigen Schlafraum. Außerdem sollten wir auf schwere Mahlzeiten oder Alkohol vor dem Schlafengehen verzichten und uns gegebenenfalls mit Hilfe von meditativen und achtsamen Yogaübungen ausreichend entspannen, um in erholsamen Schlaf zu finden.

Stress

Stress ist zunächst eine aus evolutionsbedingten Herausforderungen entwickelte, natürliche Antwort unseres Systems auf erhöhte Anforderungen. Unser Körper schüttet entsprechende Botenstoffe aus, die uns schneller und effektiver auf Gefahren reagieren lassen. Die Botenstoffe Adrenalin und Cortisol setzen Glukose aus der Leber frei und erhöhen so den Blutzuckerspiegel, um alle Organe und vor allem das Gehirn versorgen zu können. Unter ihrem Einfluss nehmen Zellen weniger Glukose auf. Adrenalin und Cortisol gehören zu den Gegenspielern des Insulins.

Tab. 5: Auswirkung von Stress auf körperlicher, mentaler und emotionaler Ebene

KÖRPER	GEIST	EMOTIONEN
Herzfrequenz, Blutdruck und Blutzuckerspiegel steigen	Konzentrations- und Gedächtnisprobleme	Gereiztheit
Atmung wird schneller und flacher	Gedanken kreisen, innere Unruhe	Ängstlichkeit
Muskeln spannen sich an, werden besser durchblutet	Entscheidungsfähigkeit sinkt	Traurigkeit
Verdauung wird gedrosselt	Gefühl von Überforderung	Stimmungsschwankungen
Immunsystem bei akutem Stress aktiviert, bei Dauerstress geschwächt	Nervosität	emotionale Belastbarkeit sinkt
erhöhtes Risiko für Herz Kreislauf-Erkrankungen und Erschöpfung		Frustration
Infektanfälligkeit bei chronischem Stress		erhöhte Anfälligkeit für Angststörungen oder Depressionen

Gerade in stressigen Situationen entsteht oft ein Heißhunger auf Zucker und kohlenhydratreiche Lebensmittel. Dies führt zu stärkeren Blutzuckerschwankungen und kann auf lange Sicht das Risiko für Typ-2-Diabetes erhöhen.

Stress beeinflusst also, wie wahrscheinlich es ist, dass sich ein Typ-2-Diabetes entwickelt. Über den anhaltend hohen Cortisolspiegel und der damit erhöhten Insulinresistenz sowie dem Verhalten (z. B. mehr Heißhunger, weniger Bewegung, schlechterer Schlaf) beeinflusst Stress auch den Verlauf der Erkrankung – unabhängig von der Therapie.[8]

Zudem kann die Erkrankung Diabetes ihrerseits den Stress erhöhen, was inzwischen als „Diabetic Distress" in Wissenschaft und Praxis bekannt und anerkannt ist. Unter Diabetic Distress versteht man die emotionale Belastung durch die tägliche Bewältigung von Diabetes. Ursachen können das ständige Blutzuckermanagement, Angst vor Folgeschäden oder Hypoglykämien, das Gefühl der Überforderung sowie soziale Belastungen wie mangelndes Verständnis im Umfeld sein. Typische Symptome sind Frustration, Erschöpfung und innere Anspannung. Das kann bei Betroffenen zu einer Vernachlässigung der Therapie und zu Schuldgefühlen bei schwankenden Blutzuckerwerten führen.

Häufiger und chronischer Stress haben einschneidende Effekte auf der körperlichen und mentalen Ebene. In Bezug auf die Verstoffwechslung der Kohlenhydrate aus der Nahrung stört anhaltender Stress das empfindliche Gleichgewicht von Blutzucker und Insulinausschüttung nachhaltig.

Sinneseindrücke und der Effekt auf den Blutzucker

Sinneseindrücke beeinflussen den Blutzucker über das Nervensystem, Hormone und emotionale Reaktionen. Stressauslösende Reize wie laute Geräusche, grelles Licht oder unangenehme Gerüche aktivieren das sympathische Nervensystem und führen zur Ausschüttung von Adrenalin und Cortisol, was, wie wir oben gesehen haben, den Blutzucker steigen lässt. Chronischer Lärm kann so langfristig einen negativen Effekt auf den Stoffwechsel haben.

Umgekehrt können angenehme Sinneseindrücke wie sanfte Musik, beruhigende Farben oder wohlriechende Düfte das parasympathische Nervensystem aktivieren, was die Cortisolspiegel senkt und die Insulinempfindlichkeit verbessert. Entspannungstechniken mit Musik haben nachweislich eine blutzuckersenkende Wirkung.[9]

Visuelle und olfaktorische Reize beeinflussen den Blutzucker jedoch auch direkt. Der Anblick oder Geruch von Nahrung kann bereits eine Insulinreaktion auslösen, noch bevor gegessen wird – ein Effekt, der als cephalische Insulinreaktion bekannt ist. Gleichzeitig können diese Reize jedoch auch Hunger und Appetit verstärken. Gibt man diesen Impuls dann nach, kommt es zu einem Blutzuckeranstieg, abhängig von der Art und Menge der aufgenommenen Nahrung.

Diese Zusammenhänge zeigen, wie eng unser Stoffwechsel mit den Sinneswahrnehmungen verbunden ist und wie äußere Reize den Blutzuckerspiegel sowohl kurzfristig als auch über das Essverhalten langfristig beeinflussen können.

Weitere Einflussfaktoren

Neben den oben aufgeführten Faktoren gibt es noch eine Reihe anderer Einflüsse auf die Verstoffwechslung der Kohlenhydrate. Für diesen Ratgeber werden sie nicht vertieft dargestellt. Dazu zählen Rauchen, bestimmte Medikamente, genetische Prädisposition und weitere Erkrankungen. In Tabelle 6 sind die aufgeführten Faktoren sortiert nach körperlicher und mentaler Ebene sowie extern und intern dargestellt.

Tab. 6: Übersicht über mögliche Einflussfaktoren auf den Blutzucker

	EXTERN (IM SINNE VON AUSSEN ZUGEFÜHRT)	TIR INTERN (VERINNERLICHT, VON INNEN KOMMEND)
KÖRPERLICHE EBENE	Ernährung: KH-Quellen und die Art der Einnahme, Bewegung, Medikamente, Rauchen	Genetik, Erkrankungen, Schlaf
MENTALE EBENE	Stressfaktoren, Sinneseindrücke	individuelles Stressempfinden, Verhaltensmuster bei Hunger und Appetit

Die Übersicht zeigt: Auch wenn einige Einflussfaktoren auf den Blutzucker – wie genetische Veranlagung oder chronische Erkrankungen – nicht direkt steuerbar sind, lassen sich viele äußere und innere Bedingungen aktiv verändern. Ernährung,

Bewegung oder der Umgang mit Stress gehören ebenso dazu wie Schlafqualität, Gewohnheiten oder die Art, wie auf innere Impulse reagiert wird.

Erkenntnisse über gesundheitsförderndes Verhalten reichen allein jedoch oft nicht aus. Veränderung braucht mehr als Wissen - sie braucht Bewusstheit, innere Bereitschaft und die Fähigkeit, automatisierte Reaktionen zu unterbrechen. Genau an diesem Punkt setzt Yoga an - als Methode, die Achtsamkeit fördert, Impulsverhalten zu regulieren hilft und einen Raum schafft, in dem neue Entscheidungen möglich werden. So unterstützt Yoga nicht nur den Körper, sondern auch die Fähigkeit, Erkenntnisse im Alltag umzusetzen - mit Ruhe, Klarheit und Selbstverantwortung.

Bevor die pathophysiologischen Grundlagen des Zuckerstoffwechsels betrachtet werden, lohnt sich ein Blick auf einen Aspekt, der für viele eine besondere Herausforderung darstellt - den süßen Geschmack. Denn er spricht nicht nur den Körper an, sondern auch das emotionale Erleben.

1.4 Die zwei Seiten des süßen Geschmacks

Nun ist es an der Zeit, sich mit den tieferen Aspekten des süßen Geschmacks zu beschäftigen. Der Geschmackssinn hat evolutionsbiologisch wichtige Funktionen: Zum einen ermöglicht er uns, essbare Nahrung zu finden, und zum anderen, diese Nahrung vor dem Schlucken auf Giftigkeit zu prüfen. Zusammen mit Geruchs- und Sehsinn wählen wir so auch heute noch die Nahrung aus, die uns nährt und schmeckt.

Neugeborene bevorzugen die Geschmacksrichtungen süß und umami*, nicht aber bitter oder sauer. Natürliche Lebensmittel, die viel Energie enthalten, schmecken in der Regel angenehm süß und/oder umami. Giftige Substanzen schmecken meist bitter und selten süß. Aufbauend auf diesen angeborenen Geschmackspräferenzen und geprägt von unserem Umfeld entwickeln wir unseren Geschmack im Laufe des Lebens weiter. Wenn wir als Kinder eine Speise oft essen, lernen wir, sie zu mögen. Dieser Prozess wird wissenschaftlich als „mere exposure effect" bezeichnet und ist

* Umami ist die fünfte grundlegende Geschmacksrichtung neben süß, sauer, salzig und bitter. Der Begriff stammt aus dem Japanischen und bedeutet so viel wie „wohlschmeckend" oder „köstlich und würzig" und beschreibt einen herzhaften, fleischigen, intensiven Geschmack.

der Grund, warum Menschen bestimmte Lebensmittel in Gerichten ihrer eigenen Kultur mögen, aber nicht in Gerichten anderer Kulturen. Unsere geschmacklichen Vorlieben lernen wir also schon in der Kindheit, meist in der Familie. Der Geschmack des Essens vermittelt daher auch ein Stück vertraute soziale Geborgenheit und Zugehörigkeit zu einer bestimmten Gruppe. Diese Gefühle werden häufig mit dem Lieblingsessen (aus der Kindheit) verbunden oder man spricht von „Soul Food", also Essen, das die Seele berührt.

> Der süße Geschmack ist bei uns Menschen eindeutig positiv verankert, er signalisiert Sättigung, Wohlbefinden und Geborgenheit.

Von „psychischer Sättigung" spricht man, wenn wir oft in kurzer Zeit immer wieder das Gleiche essen. Irgendwann schmeckt es uns nicht mehr und das verhindert eine wahrscheinlich einseitige Ernährung. – Bei kohlenhydrathaltigen Lebensmitteln wie Reis, Kartoffeln oder Nudeln funktioniert das allerdings nicht. Studien konnten zeigen, dass Zucker und zuckerhaltige Lebensmittel das dopamin-gesteuerte Belohnungssystem im Gehirn stimulieren. Durch die Aufnahme von Zucker wird im Gehirn vermehrt Dopamin ausgeschüttet. Das freigesetzte Dopamin verstärkt genau das Verhalten, das zu dieser Belohnung geführt hat, in diesem Fall das Essen von zuckerhaltigen Lebensmitteln.[10] Deshalb spricht man in diesem Zusammenhang auch vom „hedonistischen Hunger" – Hunger als Lust auf ein gutes Gefühl oder der Hunger nach etwas, um sich zu belohnen. Dieses Verhalten kann sich in uns festsetzen, denn regelmäßiger hoher Zuckerkonsum verändert die neuronalen Schaltkreise im Gehirn, so dass zuckerreiche Nahrung noch stärker belohnend wirkt als bei Menschen, die weniger Zucker essen.[11]

> Der süße Geschmack aktiviert unser Belohnungssystem und macht Lust auf mehr.

Diese beiden Facetten des süßen Geschmacks zeigen uns, warum wir in Situationen, in denen wir uns unwohl, gestresst, traurig oder gereizt fühlen, oft zu etwas Süßem greifen: Wir wollen uns damit trösten, uns an das wohlige Gefühl unserer Kindheit zu erinnern oder uns ganz einfach als Ausdruck von Selbstfürsorge etwas Gutes tun. In Bezug auf Verhaltensänderung bei der Ernährung ist es wichtig, sich klarzumachen, dass der süße Geschmack als Trigger und Belohnung gelten kann. Wenn wir also weniger süß essen wollen, können wir einerseits darauf achten, dass wir weniger Situationen kreieren, in denen wir süßen Trost brauchen. Andererseits können wir lernen, wie wir den Impuls nach mehr Süßem widerstehen können.

Kapitel 2
Zuckerkrank – Zuviel des Süßen

„Diabetes mellitus ist eine der ältesten bekannten Krankheiten der Menschheitsgeschichte.“

Devajit Mohajan[12]

Wenn Zucker zur Krankheit wird, zeigt sich, wie empfindlich das Gleichgewicht unseres Stoffwechsels ist. Was normalerweise Energie spendet und Leben erhält, kann – gerät das System aus der Balance – zu einem schleichenden Krankheitsprozess führen. Diabetes mellitus ist Ausdruck dieser Entgleisung – eine Erkrankung mit langer Geschichte und wachsender Bedeutung in der modernen Medizin.

Dieses Kapitel zeichnet nach, wie Diabetes über die Jahrhunderte verstanden wurde, was im Körper geschieht, wenn Insulin seine Wirkung verliert, und wie der Ayurveda diese Dysbalance interpretiert. Es endet mit der Frage, wie sich Gewohnheiten und Lebensstil nachhaltig verändern lassen – und was dabei helfen kann, Wissen in Handeln zu verwandeln.

2.1 Diabetes mellitus – eine uralte Erkrankung

Die ersten schriftlichen Hinweise auf Diabetes mellitus stammen aus Ägypten. Auf dem sogenannten Eberpapyrus aus der Zeit um 1500 v. Chr. wird eine Krankheit erwähnt, die durch häufiges Wasserlassen und Gewichtsverlust gekennzeichnet ist. Zur Behandlung wurden Kräuter und diätetische Maßnahmen empfohlen. Ausführlicher sind die Aufzeichnungen in den altindischen medizinischen Schriften. In der *Charaka Samhita*, einem medizinischen Kompendium des Ayurveda aus dem 1. Jh. v. Chr. bis 2. Jh. n. Chr., wird eine Krankheit beschrieben, die durch übermäßigen Durst und einem süßlichen Urin gekennzeichnet ist, der Ameisen anzieht. Sie nannten sie „*Madhu-meha*" (Honigurin). In diesem Text wurden sogar zwei Typen unterschieden. Der eine war eher schlank, der andere übergewichtig. Gerade in Bezug auf den zweiten Typen wurden besonders reichhaltige und ‚schwere' Nahrungsmittel und ein ruhiger Lebensstil mit Tagesschlaf als Krankheitsursachen gesehen. Entsprechend unterschiedlich wurden die beiden Typen behandelt.

Der Name „Diabetes" geht auf den antiken griechischen Arzt Aretaeus aus Kappadokien im 2. Jh. n. Chr. zurück. Er leitet sich vom griechischen Wort *διαβαίνω* (*diabaínō*) ab, was „durchfließen" bedeutet. Er nannte die Krankheit so, weil sie zu massivem Wasserverlust führte, und beschrieb sie als selten und tödlich. Der englische Arzt Thomas Willis fügte im 17. Jahrhundert den Zusatz *mellitus* (honiggleich) hinzu, um sie vom *Diabetes insipidus* zu unterscheiden, einer anderen Krankheit mit starkem Harndrang, aber ohne Zucker im Urin.

Diese lange Geschichte des Diabetes mellitus zeigt uns folgendes:

- Diabetes ist keine neuzeitliche Krankheit, auch wenn die moderne Entwicklung viel rasanter verläuft.
- In bestimmten Ausprägungen wie z. B. mehr Körpergewicht wurde die Krankheit schon früh mit Ernährung und Lebensstil in Verbindung gebracht.

2.2 Diabetes verstehen: Die Grundlagen kurz und knapp

In den vorherigen Kapiteln haben wir gesehen, wie fein das Gleichgewicht von Zucker und Insulin abgestimmt ist und welche Faktoren dazu führen können, dass der Blutzucker über ein gesundes Maß erhöht wird. Von der Erkrankung Diabetes mellitus sprechen wir dann, wenn der Blutzuckerspiegel nicht nur manchmal, sondern dauerhaft über die Grenzwerte erhöht ist. Das kann zwei Ursachen haben, entweder liegt ein Insulinmangel vor oder die Wirkung des ausgeschütteten Insulins reicht nicht mehr aus. Man unterscheidet drei Typen:

- Typ-1-Diabetes (T1D) tritt häufig schon im Kindes- oder Jugendalter auf und beginnt plötzlich. Bei der Hälfte der Fälle kann er im Erwachsenenalter auftreten. Ursache ist eine Autoimmunreaktion, bei der die insulinproduzierenden Zellen in der Bauchspeicheldrüse zerstört werden. Dadurch fehlt Insulin komplett oder ist stark vermindert. Symptome sind starker Durst, häufiges Wasserlassen, Heißhunger, Gewichtsverlust, Müdigkeit und manchmal ein azetonartiger

Atemgeruch. Eine lebenslange Insulintherapie ist notwendig, eine Vorbeugung noch nicht möglich.

- Typ-2-Diabetes (T2D) entwickelt sich meist schleichend im Erwachsenenalter, tritt aber zunehmend auch bei jüngeren Menschen auf. Ursache ist eine Kombination aus genetischer Veranlagung, Insulinresistenz* und gestörter Insulinausschüttung. Risikofaktoren sind u. a. Übergewicht, ungesunde Ernährung und Bewegungsmangel. Symptome sind oft lange unbemerkt, später treten Durst, häufiges Wasserlassen, trockene Haut, Müdigkeit und Schwindel auf. Die Behandlung umfasst Ernährungs- und Bewegungstherapie, gegebenenfalls Medikamente oder Insulin. Vorbeugung ist durch gesunden Lebensstil möglich.
- Gestationsdiabetes (GDM), auch als Schwangerschaftsdiabetes bekannt, tritt bei 5 bis 10 Prozent der Schwangeren auf. Die genauen Ursachen sind noch nicht vollständig erforscht, weisen jedoch Parallelen zum Typ-2-Diabetes auf. Während der Schwangerschaft führen hormonelle Veränderungen zu einer Insulinresistenz und einem erhöhten Insulinbedarf. In den meisten Fällen kann die Bauchspeicheldrüse diesen Mehrbedarf ausgleichen, so dass der Blutzuckerspiegel stabil bleibt. Bei einigen Frauen gelingt dies jedoch nicht, was zu erhöhten Glukosewerten und der Diagnose Gestationsdiabetes führt. Meist verschwindet der GDM nach der Geburt wieder, aber das Risiko für T2D ist erhöht.

Bis 2024 wurden seltene Formen der Stoffwechselerkrankung, die sich weder klar unter T1D noch T2D einordnen ließen, unter Typ-3-Diabetes zusammengefasst. Die Ursachen sind jedoch sehr unterschiedlich. Deshalb schaut man sich nun jedes Krankheitsbild gesondert an.

2.2.1 Was passiert mit dem Gewebe durch zu hohen Blutzucker?

Bei hohem Blutzucker kommt es, vereinfacht gesagt, zu einer Verzuckerung des Gewebes. Dahinter liegt ein komplizierter chemischer Prozess, der Glykierung genannt wird. In mehreren Stufen werden durch Anhaftung von Glukose an Eiweiße entzündungsfördernde Stoffwechselprodukte gebildet, die das umliegende Gewebe

* Insulinresistenz bedeutet, dass Ansprechbarkeit der Zellen auf Insulin reduziert ist. Dadurch kann weniger Zucker aus dem Blut in die Zellen transportiert werden.

schädigen. Das ist ein natürlicher Vorgang und die Messung von HBA1c ist ein Abbild davon, denn es ist letztendlich die Messung des „verzuckerten" Hämoglobins. Wie mit anderen Anforderungen kommt der Körper so lange damit zurecht, wie sich die Glykierung im Rahmen hält und eventuelle Schäden durch Reparaturmechanismen wieder behoben werden können. Ist der Blutzucker aber öfter und anhaltend hoch, kann es zu Schäden im Gewebe kommen, die symptomatisch werden können.

Kleine Gefäße: Mikroangiopathien

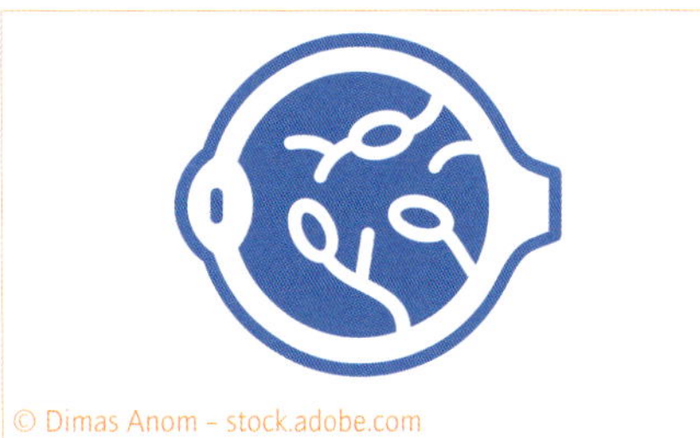

Abb. 4: Diabetische Retinopathie

Unter Mikroangiopathie versteht man die Schädigung der kleinen Blutgefäße (Kapillaren, Arteriolen und Venolen). An den Gefäßwänden der Kapillaren kommt es zu Ablagerungen und damit zu einer verminderten Durchblutung, vor allem an den Nerven (diabetische Neuropathie), Augen (diabetische Retinopathie) oder Nieren (diabetische Nephropathie). Die eingeschränkte Blutversorgung verursacht dann Taubheitsgefühle und Sensibilitätsstörungen, beeinträchtigt das Sehvermögen und reduziert die Nierenfunktion.

Große Gefäße: Makroangiopathien

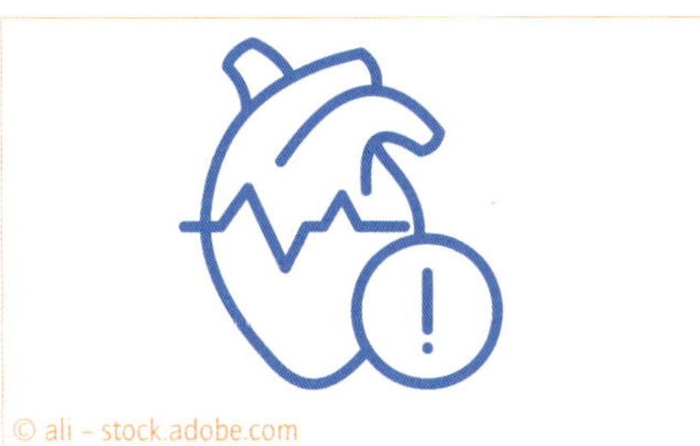

Abb. 5: Ablagerung an Herzkranzgefäßen

Werden größeren Blutgefäße, insbesondere die Arterien, durch erhöhte Blutzuckerwerte angegriffen, dann führen die Ablagerungen zu einer zu einer Arteriosklerose, die die Gefäße verhärtet und verengt. Das Risiko für Herz-Kreislauf-Erkrankungen wie Herzinfarkt, Schlaganfall und periphere arterielle Verschlusskrankheit (PAVK) sind dann erhöht. Diese Erkrankungen erhöhen die Sterblichkeit und Morbidität bei Diabetikern. Neben der Blutzuckerkontrolle wird dann auch die Kontrolle der Fette (z. B. Cholesterin) und des Blutdruckes als weitere Risikofaktoren wichtig.

Nervenschäden

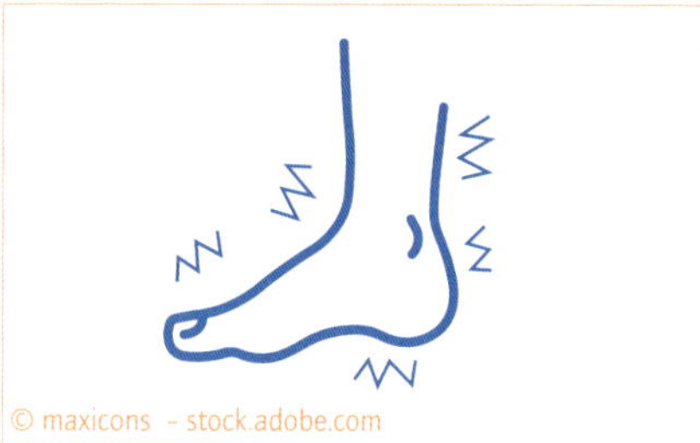

Abb. 6: Diabetische Neuropathie am Fuß

Bei der peripheren Polyneuropathie werden periphere Nerven geschädigt. Betroffene leiden unter Sensibilitätsstörungen, Schmerzen und Lähmungen, typisch sind die sogenannten „burning feet", schmerzhafte Missempfindungen an Unterschenkeln und Füßen.

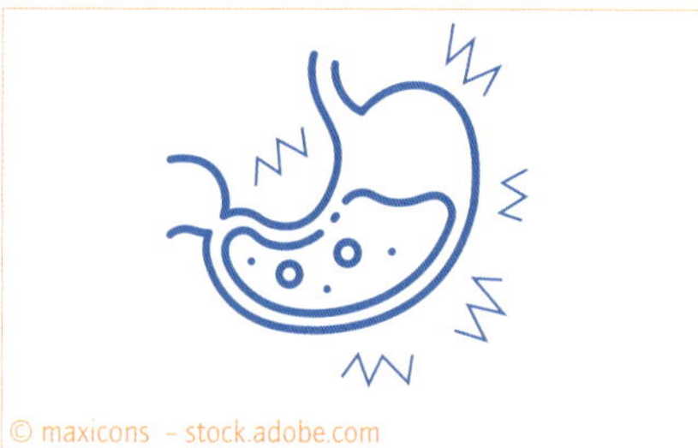

Abb. 7: Unspezifische Magen-Darm-Beschwerden als Folge einer zentralen Polyneuropathie

Bei der autonomen Polyneuropathie ist das vegetative/autonome Nervensystem mitbeteiligt. Das führt zu Rhythmus- und Blutdruckregulationsstörungen, im Magen-Darm-Bereich zu Übelkeit, Völlegefühl, Blähungen und Wechsel von Durchfall und Verstopfung; außerdem kann es zu Blasenentleerungsstörungen und Inkontinenz sowie zu Störungen der Sexualfunktionen kommen. Zusätzlich kann die Wahrnehmung einer Unterzuckerung gestört sein (siehe dazu auch Symptome in Tabelle 1).

Diabetisches Fußsyndrom

Das diabetische Fußsyndrom entsteht durch Nervenschädigung (PNP) und/oder Durchblutungsstörung (pAVK). Fehlendes Schmerzempfinden und mangelnde Durchblutung führen zu schlecht heilenden Wunden und erhöhen das Risiko von Infektionen und Amputationen.

Schädigung von Bindegewebe, Knochen und Gelenken

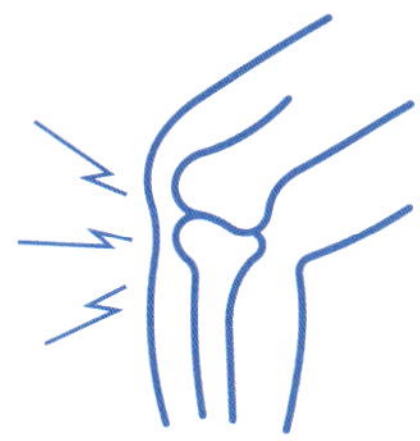

© Masuda Akthar – stock.adobe.com

Abb. 8: Gelenkbeschwerden bei Diabetes

Hohe Blutzuckerwerte bei Diabetes können durch die Verzuckerung (Glykierung) von Kollagen* auch das Bindegewebe schädigen. Das lässt nicht nur die Haut altern, sondern vermindert die Belastungsfähigkeit von Muskeln und Sehnen, erhöht die Brüchigkeit der Knochen und verursacht Gelenkprobleme. Betroffene spüren eine eingeschränkte Beweglichkeit. Das Risiko, sich durch unachtsame oder extreme Bewegungen zu verletzen, steigt an. Die oben beschriebenen Durchblutungsstörungen können zusätzlich die Nährstoffversorgung der Gelenke beeinträchtigen. Häufig finden sich die Gelenkbeschwerden an den Händen, Schultern, Knien und Hüften. In der Praxis erweisen sich Bewegungen meist als hilfreich. Aufgrund der möglich verminderten Wahrnehmung bei PNP sollte sie jedoch achtsam und gelenkschonend ausgeführt werden.

Atembeschwerden

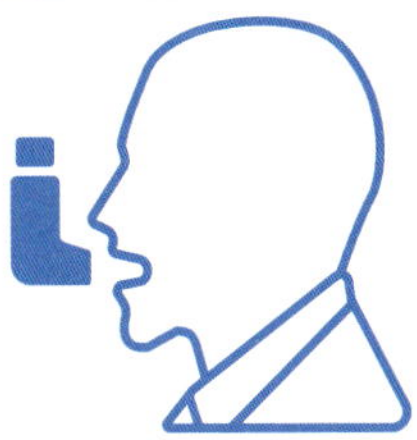

© popcornarts – stock.adobe.com

Abb. 9: Atembeschwerden bei Diabetes

Es scheint einen Zusammenhang zwischen Typ-2-Diabetes (T2D) und Atembeschwerden wie Asthma und COPD (chronisch obstruktive Lungenerkrankung) zu geben, auch wenn die genauen Mechanismen noch nicht vollständig erforscht sind. Vermutlich hängt es mit den chronischen Entzündungen zusammen, die mit einem T2D einhergehen und die auch die Atemwege beeinträchtigen können. Eine solche systemische Entzündung kann das Risiko für Asthma und andere Atemwegserkrankungen erhöhen.[13] Eine Insulinresistenz, wie sie bei T2D häufig vorkommt, könnte ebenfalls die Entzündung der Bronchien verstärken, was Asthma-Symptome verschärfen kann. Übergewicht,

* Kollagen ist ein Strukturprotein, das im menschlichen Körper für die Festigkeit und Elastizität von Haut, Knochen, Sehnen, Knorpel und Blutgefäßen sorgt. Es ist der Hauptbestandteil des Bindegewebes.

ein weiterer Risikofaktor für T2D, ist ebenfalls mit einer schlechteren Lungenfunktion und einer erhöhten Entzündungsneigung verbunden. Mehrere Studien deuten darauf hin, dass Menschen mit Asthma ein höheres Risiko für Typ-2-Diabetes haben – vermutlich über gemeinsame Mechanismen wie chronische Entzündung, Übergewicht oder Medikamenteneffekte.[14]

2.2.2 Wie können Geist und Psyche durch Diabetes beeinflusst werden?

Lange hat man sich mehr mit den körperlichen Folgeerscheinungen des Diabetes beschäftigt. Zunehmend treten jedoch auch die Auswirkungen auf die mentale und emotionale Ebene in den Fokus der Behandlung. Die direkten Auswirkungen durch Blutzuckerschwankungen haben wir uns schon im Kapitel 1.3.1 angeschaut. Wir haben gesehen, dass schon kurzfristige, starke Schwankungen nach oben oder unten mentale und emotionale Auswirkungen haben können. Erinnern wir uns an die Reizbarkeit („hangry"), die mit Unterzuckerung einhergehen kann, oder den Aktivitätspush durch eine Überzuckerung. Da körperliche und mentale Prozesse ja miteinander verbunden sind, können sich die Folgen - wenn diese Schwankungen langfristig auftreten - auch tiefer auf der kognitiven und psychischen Ebene bemerkbar machen. Die Ursache ist eine Kombination aus direkten neuronalen Schäden, gestörter Insulinsignalisierung, chronischen Entzündungsreaktionen, vaskulären Schäden und den psychosozialen Belastungen. Ich greife an dieser Stelle zwei Aspekte heraus, um ein dahinter liegendes Feld von Symptomen deutlich zu machen.

Verminderte Selbstwahrnehmung

Viele wichtige Vorgänge im Körper wie Atmung, Herzschlag, Muskelspannung, Hunger- und Sättigungsgefühl werden über innere Körpersignale gesteuert. Die bewusste Wahrnehmung dieser Signale wird als Interozeption bezeichnet.

Bei Menschen mit Diabetes kann die Interozeption beeinträchtigt sein: Nervenschädigungen, chronisch erhöhte Blutzuckerwerte, hormonelle Veränderungen oder anhaltender Stress führen häufig dazu, dass Körpersignale nur abgeschwächt oder verzögert wahrgenommen werden.

Man kann sich das vorstellen wie ein Radio, dessen Sender nicht ganz richtig eingestellt ist: Die Signale sind vorhanden, aber sie erreichen uns nur undeutlich oder mit Störungen.

Wenn die innere Wahrnehmung so getrübt ist, wird es schwieriger, Hunger, Sättigung, körperliche Belastung oder Stress rechtzeitig zu erkennen bzw. richtig einzuordnen. Das erschwert es, im Alltag gut für sich zu sorgen und auf die Bedürfnisse des eigenen Körpers angemessen zu reagieren. Die gute Nachricht ist: Interozeption lässt sich trainieren. Sanfte Körperarbeit, bewusste Atmung und Achtsamkeit wie im Yoga helfen, das „innere Radio" wieder feiner einzustellen. Schon kleine Schritte in der bewussten Körperwahrnehmung können langfristig einen wichtigen Beitrag leisten, die innere Balance zu stärken und den Alltag mit Diabetes selbstbestimmter zu gestalten.

Diabetes Distress

Viele Menschen mit Diabetes empfinden die dauerhafte Selbstkontrolle (Messen, Ernährung, Medikamente) als herausfordernd. Die Spätfolgen der Erkrankung sowie das Risiko vor plötzlichen Unterzuckerungen, besonders in der Nacht oder in sozialen Situationen, bereiten Sorgen und machen Angst. Wenn der Blutzucker dann trotz Bemühungen nicht stabil bleibt, ist man frustriert oder man entwickelt Schuldgefühle.

Untersuchungen wie die DAWN2™-Studie[15] von 2019 konnten die emotionalen und mentalen Auswirkungen des Diabetes verdeutlichen, gerade auch, was die Akzeptanz und Diskriminierung durch andere angeht. In dieser Studie berichten über 8000 Menschen aus 17 Ländern, wie es ihnen mit der Erkrankung Diabetes geht und welche Wünsche und Bedürfnisse sie haben. Ähnlich wie in anderen Ländern empfinden auch die Betroffenen in Deutschland eine Diskriminierung durch andere (Familie, Freunde, Bekannte usw.) als signifikant. Außerdem empfinden sie ihre Lebensqualität als geringer und fühlen sich im Vergleich zur Allgemeinbevölkerung weniger wohl.

Heute spricht man von dem sogenannten „Diabetes Distress" und gibt dem krankheitsbezogenen Stress damit einen Namen. Hinter Diabetes Distress können sich leichte Symptome und Beeinträchtigungen verbergen, aber auch schwerere psychische Auswirkungen. Die psychosoziale Betreuung von Menschen mit Diabetes ist heute jedoch noch nicht ausreichend. Hier liegt ein weiteres Potenzial für Yoga. Zum einen, weil die Übungen des Yoga, wie wir später sehen werden, immer die mentale UND die körperliche Ebene ansprechen. Zum andern sind die Methoden des Yoga über einen langen Zeitraum von Menschen erprobt worden. In klinischen Studien kann der Yoga den Beweis antreten, dass er Stress reduziert,[16] die Selbstwahrnehmung und Selbstregulation fördert[17] und damit insgesamt das Wohlbefinden steigern kann.

Diabetes beeinträchtigt die körperliche und mental-emotionale Ebene auf unterschiedliche Weise. Es braucht folglich auch unterstützende Maßnahmen, die auf Körper und Geist abzielen. Yoga könnte hier wertvoll sein. Mit den angepassten Yogaübungen kommt der Mensch in Bewegung und kann selbstwirksam Kompetenzen erlernen, die z. B. Stress reduzieren und die Selbstwahrnehmung stärken.

2.3 Diabetes aus der Perspektive des Ayurveda

Während die moderne Medizin Diabetes mellitus als chronische Stoffwechselstörung mit klar definierten Mechanismen beschreibt, versteht der Ayurveda die Erkrankung als Ausdruck einer umfassenden Dysbalance im Zusammenspiel von Körper, Geist und Lebensführung. Nicht allein der gestörte Glukosestoffwechsel steht im Vordergrund, sondern das gesamte Regulationsgefüge des Organismus – insbesondere Verdauungskraft (Agni), Gewebsbildung (Dhatu) und Ausscheidung (Mala).

Gesundheit wird dabei als dynamisches Gleichgewicht zahlreicher, miteinander vernetzter Prozesse verstanden. Körperliche, mentale und emotionale Funktionen beeinflussen sich gegenseitig und passen sich fortlaufend an Umwelt, Ernährung und Lebensweise an – ein Verständnis, das sich erstaunlich gut mit modernen systemmedizinischen Ansätzen verbindet.

2.3.1 Ayurveda: Gesundheit als ein Gleichgewicht

Die Krankheit Diabetes war also im alten Indien schon bekannt und wurde in der *Charaka Samhita* ausführlich beschrieben. Diese medizinische Textsammlung gilt als ein Grundlagenwerk der ayurvedischen Medizin. Ayurveda ist tatsächlich eines der wenigen antiken Medizinsysteme, die sich aus schriftlichen Quellen rekonstruieren lassen, und damit eines der ältesten traditionellen und ganzheitlichen

Medizinsysteme der Welt, das heute noch praktiziert wird. Ayurveda besteht aus acht Fachbereichen* und therapiert naturheilkundlich über Reinigungsverfahren, Diätetik, Verhaltensregeln/Ordnungstherapie, Kräuterheilkunde, Ölanwendungen und Yoga.

Das Wort *Ayurveda* kommt aus dem Sanskrit und setzt sich aus den Wörtern *Āyus* und *Veda* zusammen:

- ĀYUS = Lebensspanne, Vitalkraft, (langes) Leben
- VEDA = Wissen, wahrhaftiges/heiliges Wissen

Ayurveda ist die Wissenschaft von der Langlebigkeit.

Eine grundlegende Vorstellung im Ayurveda ist, dass Gesundheit nicht ein absoluter Zustand ist, sondern als ein Gleichgewicht der Eigenschaften und Funktionen in einem Milieu gesehen wird. Das Milieu ist nicht nur der Körper oder nur der Geist, sondern der Mensch wird als ein Körper-Geist-Seele System angesehen. Körper und Geist beeinflussen sich gegenseitig und werden wiederum von der Umwelt und von dem, was von außen aufgenommen wird (z. B. Nahrung und Sinneseindrücke) beeinflusst. Ziel ayurvedischer Therapien ist es daher, das Gleichgewicht zu erhalten bzw. wiederherzustellen. Dazu werden die (potentiellen) Störfaktoren auf der Ebene des Körpers, des Geistes (in Bezug auf Gefühle und Gedanken) und der Ebene der Sinne untersucht. Falls eine Störung bereits eingetreten ist, werden die verursachenden Faktoren sowie die Folgen dieser Störung im System zu beseitigt.

„Diese (Wissenschaft) wird Ayurveda genannt, in der günstige und ungünstige, glückliche und unglückliche (Zustände des) Lebens zusammen mit dem, was für das Leben, seine Messung und das Leben selbst gut und schlecht ist, beschrieben werden."

Caraka Samhita Sutrasthana 1.41.[18]

* Zu den Fachbereichen gehören Innere Medizin, Chirurgie, Hals-Nasen-Ohren- und Augenheilkunde, Pädiatrie und Gynäkologie, Toxikologie, Psychische Verfahren, Verjüngung und Langlebigkeit, Aphrodisiaka und Fortpflanzungsheilkunde.

Offensichtlich hat der Ayurveda schon vor 2000 Jahren ähnliche Maßstäbe an ein gesundes und erfülltes Leben angesetzt, wie man sie heute im bio-psycho-sozialen Model* anerkennt.

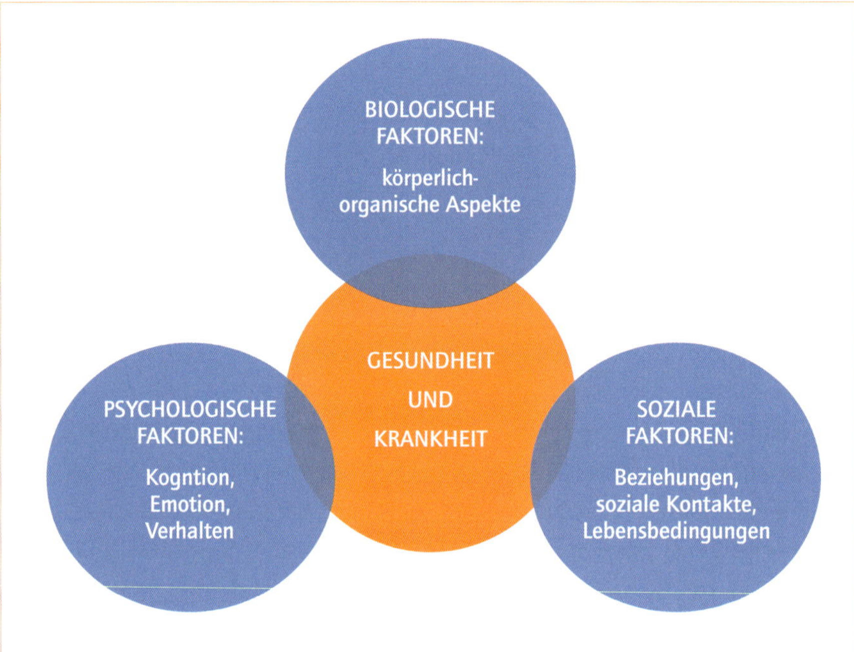
BIOLOGISCHE
FAKTOREN:
körperlich-
organische Aspekte
GESUNDHEIT
UND
KRANKHEIT
PSYCHOLOGISCHE
FAKTOREN:
Kogntion,
Emotion,
Verhalten
SOZIALE
FAKTOREN:
Beziehungen,
soziale Kontakte,
Lebensbedingungen

Abb. 10: Das bio-psycho-soziale Modell modifiziert nach Engel (1977)

Auch das bio-psycho-soziale Modell geht nicht von einem mechanistischen Krankheitsmodell aus, sondern sieht Krankheit als Folge eines Ungleichgewichts bzw. einer gestörten Interaktion von Faktoren der drei Ebenen und Gesundheit dementsprechend als harmonisches Zusammenwirken aller Aspekte der menschlichen Existenz. Die Vorstellung, dass Gesundheit kein absoluter Zustand ist, wurde in den von dem Medizin-Soziologen Anton Antonowsky** in den 1970er-Jahren mit dem Konzept der Salutogenese aufgegriffen. Er entwickelte die Salutogenese als Gegenmodell

* Das bio-psycho-soziale Modell wurde 1977 von dem amerikanischen Internisten und Psychiater Georg Engel eingeführt und gilt heute als das anerkannteste Krankheitsmodell.

**Das Konzept der Salutogenese wurde von Aaron Antonovsky in den 1970er-Jahren entwickelt. Er stellte es 1979 erstmals ausführlich vor; eine weiterentwickelte und detailliertere Beschreibung folgte 1987. Vgl. Antonovsky, A. (1979). *Health, stress, and coping.* San Francisco, CA: Jossey-Bass; Antonovsky, A. (1987). *Unraveling the mystery of health: How people manage stress and stay well.* San Francisco, CA: Jossey-Bass.

zur klassischen medizinischen Sichtweise, die sich vor allem mit der Entstehung von Krankheiten (Pathogenese) beschäftigt. Sein Fokus lag darauf, wie Menschen trotz Belastungen und Stress gesund bleiben. Das zentrale Element seines Modells ist das Kohärenzgefühl (*Sense of Coherence*, SOC), welches die Widerstandskraft gegenüber Stress beeinflusst. An späterer Stelle werden wir sehen, wie wir in den Yogaübungen ein ähnliches Kohärenzgefühl erzeugen können.

2.3.2 Diabetes als „Hartnäckige Erkrankung der Harnwege“[19]

Im Ayurveda gehört der Diabetes mellitus zu einer Gruppe von 20 Erkrankungen, die mit gesteigerten Harnfluss („*Prameha*“) einhergehen. Die Erkrankung *Madhumeha* (süßer - Durchfluss) zeigt die Hauptsymptome ‚honiggleicher Urin‘ (= Glukosurie) und ‚gesteigerte Süße im gesamten Körper‘ (= Hyperglykämie). Und wie weiter oben schon erwähnt, werden zwei Typen beschrieben: *krśa* (entspricht dem T1D) und *stūla* (T2D)[20]. Die Entstehung eines Diabetes wurde auch damals schon als ein multifaktorielles Geschehen angesehen. Eine zentrale Rolle spielt die pathologische Ansammlung von Körpersubstanz (Masse und Wasser), die nach ayurvedischen Vorstellungen durch eine Schwächung des Verdauungskapazität („*Agni*“) entsteht. Die so angesammelte Masse/Flüssigkeit wird mit Eigenschaften wie schwer, kalt, süß, schleimig beschrieben und kann so nicht mehr vollständig verdaut oder für den Gewebeaufbau verwendet werden. Ungenutzte Abbauprodukte bleiben im Körper liegen und behindern die Stoffwechselprozesse bis hin zur Organschädigung. Ursächlich sind Vorstellungen von einer genetischen Prädisposition ebenso wie davon unabhängig erworbene Faktoren, die in Abbildung 11 unter ‚Nahrung‘, ‚Geist‘ und ‚Umwelt‘ dargestellt werden. Unter ‚Nahrung‘ zählte man den gesteigerten Konsum süßer und schwerer Nahrungsmittel. Unter ‚Geist‘ fasste man Gewohnheiten, Verhaltensmuster, Überzeugungen und auch Impulse zusammen, die je nach Ausprägung und was uns von der ‚Umwelt‘ dargeboten wird, zu förderlichen oder nicht förderlichen Handlungen führen. Bei diesem Krankheitsbild beobachtete man z. B. eine mangelnde Schlafhygiene (zu viel oder zu wenig Schlaf), Mangel an körperlicher Aktivität, die Unterdrückung natürlicher Bedürfnisse und auch eine schlechte Körperhaltung. Durch diese unterschiedlichen Faktoren kommt es nach Ayurveda zu einem Ungleichgewicht der Funktionen und Eigenschaften, die sich zunächst durch Verdauungsbeschwerden und einer gestörten Ausscheidung äußern und ohne Intervention oder Veränderung der Gewohnheiten zu einer Störung innerhalb verschiedener Körpergewebe mit Funktionsbeeinträchtigung (etwa bei Bauchspeicheldrüse, Nieren, Augen usw.) bis hin zum Tod führen können.

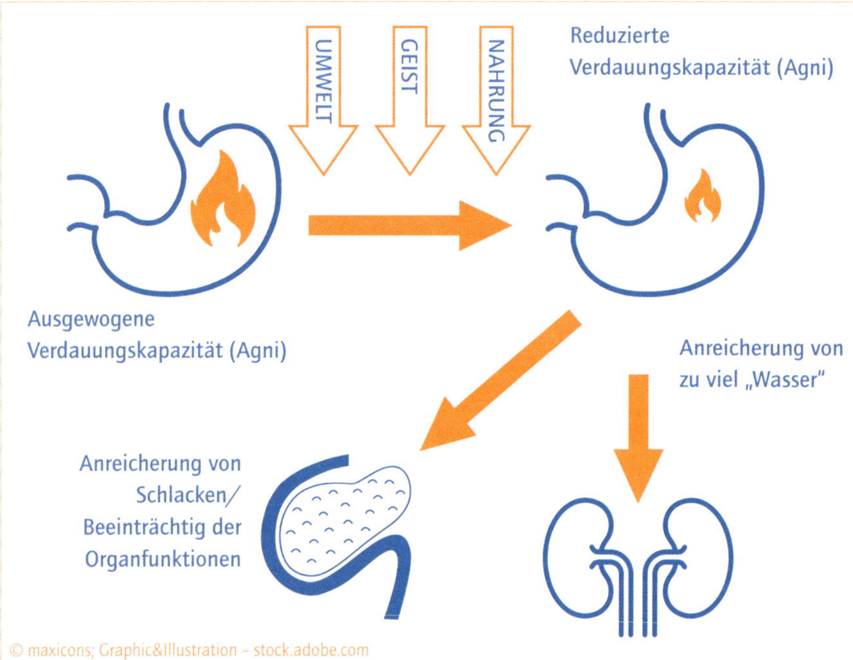

Abb. 11: Pathogenese des Diabetes nach Ayurveda (vereinfacht)

Als typische Vorzeichen galten:

- **Symptome von Magen-Darm-Schwäche:** Übelkeit, Völlegefühl, sinkender Stuhl, unregelmäßiger Stuhlgang, Gewichtszunahme und Aufschwemmung.
- **Symptome von Substanz-Anstieg:** Zahnbelag, Zungenbelag, viel Speichel, mehr Ausscheidungen aus Körperöffnungen, Gewichtszunahme, Lethargie, Vorliebe für kalte Getränke, Polyurie, Nykturie, vermehrtes Schwitzen, feuchte Hände und Füße und viel Durst.

Bei der Therapie wurde in erster Linie Wert darauf gelegt, dass die Ernährung angepasst wurde, der Patient sich mehr bewegte und weniger am Tag schlief. Verschiedene Rezepturen sollten die Verdauungskraft (unspezifisch) aktivieren. Einige der bis heute verwendeten Heilpflanzen zeigen in Studien eine blutzuckersenkende Wirkung. Allerdings sind die Ergebnisse nicht durchgehend eindeutig – die Wirkung hängt oft von Dosierung, Zubereitung und individuellen Faktoren ab.[21]

Yogaübungen wurden ‚verordnet', um den Geist zu beruhigen, Klarheit und damit auch Willenskraft zu erhöhen, um mit den Symptomen der Erkrankung und den notwendigen Gewohnheitsänderungen umgehen zu können. Vor 2000 Jahren waren das eher geistige Konzentrationsübungen und das Rezitieren von spirituellen Texten, im Laufe des Mittelalters kamen immer mehr körperliche Übungen und Atemübungen dazu.

Der Ayurveda sieht den Menschen als eine Trinität aus Körper, Geist und Seele und adressiert in der Therapie relevante Aspekte auf allen drei Ebenen. Aufzeichnungen aus dem Ayurveda beschreiben die Erkrankung des T2D ähnlich wie heute. Wichtige Basismaßnahmen waren Ernährungsumstellung und Bewegung. Die innere innerliche Zentrierung über Yogaübungen war ebenfalls Teil der ayurvedischen Therapie.

2.4 Die Situation für Menschen mit Typ-2-Diabetes

Diabetes mellitus ist heute mehr als eine einzelne Erkrankung. Er ist ein Symptom unserer Lebensweise. Bewegungsmangel, unausgewogene Ernährung, chronischer Stress und soziale Faktoren tragen gemeinsam dazu bei, dass immer mehr Menschen betroffen sind. Trotz erheblicher medizinischer Fortschritte bleibt der Umgang mit Diabetes eine der größten Herausforderungen unserer Zeit – für die Betroffenen ebenso wie für das Gesundheitssystem.

2.4.1 Diabetes – die süße Pandemie

Aufgrund der steigenden Zahlen spricht man heute von einer „Diabetes-Pandemie". Jeder elfte Erwachsene leidet heute an Diabetes, das sind weltweit 425 Millionen Menschen.[22] Man schätzt, dass 2045 etwa 700 Millionen Menschen an Diabetes leiden werden. In Asien und den USA häufen sich die Krankheitsfälle; auch in Deutschland haben etwa 8,5 Millionen Menschen Diabetes – das sind 10 von 100 Erwachsenen. Rund 2 Millionen wissen noch gar nichts von ihrer Erkrankung. Jedes Jahr kommen über eine halbe Million neue Fälle hinzu.

Viele Menschen haben bereits erhöhte Blutzuckerwerte, ohne dass sie schon Diabetes haben. Dies nennt man „Prädiabetes" und es gilt als Warnzeichen, auch wenn sich glücklicherweise nicht aus jedem Prädiabetes eine T2D entwickelt. Trotzdem ist die steigende Häufigkeit von Prädiabetes besorgniserregend. Für Deutschland gibt es keine aktuellen, aber in den USA haben fast die Hälfte der Menschen über 65 Prädiabetes. Daraus kann man ableiten, dass die Zahlen in Deutschland ähnlich gestiegen sind.[23]

Weil immer mehr Menschen Diabetes bekommen, ist es wichtig, die Risiken früh zu erkennen. Einflussfaktoren wie Ernährung und regelmäßige Bewegung können dann frühzeitig angepasst werden und spielen bei der Vorbeugung und der Therapie eine wichtige Rolle.

2.4.2 Diabetes-Management heute

Für die Behandlung von Diabetes gibt es *Nationale Leitlinien*, die 2023 neu aufgelegt worden sind. Dort sind alle Aspekte der Diagnose, Screening, Behandlung, Management der Folgeerkrankungen etc. aufgelistet. Ihnen zufolge gibt es grundlegend zwei Szenarien, bei denen der Verdacht auf Typ-2-Diabetes aufkommt:

- Zufälliges Screening bei Gesundheits-Check-ups: Hier fällt zunächst ein erhöhter Blutzucker im nüchternen Zustand auf (siehe Tabelle 2), oder
- Gezielte Blutuntersuchung aufgrund von Symptomen. In diesem Fall sind meist NPG und/oder der HbA1c Wert auffällig.

Zur eindeutigen Diagnosestellung von Typ-2-Diabetes gibt es einen Algorithmus, dem die Ärzte folgen: die Absicherung durch mindestens zwei Werte an verschiedenen Tagen (also zweimal der nüchterne Blutzuckerwert oder zweimal HbA1c) und ein gestuftes Vorgehen bei widersprüchlichen Ergebnissen. Wenn die Diagnose entsprechend gesichert wurde, beginnt das Diabetes-Management.

Die Betroffenen werden in der Regel engmaschig betreut und unterstützt. Wichtige Elemente sind regelmäßige Blutzuckermessungen, medizinische Betreuung und Schulungen, um den Umgang mit der Krankheit zu erlernen und Komplikationen zu vermeiden. Bei der Behandlung unterscheidet man die nicht-medikamentöse Therapie und die medikamentöse Therapie. Die nicht-medikamentöse Behandlung ist immer der erste Schritt; hier geht es darum, Gewohnheiten anzupassen – also, sich mehr zu bewegen, die Ernährung umzustellen oder gegebenenfalls mit dem Rauchen aufzuhören. Wenn die Symptome schon sehr stark sind, wird in einem zweiten Schritt auch medikamentös unterstützt. Dabei zielen alle pharmakologischen Interventionen darauf ab, entweder den Blutzucker niedrig zu halten oder die Insulinmenge anzupassen. Mit Hilfe von sogenannten DIGAs (Digitale Gesundheitsanwendungen) können Patienten mittels Apps ihre Maßnahmen (Blutzuckerkontrolle, Ernährung, Bewegung und Medikamenteneinnahme) protokollieren und so den Verlauf selbst kontrollieren. Auch das CGM (siehe Kapitel *1.3.2 Testmöglichkeiten*) erweist sich hier als hilfreich.

2.4.3 Prävention

In Deutschland sind die Präventionsmaßnahmen gering. Der Kenntnisstand zu den Gefahren von übermäßigem Zuckerkonsum und Kohlenhydratlast in Bezug auf das Erkrankungspotenzial an Diabetes ist nicht nur in sozial schwachen Schichten gering. Meist kommt das böse Erwachen erst mit den Symptomen bzw. der Diagnose. Da es sich bis dahin unter Umständen sehr lange hinziehen kann, bleibt mancher Diabetes bis zu 10 Jahren unerkannt. Bis dahin haben sich Lebensweise und Ernährungsgewohnheiten der Betroffenen meist so gefestigt, dass jede Veränderung schwerfällt.

Mit der Diagnose sollen Betroffene ihren Lebensstil verändern. Sie haben ihn über Jahrzehnte in Bezug auf Ernährung und Bewegung gepflegt. Schulungen, Apps, CGM können helfen. Aber Gewohnheiten ändern sich trotzdem nicht so leicht.

2.5 Des Pudels Kern: Wie ändere ich meine Gewohnheiten für mehr Gesundheit und Wohlbefinden?

Mit dieser Frage beschäftigen sich Psychologen schon seit Ende des 19. Jahrhunderts und werden seit den 2000er-Jahren von den Erkenntnissen der Neurowissenschaft unterstützt. Heute weiß man, dass Gewohnheiten neuronale Muster sind, die durch wiederholtes Verhalten entstehen und in bestimmten Gehirnarealen gespeichert werden. Dadurch laufen sie oft automatisch ab, ohne eine bewusste Entscheidung. Eine solche „Gewohnheitsschleife" besteht laut Charles Duhigg aus

- Auslöser (Cue): eine Situation oder ein Reiz (z. B. Stress, Uhrzeit, Ort).
- Routine: die Handlung selbst (z. B. Naschen, Rauchen, Bewegung).
- Belohnung: das positive Gefühl oder Ergebnis, das die Gewohnheit verstärkt (z. B. Entspannung, Zucker-Kick).[24]

Um Gewohnheiten abzulegen, ist es am einfachsten, Routinen zu ändern, während Auslöser und Belohnung idealerweise bestehen bleiben. Das heißt: Wenn ich bei Stress zum süßen Snack greife und mich damit kurzfristig belohne, lerne ich, künftig bei gleichem (Stress-)Auslöser eine alternative Handlung auszuführen, die mir ein ähnliches Wohlgefühl schenkt wie der süße Snack. Später, in Kapitel 3 zu Yoga, werden wir sehen, dass wir für diese Umstellung des Verhaltens ein „Window of Response" bzw. ein Zeitfenster zwischen Auslöser/Reiz und Routine/Reaktion schaffen müssen.

Neuere Studien zeigen, dass es im Durchschnitt 66 Tage dauert, bis ein Verhalten zur Gewohnheit wird - mit Schwankungen zwischen 18 und 254 Tagen, abhängig von der Schwierigkeit und Person.[25] Statt radikaler Veränderungen sind kleine Schritte nachhaltiger. Dabei zählt der Kontext, d. h. man gestaltet die Umgebung beispielsweise so, dass die gewünschte Gewohnheit leichter fällt (z. B. Yogamatte sichtbar liegen lassen, gesunde Snacks vorbereiten). Eine Gewohnheitsbildung ist außerdem umso nachhaltiger, wenn sie mit der eigenen Identität und positiv verknüpft wird: „Ich bin jemand, der sich regelmäßig bewegt", statt: „Ich sollte mich mehr bewegen".

Hier spielen Feedback-Technologien eine wichtige Rolle. CGM und DiGa* sind Feedback-Tools, die Erfolge sichtbar machen. Außerdem zahlen sie auf das Konto der Selbstwirksamkeit ein, denn über DiGa und CGM kann ich den Effekt des eigenen Tuns direkt sehen.

Emotionen spielen eine nicht zu vernachlässigende Rolle bei der Verhaltensänderung: Es muss sich gut und angenehm anfühlen. So wie der Belohnungsaspekt ein Verhalten stärkt, braucht es auch positive Emotionen, um neue Gewohnheiten zu

* DiGa = Digitale Gesundheitsanwendungen: Apps oder browserbasierten Anwendungen, um beispielsweise Ernährungs- und Bewegungsverhalten zu verändern.

stärken. Erkenntnis allein reicht oft nicht aus, wenn sie nicht mit Handlungen untermauert wird, die Wohlbefinden und Wohlgefühl nähren. Selbstkritik oder Perfektionismus führen dagegen eher zu Frust und Scheitern in der Ausbildung von gesünderen Gewohnheiten.

Gewohnheitsänderungen erfordern Geduld, die bewusste Gestaltung der Umgebung, kleine, machbare Schritte und eine positive emotionale Verbindung zur neuen Routine.

Kapitel 3
Yoga – vom Tun zum Sein

„A work-in within a work-out.“

Indra Mohan, Yogalehrerin aus Chennai

In den vorherigen Kapiteln haben wir gesehen, dass Diabetes sowohl körperliche als auch psychisch-emotionale Symptome hervorruft. Zudem gibt es zahlreiche Einflussfaktoren auf den Blutzucker, die wir selbst in der Hand haben. Ernährung, Bewegung, Rauchen und andere Lebensgewohnheiten sind jedoch tief in jahrelang geprägten Mustern verankert.

Damit ist das Feld bereitet für Yoga – eine Methode, die Körper und Geist gleichermaßen anspricht und uns lehrt, den Raum zwischen Reiz und Reaktion bewusst wahrzunehmen und zu gestalten.

3.1 Yoga für Einsteiger: Von *Asana** zu Achtsamkeit

Yoga ist ein aus Indien stammendes philosophisch-spirituelles System, das körperliche, geistige und meditative Elemente verbindet. Das Wort „Yoga“ kann sowohl mit „Vereinigung“ als auch mit „Sammlung“ übersetzt werden. Der Geist, die Aufmerksamkeit, soll gesammelt, Körperbewegungen und -empfinden wahrgenommen und integriert werden. Alle Yoga-Praktiken zielen darauf ab, sich während des Übens von den äußerlichen (Sinnes-)Eindrücken abzukoppeln und nach innen zu wenden. Durch diese Hinwendung nach innen erfährt man mehr über sich, seine Reaktionen und erkennt sich selbst. Die zeitweise Abwendung von äußerlichen Impulsen und das Spüren nach innen bringt uns zu einem Gefühl der Gegenwärtigkeit: Wir sind nicht unentwegt im Tun, sondern erleben wohltuende und stille Momente des Seins.

* Das Sanskrit-Wort ist *Āsana (आसन)*, bedeutet ‚die Haltung‘ oder ‚die Stellung‘ und wird *['aː.se.ne] (Ah-sa-na)* ausgesprochen.

Da eine solche Gegenwärtigkeit selten spontan geschieht, beinhaltet Yoga Methoden, wie man sich schrittweise nach innen wenden kann. Die Methoden sind im klassischen Yoga in acht Kategorien gegliedert – bekannt als der achtgliedrige Pfad:

- *Yamas:* Regeln für das ethische Leben in der Gesellschaft,
- *Niyamas:* Regeln für den Umgang mit sich selbst,
- *Asanas:* Körperhaltungen,
- *Pranayama:* Atemübungen,
- *Pratyahara:* Übungen für die Umlenken der Sinneswahrnehmungen von außen nach innen im Sinne von Interozeption,
- *Dharana, Dhyana* und *Samadhi:* Konzentrationsübungen und Meditation.

Das verbindende Element aller Glieder des Yoga ist die Entwicklung von Achtsamkeit. Ob man Verhaltensregeln befolgt, den Körper im Rhythmus des Atems in eine bestimmte Haltung bewegt, in der Stille den Atem beobachtet oder lenkt, Texte rezitiert oder sich auf bestimmte Objekte konzentriert – ohne geistige Sammlung/Konzentration und ohne die Entwicklung von Achtsamkeit geht es nicht.

> *„Der gegenwärtige Moment ist die einzige Zeit,*
> *über die wir bestimmen können."*
>
> Thích Nhat Hanh

Im Laufe der Geschichte des Yoga wurden die Übungen unterschiedlich gewichtet. Der moderne Yoga hat im Westen eine starke körperliche Betonung erfahren und viele der westlichen Stile legten/legen ihr Hauptaugenmerk auf eine bestimmte oder detailgenaue Ausführung der Asanas. Inzwischen gibt es eine Rückbesinnung zu den übrigen und ebenfalls wesentlichen Elementen des Yoga. Gut ausgebildete und erfahrene Lehrende verbinden die Haltungen und Bewegungen sinnvoll und an die Teilnehmenden angepasst mit Atem- und Wahrnehmungsübungen, Entspannung und philosophischen Inspirationen.

3.2 Asanas – die Körperhaltungen

Ein wesentliches Ziel der verschiedenen Yogaübungen ist die Erhaltung von Kraft und Beweglichkeit. Der Fokus liegt dabei auf der Wirbelsäule: Sie ist die strukturelle Achse des menschlichen Körpers, und besteht aus vier Abschnitten, die immer entgegengesetzt gekrümmt sind, wodurch die typische Doppel-S-Form der Wirbelsäule entsteht. Aus der Sportmedizin kommt der Begriff der „neutralen Wirbelsäule" (*Neutral Spine*), der eine ideale Ausrichtung der Wirbelsäule beschreibt: Leichte Lordosen (konkav nach vorne) im Hals- und Lendenbereich, Kyphose (konvex nach hinten) der Brustwirbelsäule.

Durch diese Ausrichtung können wir uns im Sitzen, Stehen und Gehen aufrecht und beweglich halten und die Wirbelsäule wird minimal belastet. Gleichzeitig stellt die optimale Auf- und Ausrichtung der Wirbelsäule sicher, dass die Organe im Brust- und Bauchraum genügend Platz haben und in ihrer Funktion unterstützt werden. Beispielsweise kann eine verstärkte Kyphose der Brustwirbelsäule zu einer Verringerung der Lungenkapazität führen, weil der Brustkorb verengt wird, wodurch die Lungen weniger Platz zur Ausdehnung haben. Dies kann zu einer flacheren Atmung und kann, insbesondere bei körperlicher Anstrengung, zu Kurzatmigkeit führen. Auch unsere geistige Verfassung ist mit der Form unserer Wirbelsäule verbunden. Je wacher wir uns fühlen, desto eher können wir uns aufrichten und aufrecht halten. Werden wir müde, sinken wir zusammen.

Schon frühe Yogaschriften betonen die Wichtigkeit der Aufrichtung der Wirbelsäule und empfehlen das Üben einer aufrechten und doch entspannten Körperhaltung (siehe Kapitel *4.5.2 Aufrichtung: Warum Stabilität und Kraft für Menschen mit Diabetes wichtig sind*). Eine Praxis mit unterschiedlichen Asanas soll dazu beitragen, dass die Wirbelsäule ihre natürlichen Krümmungen behält und die Aufrichtung, die Neutralstellung, angemessen gestärkt wird. Dazu werden die Übungen in den drei Bewegungsachsen der Wirbelsäule durchgeführt. Es gibt Asanas, die die Beugung und Dehnung nach vorne und hinten unterstützen, und Asanas für die seitliche Beugung und Drehbewegungen. Diese Übungen stärken die (Rumpf-)Muskulatur und fördern die Durchblutung; gleichzeitig werden die neurologischen Verknüpfungen zwischen Gehirn und den angesteuerten Körperregionen verbessert und unser Fasziengewebe angesprochen. Auf diese Weise verbessern wir nach und nach unsere Beweglichkeit. Unsere Wahrnehmung wird durch die achtsamen Übungsabfolgen immer wieder durch den ganzen Körper gelenkt.

Grundsätzlich können Asanas *dynamisch*, also mit mehreren Wiederholungen im eigenen Atemrhythmus hintereinander, oder *statisch*, d. h. für einige Atemzüge gehalten, ausgeführt werden. Eine Asana besteht traditionellerweise aus der Bewegung in die Haltung, die Haltung an sich und der Weg aus der Haltung in die Grundstellung zurück.

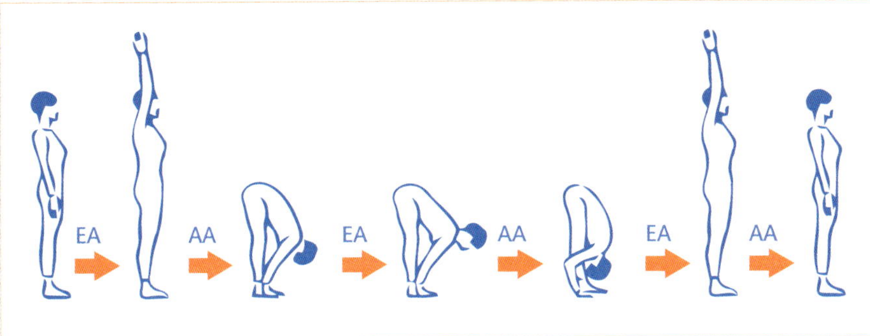

Abb. 12: Übungsweise im Yoga (in Anlehnung an Desikachar, 2012)[26]

Bei der Ausführung wird die Bewegung in den Atem gebettet (siehe Kapitel *3.3.4 Das atemzentrierte Üben*) und die Haltung mit gleichmäßigen Atemzügen gehalten. Ein wichtiges Prinzip – gerade für das therapeutische Üben – ist das Beachten der eigenen Grenzen und körperlichen Verfassung (siehe dazu auch Kapitel *3.5.3 Übungsprinzipien*). Es geht hier bei der körperlichen Praxis nicht um die strenge Einhaltung einer äußeren Form, sondern um die individuell optimale Körperhaltung in Verbindung mit dem eigenen Atem.

Der Übende achtet also unbedingt auf die Wahrung seiner körperlichen Grenzen und strebt nach einem angenehmen Gefühl während und nach dem Üben. Das ist besonders bei körperlichen Einschränkungen wichtig, wie sie bei Typ-2-Diabetes vorkommen können. Die Achtsamkeit in Bezug auf die eigenen Grenzen kann man als die erste Stufe in der Achtsamkeitsentwicklung ansehen und diese entwickeln wir tatsächlich leichter, wenn wir atemzentriert üben.

3.3 Der Atem als Lehrmeister: Einführung in Atemachtsamkeit und atemzentriertes Üben

Der Atem ist mehr als eine lebensnotwendige Funktion – er ist Ausdruck unseres inneren Zustands und zugleich ein Werkzeug, ihn zu beeinflussen. Jede Emotion, jeder Gedanke spiegelt sich in seiner Qualität wider. Im Yoga wird der Atem zum Lehrmeister für Achtsamkeit: Er zeigt uns, wie eng Körper, Geist und Bewusstsein miteinander verwoben sind – und wie wir über bewusstes Atmen zu Ruhe, Klarheit und Präsenz finden können.

„Es gibt Menschen, die behaupten, Achtsamkeit beruhe auf einer einzigen Sache – einzuatmen und auszuatmen. Sie haben recht.“

Thich Nhat Hanh, 2016

3.3.1 Das 1x1 der Atmung

Die Atmung findet sowohl willkürlich, also von uns beeinflussbar, als auch unwillkürlich statt. Wir müssen uns nicht aktiv anstrengen, um zu atmen, denn wir atmen auch im Schlaf oder bei Bewusstlosigkeit weiter. Die Atemtätigkeit wird hauptsächlich durch Signale gesteuert, die von den Atemzentren im Hirnstamm ausgehen, über den Zwerchfellnerv weitergeleitet werden und das Zwerchfell stimulieren. Beim Einatmen spannt das Zwerchfell an, senkt sich in den Bauchraum ab und der Brustkorb weitet sich. Beim Ausatmen entspannt sich der Muskel wieder. Gleichzeitig kontrahieren und entspannen sich im Atemrhythmus weitere unterstützende Muskeln (die sogenannten Atemhilfsmuskeln) in Brustraum, an der Bauchdecke und am Beckenboden. Diese Muskeln können wir bis zu einem gewissen Grad beeinflussen und dadurch können wir tiefer oder flacher ein- und ausatmen, die Luft anhalten bzw. willentlich Pausen zwischen den Atemzügen entstehen lassen. Das unterscheidet die Atmung von anderen lebenswichtigen Funktionen wie der Verdauung oder den Herzschlag, über die wir nur wenig bzw. keine Kontrolle haben.

Unsere Atmung und unsere Emotionen sind über das autonome Nervensystem miteinander verbunden. Das ist für jeden von uns erfahrbar. Zum Beispiel führen starke Emotionen wie Angst, Wut oder Stress zu einer schnelleren und flacheren Atmung. Der Körper schaltet in diesen Situationen in den „Kampf-oder-Flucht-Modus“. Dabei werden Hormone wie Adrenalin (siehe auch Kapitel *1.3.4 Einflussfaktoren auf die postprandialen Blutzuckerwerte*) freigesetzt, die die Herzfrequenz und den Blutdruck erhöhen und die Atmung beschleunigen. Hingegen führen Entspannung und positive Emotionen zu einer ruhigeren und tieferen Atmung: Der Körper schaltet in den „Ruhe-und-Verdauungs-Modus“ – Herzfrequenz und Blutdruck werden gesenkt, die Atmung verlangsamt. Umgekehrt können wir über die willkürliche Beeinflussung der Atmung unsere Emotionen regulieren. „Tief durchzuatmen“ in belastenden Situationen, ist ein wohlmeinender und sinnvoller Rat. Durch das langsame und tiefe Atmen versetzen wir den Körper eher wieder in den „Ruhe-und-Verdauungs-Modus“ und können so Stress entgegenwirken und bzw. abbauen.

Die Atmung stellt also eine Brücke zwischen Körper und Geist dar; sie ist wie ein Fenster zu unserem Nervensystem. Im Yoga werden Atemtechniken deshalb seit Jahrhunderten genutzt, um Körper und Geist zu verbinden und um über die Ausrichtung nach innen Erkenntnisse über sich selbst zu erlangen.

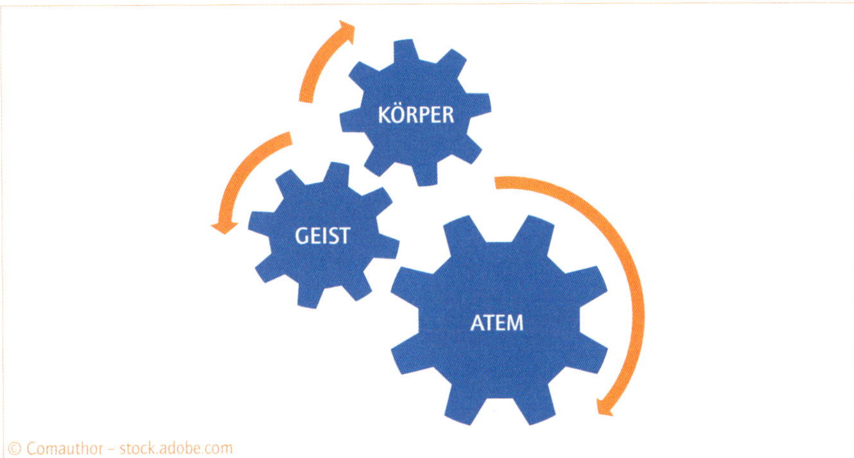

Abb. 13: Der Atem als Brücke und Bindeglied zwischen Körper und Geist

3.3.2 Interozeption – sich selbst verstehen lernen

„Interozeption ist ein ganz basaler Prozess,
ohne den wir nicht überleben könnten."

Psychologieprofessorin Beate Herbert, Hochschule Fresenius München

Im Yoga ist der Atem also ein wichtiges Hilfsmittel, um die Wahrnehmung und Aufmerksamkeit von der Außenwelt nach innen zu lenken. Normalerweise sind unsere fünf Sinne (Sehen, Hören, Fühlen, Riechen und Schmecken) auf Reize von außen ausgerichtet. Diese zuweilen regelrechte Überflutung der Sinne lenkt uns ab und verhindert häufig, dass wir Empfindungen in unserem Körpers wahrnehmen. So merken wir oft viel zu spät, wie es uns geht und ob uns ein bestimmtes Verhalten, eine Bewegung, eine Situation guttut oder ob wir eine Veränderung oder eine Pause brauchen.

„Interozeption" ist der Prozess, bei dem wir Signale aus dem Körperinneren über das Nervensystem wahrnehmen, bewerten und integrieren. Diese Wahrnehmung innerer Reize ist wichtig für die Aufrechterhaltung der Körperfunktionen. Unsere Emotionen sind mit körperlichen Reaktionen verknüpft. Die Wahrnehmung der körperlichen Reaktionen (Herzschlag, Atmung, Schwitzen, Muskelspannung u.v.m.) kann uns helfen, zu erkennen, was wir eigentlich fühlen. Denn wenn man weiß, was man fühlt, kann man auch angemessen zum Schutz von Körper und Seele auf die Situation reagieren.

So einfach das klingt, so schwierig ist die Umsetzung – gerade für Menschen, die unter Dauerbelastung stehen oder chronisch krank sind. Es hat sich gezeigt, dass gerade hier die Körperwahrnehmung oft eingeschränkt ist. Für unser Wohlbefinden und unsere Gesundheit ist es jedoch elementar, dass wir unser Handeln unserem inneren Körpergefühl anpassen. Wenn wir uns nicht mehr spüren können, fehlt uns infolgedessen der Zugang zu unserem inneren Kompass, der uns sagt, was gut für uns ist. In der Therapie hat sich in diesem Zusammenhang der Begriff „Embodiment" (Verkörperung) im Laufe des 20. Jahrhundert etabliert. Embodiment beschreibt Ansätze, die wie im Yoga die Verbindung zwischen Geist und Körper im Heilungsprozess betonen und die Selbstwahrnehmung fördern.

Menschen mit Diabetes zeigen häufig eine verminderte Fähigkeit für innere Wahrnehmung (siehe Kapitel *2.2 Diabetes verstehen*). Man begründet das zum einen mit der diabetischen Polyneuropathie und damit reduzierten Reizweiterleitung. Zum anderen können auch kognitive und emotionale Faktoren eine Rolle spielen, denn Stress, Angst oder depressive Symptome können die Körperwahrnehmung verändern. Auch sich immer wieder zu sagen „Ich darf jetzt nicht essen" oder „Ich muss meinen Blutzucker messen" kann dazu führen, dass natürliche Körperreaktionen ignoriert oder nicht mehr bewusst wahrgenommen werden.

Die Wahrnehmung nach innen ist eine wichtige gesundheitsfördernde und -erhaltende Fähigkeit. Sie ist häufig bei Menschen mit Diabetes reduziert. Atemachtsamkeit und atemzentriertes Üben können Selbstwahrnehmung fördern.

3.3.3 Neutrale Atemachtsamkeit

Der Atem ist ein steter Begleiter, er ist einerseits eine körperliche Reaktion und andererseits mit unserer psychischer-emotionalen Ebene verbunden. Damit ist die Atemachtsamkeit prädestiniert, unsere Wahrnehmung nach innen zu leiten. Eine besondere Kunst ist das absichtslose, neutrale Betrachten der eigenen Atmung. Indem wir den Atem beobachten, ohne ihn zu kontrollieren oder zu bewerten, schulen wir eine Haltung des inneren Gewahrseins. Gedanken, Empfindungen und Stimmungen dürfen auftauchen – und auch wieder gehen. Dieses innere Gewahrsein lädt uns ein, mitten im Fluss des Lebens innezuhalten, präsent zu sein und uns selbst mit einer freundlichen Offenheit zu begegnen. Das kann als sehr wertvoll, klar und berührend empfunden werden – wie ein innerer Frei-Raum.

3.3.4 Das atemzentrierte Üben

So wie das neutrale Beobachten der Atmung ist auch die Integration von Atem und Bewegung eine Übungsform, die Interozeption bzw. das Wahrnehmen der körperlichen Signale fördern. Die Umsetzung ist simpel, bedarf jedoch meist einiger Übung.

Beim atemzentrierten Üben bettet man die Bewegung in die Atmung ein. Dabei ist das Ziel, die Kombination aus Atmung und Bewegung immer gleichmäßiger, stetiger und langsamer auszuführen. Bei dem illustrierten Beispiel hat man zwei Bewegungen – das Heben und Senken der Arme – und zwei Atembewegungen – das Einatmen und Ausatmen. Das Heben der Arme koordiniert man mit dem Einatmen, d. h. man hat genauso lange Zeit, die Arme zu heben, wie man gerade einatmet. Das Gleiche gilt für das Ausatmen und das Senken der Arme.

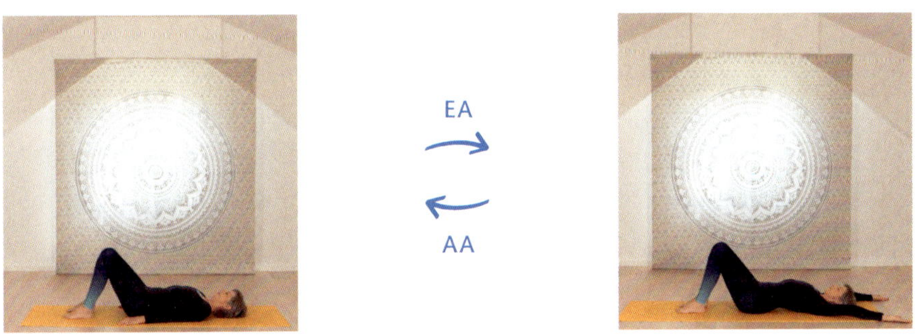

Abb 14: Atemzentriertes Heben und Senken der Arme

Die Bewegung in eine bestimmte (Yoga-)haltung und aus dieser heraus wird also genau in die eigene Atemlänge eingebettet – nicht schneller und auch nicht langsamer. Auch wenn die Bewegung an sich einfach ist, muss man sich zunächst konzentrieren und wahrnehmen, wie schnell oder langsam man gerade atmet, und kann dann diese Atembewegung mit der Armbewegung koordinieren.

Dabei passiert folgendes:

- Man lernt wahrzunehmen, wie schnell oder langsam, wie flach oder tief diese gerade erfolgt.
- Man konzentriert sich auf das Zusammenspiel dieser Bewegungen. Dadurch blendet man die meisten anderen Gedanken aus bzw. sie wandern in den Hintergrund. Die Sinne richten sich bei dieser Konzentration mehr nach innen und nehmen weniger wahr, was außen passiert.
- Ganz automatisch werden die Bewegungen mit der Zeit gleichmäßiger und fließender. Es erfolgt eine Integration von Atem und Bewegung, man erfährt das wohltuende Gefühl einer Kohärenz von Zwerchfell- und Armbewegung.
- Da sich die Bewegung dem Atemrhythmus anpasst und eine gleichmäßige Atmung angestrebt wird, wird es leichter, Überanstrengungen wahrzunehmen und zu vermeiden. Wenn beispielsweise die Schulter nicht frei beweglich ist, spürt man bei dieser Durchführung viel eher und deutlicher, bis wohin man den Arm angenehm und leicht heben kann. Bewegt man den Arm jedoch über diesen Punkt hinaus, käme es zu einem Engegefühl und eventuell sogar zu Schmerzen – was sich sofort im Atemrhythmus bemerkbar machen würde. Denn, wie wir oben gesehen haben, reagiert die Atmung sofort auf Stressreize und wird flacher und schneller.

Wenn wir lernen, die Bewegungen so auszuführen, legen wir einen weiteren Grundstein für die Schlüsselkompetenz Achtsamkeit und damit auch für eine bessere Wahrnehmung. Die Übenden bekommen über diese Form der Atemachtsamkeit oft leichter einen Zugang zu der eigenen Befindlichkeit und den Bedürfnissen des Körpers als bei der neutralen Betrachtung. In den späteren Kapiteln vertiefen wir die Anwendung und den Nutzen in Bezug auf das Wahrnehmen von Hunger, Sattheit oder Unterzuckerung.

3.4 Die Essenz der Yoga-Psychologie: Ein „*Window of Response*“ bzw. Spielraum für Reaktion schaffen

Im Yoga wird der Mensch als eine Einheit von Körper, Geist und Seele verstanden. Die Seele stellt dabei den unveränderbaren Kern eines Menschen dar, Körper und Geist unterliegen hingegen stetigem Wandel. Vereinfacht gesagt, beruhigen die verschiedenen Methoden des Yoga das Gedankenkarussell im Kopf so weit, dass man einen inneren Freiraum, einen Raum der Stille wahrnehmen kann. Dieser Spielraum zwischen Gedankenimpulsen und möglichen Reaktionen darauf ist wichtig, um positive Verhaltensänderungen zu mehr Gesundheit, Wohlbefinden und Zufriedenheit zu bewirken.

Um das besser zu verstehen, werfen wir einen Blick auf die Grundlagen der Yoga-Psychologie.

Die Natur unseres Geistes ist, zu denken und zu empfinden. Ein Gedanke/Gefühl taucht auf, wird bewusst und erkannt und versinkt danach wieder ins Unbewusste. Im Yoga heißt dieser Kreislauf „*Citta-Vritti*“ – Geistesbewegung. *Citta* steht, vereinfacht gesagt, für unser mentales Organ, den Geist oder die Psyche. *Vritti* (Bewegung) beschreibt die ständig auftretenden Gedankenwellen und mentalen Aktivitäten, die aufgrund unserer Erfahrungen, Erinnerungen, Empfindungen und Eindrücken aus der Umwelt entstehen.

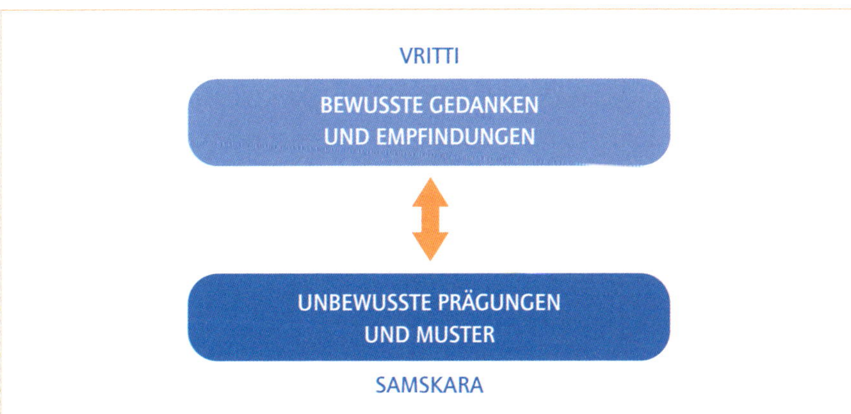

Abb. 15: Gedankenbewegungen im Wechsel zwischen Bewusst und Unbewusst

In der Yogaphilosophie wird ein direkter Zusammenhang zwischen dem inneren Erleben von Gedanken und Gefühlen und den darauffolgenden Reaktionen und Handlungen beschrieben. Diese Vernetzung wird in dem „*Vritti-Samskara*-Kreislauf" dargestellt.

Samskara ist ein weit verbreitetes Konzept im Buddhismus und Hinduismus. Es beschreibt alle mentalen Eindrücke, Neigungen oder Tendenzen, die aus unseren Erfahrungen und Handlungen entstehen und sich im Unbewussten sammeln. In der modernen Psychologie würde man sie Prägungen oder Verhaltensmuster nennen. Sowohl im Yoga als auch in der Psychologie weiß man, dass Prägungen oder Samskaras unsere Art zu denken, zu fühlen und zu reagieren beeinflussen.

Der *Vritti-Samskara*-Zyklus beschreibt also die Wechselwirkung zwischen bewussten Gedankenbewegungen und unbewussten Prägungen und erinnert an die „Gewohnheitsschleife" von Charles Duhigg (siehe Kapitel *2.5 Des Pudels Kern*). Der Zyklus funktioniert so, dass bestimmte Gedanken durch Wiederholung und Verstärkung zu geistigen Prägungen (Samskaras) werden: Wenn z. B. ein Kind zur Belohnung immer Süßigkeiten bekommt, entsteht eine Verknüpfung von „Belohnung" (gutes Gefühl) und „Süß". Daraus kann sich die Tendenz entwickeln, dass man auch noch als Erwachsener in Situationen, in denen man sich belohnen will (nach einem anstrengenden Tag im Büro etwa), automatisch zu einem süßen Snack greift. Belohnung bedeutet in diesem Beispiel Süßigkeit.

Solche *Samskaras*/Prägungen beeinflussen wiederum unsere Gedanken und Emotionen, was zu weiteren ähnlichen Gedanken führt und so der Zyklus fortgesetzt wird. Im obigen Beispiel führt also eine Situation, in der man sich belohnen will, dazu, dass man zu Süßigkeiten greift. Mit dieser Handlung wird der vorgegebene Verhaltenspfad weiter verstärkt. Sich anders zu entscheiden und sich anders zu belohnen, wird mit jeder Wiederholung unwahrscheinlicher. Das ist zunächst vielleicht kein Problem, könnte aber dann eines werden, wenn wir übergewichtig sind, Zahnprobleme haben oder einen Diabetes entwickeln. Dann ist dieses Verhalten gesundheitsschädlich und wir müssen es ändern.

Wie kann Yoga dabei helfen?

Eine regelmäßige Yogapraxis fördert die Selbstregulationsfähigkeit und erleichtert das Einüben alternativer Handlungen. So entstehen neue Samskaras (Prägungen), die langfristig wirksamer sind – ganz im Sinne der bewussten Routinenbildung, wie sie Charles Duhigg beschreibt. Dabei wird auch großer Wert darauf gelegt, sorgfältig mit den Sinneseindrücken/Triggern von außen umzugehen. Wir erinnern uns: Es geht im Yoga darum, sich mehr nach innen zu wenden und sich von äußeren Reizen zu lösen. Der Fokus liegt nun insbesondere darauf, weniger stark auf bisherige Trigger zu reagieren – also auf solche äußeren Reize, die bei uns automatisiert schädliche Reaktionen auslösen.

Veränderung beginnt mit Achtsamkeit

Um einen bestehenden Verhaltenszyklus zu durchbrechen, muss man ihn zuerst als solchen erkennen. Deshalb setzt man im Yoga auf Achtsamkeit: Durch verschiedene Übungen wird der Raum und die Ruhe geschaffen, um unsere Gedankenbewegungen wahrnehmen und beobachten zu können. Impulsives, aus unbewussten Prägungen entstehendes Verhalten wird auf diese Weise mit der Zeit immer deutlicher gesehen und kann dann in neue und freie Entscheidungen umgeformt werden. Damit wir in ähnlichen Situationen gesündere Handlungen ausführen, ist es also zum einen nötig, dass wir den zugrunde liegenden Mechanismus erkennen, und zum anderen, dass wir die Zeit gewinnen, um unser Nervensystem zu beruhigen und eine andere Alternative zu wählen. Die Schlüsselkompetenz für diesen Veränderungsprozess ist Achtsamkeit.

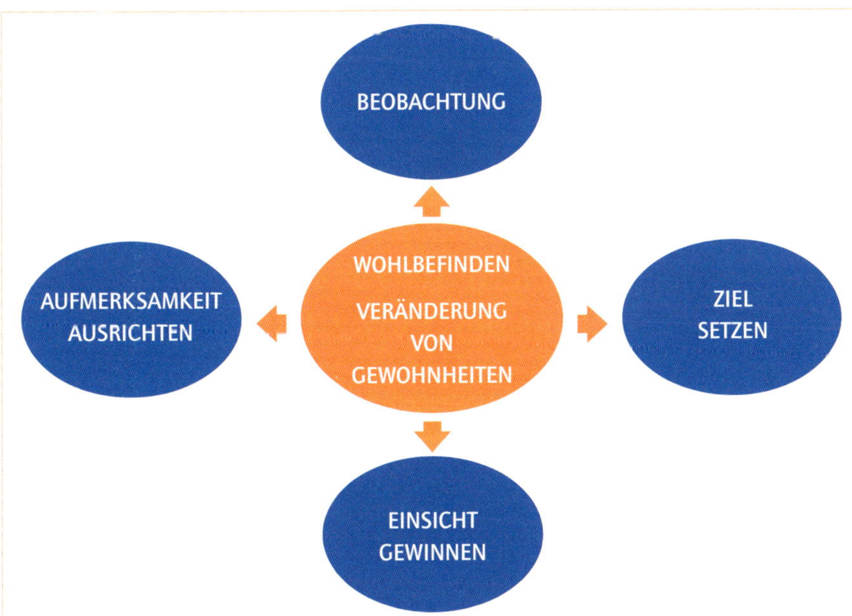

Abb. 16: Die Schlüsselkompetenz Achtsamkeit

Über das Ausrichten unserer Aufmerksamkeit auf einen Aspekt wie etwa Gedanken, Wahrnehmung, Gefühl, Körperbereich können wir beobachten. Die Beobachtungen und Wahrnehmungen verhelfen uns zu Einsichten in Bezug auf unser Verhalten und unsere Gefühle. Diese Einsichten lassen uns gegebenenfalls einen Entschluss zur Veränderung fassen, damit wir uns besser fühlen. Dieser Entschluss stärkt unsere Willenskraft und wird durch das wiederholte achtsame Betrachten gestärkt. Wenn wir bei dem Prozess des Betrachtens ruhig bleiben, schaffen wir zwischen einem Trigger und der unbewussten, automatisierten Reaktion darauf einen Spielraum für (neue) Reaktionen - ein Window of Response. Diese kurze Zeitspanne ermöglicht es, uns für ein anderes als das getriggerte Verhalten zu entscheiden.

Nochmal zurück zu dem Beispiel: Sie kommen also hungrig nach Hause. Der Tag war anstrengend. Sie wollen sich einfach einen (süßen) Snack holen. Halten Sie inne, schließen Sie die Augen. Konzentrieren Sie sich auf das Atemgefühl: Einatmen - Ausdehnen und Ausatmen - Lösen. Nach zehn bis zwölf Atemzügen öffnen Sie die Augen. Hat sich etwas verändert? Haben Sie vielleicht Zeit gewonnen, sich anders zu entscheiden?

An diesem Beispiel lässt sich noch etwas anderes verdeutlichen: Die achtsame und konzentrierte Ausrichtung auf den Atem beruhigt das Nervensystem. Der Vagusnerv, der Hauptnerv des parasympathischen Nervensystems, wird angeregt und unser Organismus entspannt sich. Dasselbe Prinzip kommt bei verschiedenen vagus-stimulierenden Übungen zum Einsatz (siehe dazu Kapitel *5.8 Stopp! Kleine Übungen zur Impulskontrolle*). Mit der Ruhe und Zeit, die wir so gewonnen haben, können wir eher aus der Gewohnheitsschleife heraustreten und etwas anderes ausprobieren.

3.5 Schritt für Schritt: Prinzipien der Yogatherapie bei Typ-2-Diabetes

Bevor wir tiefer in die Umsetzung einsteigen, fassen wir an dieser Stelle die Kernprinzipien zusammen, nach denen wir Yogaübungen für Typ-2-Diabetes anpassen und einsetzen.

Therapeutisch orientiertes Yoga unterscheidet sich vom üblichen Gruppenunterricht: Es zielt nicht auf Leistungsfähigkeit oder äußere Form, sondern auf Regulation, Bewusstheit und individuelle Anpassung. In diesem Kapitel geht es darum, die dahinterliegenden Prinzipien zu verstehen.

3.5.1 Yoga als Therapie

Yoga als therapeutische Intervention hat in Indien eine lange Tradition. Schon in dem Standardwerk des Ayurveda, der *Charaka Samhita* aus dem 1. bis 2. Jh. n. Chr., wird Yoga explizit als therapeutische Intervention erwähnt. Seither hat sich die Umsetzung und Anwendung immer wieder gewandelt. Die moderne Yogatherapie setzt die Techniken des Yoga gezielt zur Linderung von körperlichen, geistigen und seelischen Symptomen ein. Dazu gehört auch die Unterstützung im Umgang mit der Erkrankung durch die Förderung von Gleichmut und innerer Stabilität. Die moderne Yogatherapie kombiniert das traditionelle Yogawissen mit aktuellen Erkenntnissen aus Wissenschaft und Forschung. Der therapeutische Yoga bzw. Yogatherapie hat sich in der Begleitung von chronischen Erkrankungen als körperorientierte Achtsamkeitsübung schon häufig bewährt und in vielen Reha-Zentren einen festen Platz.

3.5.2 Wirkungsfelder der Yogatherapie

Eine Therapie, die für sich beansprucht, ganzheitlich und integrativ zu wirken, muss in verschiedenen Ebenen und auf unterschiedlichen Feldern wirken. Vereinfacht definieren wir einen ganzheitlichen Ansatz nach Yoga so, dass wir auf die körperliche und die mentale Ebene gleichermaßen einwirken, so dass wir mit Veränderungen besser umgehen lernen und für uns förderliche Gewohnheiten entwickeln und unterstützen. Wie können wir uns die Wirkungsweise der Yogatherapie konkret vorstellen und was adressieren wir auf der körperlichen und mentalen Ebene? Die nachstehende Abbildung versucht die Wirkungsfelder der Yogatherapie zu illustrieren.

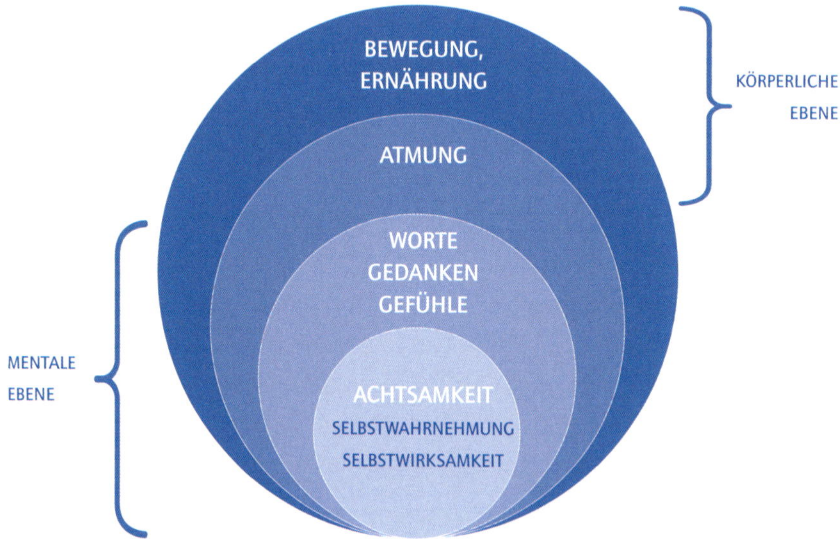

Abb. 17: Die Wirkungsfelder der Yogatherapie

Als Bewegungsform setzen wir auf der körperlichen Ebene an. Die Atmung als Brücke zwischen Körper und Geist wirkt in beide Ebene hinein. Die Achtsamkeit entsteht auf der mentalen Ebene durch unsere willentliche Ausrichtung und kann auf allen Ebenen angewendet werden: Sei es, dass wir Haltungen mit Blick auf unsere Konstitution achtsam ausführen, dass wir die Atmung achtsam beobachten und koordinieren oder dass wir unsere Wahrnehmung nach innen in Richtung Gefühle und Empfindungen ausrichten. Die Grenzen zwischen den Feldern sind fließend und über unsere Achtsamkeit können wir die Ebenen integrieren und verbinden.

Der Einfluss auf die Ernährung erschließt sich nicht sofort, ist jedoch für Prävention und Therapie des Typ-2-Diabetes ein wichtiges Feld mit einem großen Einfluss auf die Entwicklung und Progression. Die Zusammenhänge werden in Kapitel *4.4.3 Haptische Übungen* entwickelt.

3.5.3 Übungsprinzipien

Wenn wir mit Hilfe einer therapeutisch ausgerichteten Yogapraxis Wahrnehmung nach innen fördern wollen und uns zunehmend selbstwirksam durch die Praxis in

Richtung Gesundheit und Wohlbefinden entwickeln wollen, müssen wir vier grundsätzliche Prinzipien beim Üben beachten:

A. Alle Übungen individuell ausrichten

Kein Körper gleicht dem anderen, und daraus folgt, wie schon an anderer Stelle erwähnt, dass es nicht darum geht, eine absolut „korrekte" Übungsform anzustreben. Allerdings beachten wir die funktionelle Anatomie bei den Übungen, d. h. die Interaktion zwischen unseren Muskeln, Bändern/Sehnen, Knochen/Gelenken und Nerven und zielen auf eine funktionell richtige Übungsweise ab. Wir betrachten dazu nicht nur die statische Endhaltung des Körpers, sondern auch, wie wir in die Haltung kommen und wie sich die Körperstrukturen in Bewegung verhalten. Das hört sich komplizierter an, als es ist. Nehmen wir das Beispiel des Hebens der Arme wie in Abbildung 14. Wenn Sie einen oder beide Arme anheben, sei es zur Seite oder nach vorne, arbeiten mehrere Muskeln und Gelenke zusammen, um die Bewegung flüssig zu machen.

Am Anfang hebt der große Schultermuskel den Arm an. Dabei hilft ein kleiner Muskel tief in der Schulter, der dafür sorgt, dass der Oberarmkopf nicht nach oben rutscht. Dann beginnt sich das Schulterblatt mitzubewegen. Es kippt leicht nach oben und dreht sich, damit der Arm weiter hochkommen kann. Die Muskeln zwischen Schulterblatt und Brustkorb ziehen dabei mit. Über die Schulterhöhe hinaus (90 bis 180 Grad) kommt die obere Rückenmuskulatur ins Spiel – der Muskel, der vom Nacken bis zur Schulter zieht, hebt das Schulterblatt weiter an. Gleichzeitig dreht ein anderer Muskel an den Rippen das Schulterblatt weiter nach außen, damit der Arm ganz nach oben geht. Auch das Schlüsselbein bewegt sich etwas mit, um Platz zu schaffen.

Häufig gibt es bei dieser Bewegung Einschränkungen, sodass der Arm nicht mehr komplett und schmerzfrei nach oben gehoben werden kann. Die Bewegung wird im Schultergelenk beengt (Impingement-Syndrom) und das Gewebe reibt am sogenannten Schulterdach. Yogaübungen, die mit einer Hebung der Arme einhergehen, werden dann entsprechend abgeändert, sodass keine Schmerzen entstehen:

- Anstatt den Arm seitlich (90 Grad zur Seite) anzuheben, wird er über vorne angehoben, um den engen Raum unter dem Schulterdach zu entlasten
- Man hebt die Arme nicht über die Schmerzgrenze hinaus und bleibt darunter.

- Die Außenrotation der Arme wird betont, z. B. durch nach oben drehen der Handflächen (leichte Außenrotation). Das vergrößert den Gelenkspalt und kann Druck reduzieren.
- Zusätzlich werden Yogaübungen eingebaut, die die stabilisierenden Muskeln um das Schulterblatt kräftigen.

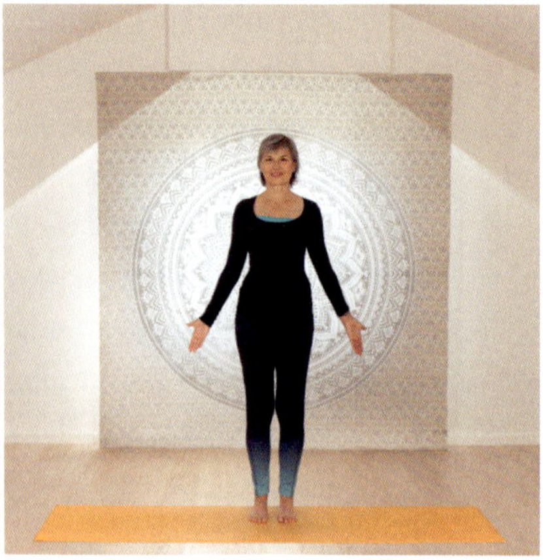

Abb. 18: Außenrotation

Eine solche Anpassung von Yogaübungen gelingt am besten in einer Einzelstunde. Meine Erfahrung zeigt: Im Unterricht von kleinen Gruppen mit ähnlichen Beschwerdebildern ist ebenfalls eine sehr individuelle Arbeit möglich. Häufig ist eine Kombination aus gelegentlichem Einzelunterricht sowie regelmäßiger Unterricht in einer geeigneten Gruppe sinnvoll. Im Einzelunterricht wird die Übungsweise immer wieder an die Bedürfnisse des Patienten angepasst, sodass er/sie zuhause und in der Gruppe sicher und angenehm üben kann. In der Gruppe trifft man auf Gleichgesinnte, kommt in Kontakt und hat Freude an dem gemeinsamen üben.

Das eigene Wohlbefinden ist ein wertvoller Gradmesser, ob eine Übung strukturell und dynamisch ‚richtig' ausgeführt wird. Übertriebene Dehnungen, Verdrehungen, ehrgeizige und Überanstrengungen sind im Yoga generell und auch für Menschen mit Diabetes nicht angemessen. Übertreiben wir dennoch, üben unkonzentriert oder hastig, macht unsere Atmung meist nicht mehr mit. Statt ruhiger und gleichmäßiger Atemzüge verfallen wir in eine flache und unregelmäßige Atmung oder wir halten sogar zeitweise die Luft an. Die veränderte Atmung dient somit als ein simples und wirksames Bio-Feedback, nach dem wir die Übung immer wieder sicher und effektiv ausrichten können.

B. Auf schmerzfreies Üben achten

Aus den vorherigen Überlegungen ergibt sich das schmerzfreie Üben als logische Schlussfolgerung. Wer fühlt sich schon bei einer Übung wohl, die ihm oder ihr Schmerzen bereitet?

Schmerzen haben in unserem Körper eine wichtige Funktion. Man unterscheidet zwischen akuten und chronischen Schmerzen.

Ein akuter Schmerz tritt plötzlich auf und ist eine direkte Reaktion auf eine Verletzung oder Gewebeschädigung. Er dient als Schutzmechanismus des Körpers, um weitere Schäden zu vermeiden, und klingt in der Regel innerhalb von drei Monaten mit der Heilung der Ursache wieder ab. Biochemisch wird dieser Schmerz durch die Aktivierung von Schmerzrezeptoren ausgelöst, die sich fast überall im Körper befinden und auf mechanische, thermische oder chemische Reize reagieren. Dabei werden entzündungsfördernde Botenstoffe wie die z. B. sogenannten Prostaglandine und Histamin freigesetzt, welche die Schmerzrezeptoren zusätzlich sensibilisieren. Über das Rückenmark werden die Schmerzsignale schließlich ans Gehirn weitergeleitet, wo sie bewusst wahrgenommen werden. So wird eine schnelle Reaktion ermöglicht, um den Körper vor weiteren Schäden zu schützen. Zum Beispiel ziehen wir reflexartig die Hand zurück, wenn wir uns verbrannt haben, oder wir lernen, bestimmte Verhaltensweisen zu unterlassen oder zu verändern, um erneuten Schmerz zu verhindern. So kann uns der Schmerz vor einer (weiteren) Schädigung schützen.

Chronischer Schmerz hält länger als drei Monate an und verliert seine ursprüngliche Schutzfunktion. Statt eine akute Verletzung zu signalisieren, kann er selbst zur Krankheit werden. Oft bleibt der Schmerz bestehen oder kehrt immer wieder zurück, auch wenn die ursprüngliche Ursache längst verschwunden ist. Das liegt daran, dass sich das Nervensystem verändert: Schmerzsignale werden verstärkt weitergeleitet, und das Gehirn wird empfindlicher für Schmerzen. Gleichzeitig funktioniert die natürliche Schmerzhemmung des Körpers nicht mehr richtig, weil wichtige Botenstoffe nicht in ausreichender Menge produziert werden. Zusätzlich können leichte, dauerhafte Entzündungen im Nervensystem die Schmerzverarbeitung verstärken. Auch Stress, Angst oder Depressionen können den Schmerz verschlimmern, weil das Gehirn ihn als Bedrohung speichert und immer wieder aktiviert – selbst ohne äußeren Reiz.

Schmerz hat eine starke, verhaltensändernde Wirkung, weil er tief in unserem Unterbewusstsein mit Gefahr verknüpft ist. Unsere spontane Reaktion ist Vermeidung und wir reagieren mit erhöhtem Stress darauf. In unserem kollektiven Unterbewusstsein ist Schmerz immer mit Gefahr verbunden. Dem wollen wir in jedem Fall „entfliehen". Unser Körper stellt deshalb folgerichtig auf Kampf-und-Flucht-Modus um und geht in die Stressreaktion. Je stärker und länger andauernd der Schmerz, desto stärker ist die Stressreaktion. Im therapeutischen Yoga adressieren wir akuten und chronischen Schmerz unterschiedlich. Akuten Schmerz wollen wir während und nach dem Üben durch entsprechende Anpassungen der Übungen an die Patienten vermeiden. Bei chronischen Schmerzen zielen wir auf eine Schmerzverbesserung ab, die das Gefühl von Sicherheit und Entspannung fördert. Durch dieses selbstwirksame Üben unterstützt man bei den Betroffenen das Vertrauen in die eigenen Übungen. Sie sind dann nicht mehr hilflos der Erkrankung ausgesetzt und das allein reduziert den Stress sehr.

Akuter Schmerz ist ein Warnsignal mit klarer Ursache, vermittelt durch entzündliche Prozesse. Chronischer Schmerz kann eine Fehlfunktion des Nervensystems sein, bei der das Schmerzempfinden erhalten bleibt, selbst wenn die ursprüngliche Verletzung längst geheilt ist. Menschen mit Diabetes, die unter Schmerzen leiden, können über spezielle Yogaübungen lernen, sich schmerzfrei zu bewegen und zu üben bzw. mit chronischen Schmerzen selbstwirksam umzugehen lernen.

C. Schrittweise die Übungen anpassen und variieren

Menschen mit Diabetes bringen unterschiedliche Voraussetzungen und Beschwerdebilder in den Yogaunterricht. Das verlangt ein schrittweises Vorgehen bei der Entwicklung der Übungsabfolge. Das gelingt zu Beginn meist besser im Einzelsetting als in einer kleinen Gruppe. Die meisten Yogaübungen können sehr gut angepasst werden, ohne das Ziel der Übung aus den Augen zu verlieren. Durch unterschiedliche Arm- und Beinstellungen lassen sich viele Yogaübungen variieren, um immer wieder neue Akzente in die Übung einfließen zu lassen. Gut ausgebildete Yogalehrende und Yogatherapeuten können viele kreative Variationen anbieten. Damit wird das Üben abwechslungsreich und das hält vor allem zu Beginn motiviert.

Beispielsweise kann eine Vorbeuge aus dem Stand für Menschen mit wenig Beweglichkeit und Kraft bzw. auch größeren Bauchumfang beschwerlich sein. Es ist jedoch eine gute und wichtige Übung, um die Neutralstellung auch bei der Aufrichtung zu üben, wie wir es im Alltag oft brauchen. Das Aufrichten in Neutralstellung bedeutet, dass wir den Rücken erst strecken und dann mit gestrecktem Rücken in die Aufrichtung gehen (siehe dazu Abbildung 30 auf Seite 106). Das ist zwar für die Bein- und Rumpfmuskulatur anstrengender, aber schont den unteren Rücken. In diesem Fall bietet sich die Lehne eines Stuhls (1. Schritt), später der Stuhlsitz (2. Schritt) und am Ende die eigenen Knie als Haltpunkt für die Hände (3. Schritt) an. In jedem Schritt kann der Oberkörper etwas tiefer vorgeneigt und von dort wieder in Neutralstellung aufgerichtet werden, ohne dass das ganze Rumpfgewicht aufgefangen werden muss. Die Muskulatur wird schrittweise aufgebaut.

Bei Atemübungen ist das schrittweise Vorgehen noch wichtiger; wir gehen gesondert darauf ein (siehe Kapitel *4.4.2 Atemübungen bei Diabetes*).

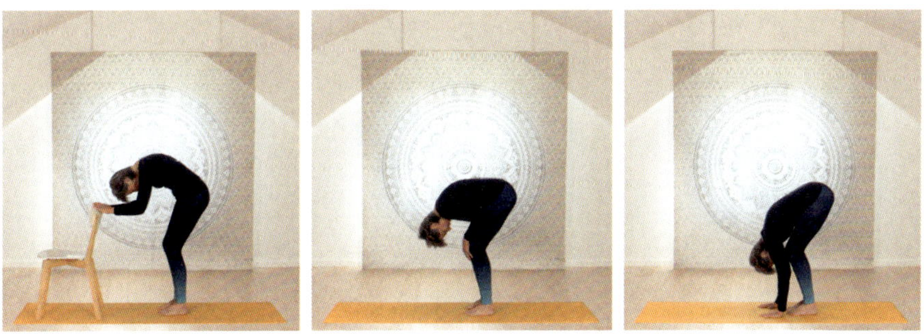

Abb. 19: Vorbeuge Varianten

D. Kontinuierliches Üben

Im Ayurveda gibt es ein Sprichwort: „Das, was du jeden Tag tust, hat den größten Effekt auf deine Gesundheit und Wohlbefinden." In diesem Sinn, und weil es um die Ausbildung von neuen und gesundheitsförderlichen Gewohnheiten geht, ist das kontinuierliche Üben unvermeidlich. Studien zu diversen Trainingseffekten unterstützen dies, denn es zeigt sich beim Erlernen von Bewegungsabläufen oder zum Muskelaufbau: Lieber häufiger, regelmäßig und kürzer als selten, unregelmäßig und lang. Für das eigenständige Üben zu Hause ist es wichtig, sich feste Zeiten und Orte für die Praxis vorzunehmen. Die Programme in diesem Buch haben eine Übungsdauer von 10 bis 30 Minuten. Dadurch wird die Schwelle zur Umsetzung niedrig – lieber kürzer und dafür regelmäßig und häufiger üben als einmal die Woche über eine Stunde. So erhöhen wir die Wahrscheinlichkeit, dass sich ein neues gesundheitsförderliches Muster für Bewegung und Entspannung ausbildet, dass dann nach einer Weile ganz selbstverständlich in die Alltagsroutine eingebaut wird und so für mehr Wohlbefinden sorgt.

Kapitel 4 Yogabetes® – Yoga bei Diabetes

„Ein Weg entsteht, wenn man ihn geht.“

aus China

Yoga lehrt uns, mit Offenheit zu üben – mit einem Geist, der wahrnimmt statt bewertet. Genau hier setzt das spezielle Übungsprogramm Yoga bei Diabetes an: Es verbindet Körperarbeit, Atemachtsamkeit und Selbstbeobachtung zu einer Praxis, die den Stoffwechsel reguliert und innere Balance fördert.

In meiner Arbeit mit Menschen mit Diabetes erlebe ich immer wieder, wie Yoga – richtig angepasst und achtsam ausgeführt – zu mehr Stabilität, Ruhe und Selbstwirksamkeit führt. Yogabetes® vereint dabei den Bottom-up-Ansatz über Bewegung und Atem mit dem Top-down-Ansatz über Bewusstheit und innere Haltung – und lädt dazu ein, sich selbst im Üben neu zu begegnen.

4.1 Yoga: Ansprache von Körper und Geist bei Diabetes

Wir haben gesehen, dass die Erkrankung Diabetes sowohl eine körperliche als auch eine mentale Ebene hat. Bisherige Ansätze konzentrieren sich entweder auf die eine oder die andere Ebene – getrennt voneinander. Ein wichtiges Thema beim Management eines T2D ist die Veränderung von Gewohnheiten. Die Methode der Yogatherapie wurde eingeführt als eine ganzheitliche Methode, die in jeder Übung sowohl die körperliche als auch die mentale Ebene anspricht. Sie richtet sich darauf, Stress zu reduzieren, die Symptomatik gezielt zu lindern sowie Kraft, Beweglichkeit und Entspannung zu fördern. Sie ist zudem eine Methode, die jeder ausführen kann und die nicht viel kostet. Je öfter wir üben, desto stärker wirkt Yoga und desto mehr werden Menschen mit Diabetes in ihrer Selbstwirksamkeit im Sinne einer Salutogenese gestärkt.

Konkret kann Yoga(-therapie) auf mehreren Ebenen dazu beitragen, die Blutzuckerkontrolle bei Diabetes zu verbessern. Auf der körperlichen Ebene werden durch gezielte Bewegungsabläufe Muskeln gestärkt und Flexibilität gefördert, was die Insulinsensitivität erhöht und die Glukoseaufnahme in die Zellen unterstützt. Gleichzeitig hilft Yoga auf mentaler Ebene durch die Senkung von Stresshormonen wie Cortisol, Stress als einen entscheidenden negativen Faktor auf den Blutzuckerspiegel zu reduzieren. Dieses Zusammenwirken lässt sich als Top-down- und Bottom-up-Ansatz beschreiben: Auf der einen Seite wirkt Yoga über den Körper (Bottom-up), indem Bewegung und Muskelaktivität den Stoffwechsel positiv beeinflussen. Auf der anderen Seite setzt Yoga auf mentaler Ebene an (Top-down), indem Achtsamkeit und Entspannung das Nervensystem beruhigen und dadurch indirekt den Blutzuckerspiegel stabilisieren. Diese ganzheitliche Herangehensweise kann dazu beitragen, die glykämische Kontrolle zu verbessern und das allgemeine Wohlbefinden zu steigern.

Yoga schult auch die Selbstwahrnehmung – ein wichtiger Aspekt, um den eigenen Körper besser zu verstehen und Signale rechtzeitig zu erkennen. Wer regelmäßig praktiziert, lernt, besser auf die Signale des eigenen Körpers zu achten – sei es Hunger, Sättigung oder das Bedürfnis nach Bewegung und Ruhe. Diese gesteigerte Achtsamkeit kann langfristig positive Verhaltensänderungen unterstützen, etwa eine bewusstere Ernährung, regelmäßige körperliche Aktivität oder den achtsamen Umgang mit Stress. So wird Yoga zu einem ganzheitlichen Werkzeug, das nicht nur den Stoffwechsel, sondern auch das eigene Gesundheitsverhalten positiv beeinflussen kann.

4.2 Bottom-up: Yoga als moderate Bewegungstherapie

Yoga ist im Vergleich zu anderen körperlichen Aktivitäten eher moderat. Je nach Übungsform verbraucht es 2 bis 4 MET. MET (metabolisches Äquivalent) ist eine Einheit, mit der man den Kalorienverbrauch pro Stunde bei Tätigkeiten misst. Zum Vergleich: 1 MET verbrauchen wir im sitzenden oder liegenden Ruhezustand, 3 bis 6 MET bei Trainingsarten wie Gymnastik und Muskeltraining, 14 MET beispielsweise bei Mountainbiken im steilen Gebirge.[27]

Beim Bottom-up-Ansatz wirkt Yoga direkt über den Körper auf den Stoffwechsel und den Geist. Durch gezielte Bewegung, Muskelaktivität und Atemtechniken werden physiologische Prozesse angeregt, die helfen können, den Blutzucker zu regulieren. Wie wir schon gesehen haben, steigt der Glukoseverbrauch, wenn verschiedene Muskelgruppen gezielt beansprucht werden – unabhängig von Insulin. Besonders statische Haltepositionen wie beispielsweise die Stuhlhaltung fördern die Insulinsensitivität, indem sie den Muskelstoffwechsel verbessern.

Fließende, atemzentrierte Bewegungen fördern die Durchblutung und verbessern so die Versorgung der Organe mit Sauerstoff und Nährstoffen – auch die der Bauchspeicheldrüse. Dies kann deren Funktion unterstützen und die Verwertung von Glukose im Körper optimieren.

Gleichzeitig wirkt sich die Verbindung aus achtsamer Bewegung und kontrollierter Atmung positiv auf das Nervensystem aus: Der Parasympathikus, der für Ruhe und Regeneration zuständig ist, wird aktiviert. Dadurch kann sich der Cortisolspiegel – ein Marker für Stress – senken. Das ist relevant, da Stresshormone den Blutzuckerspiegel erhöhen können (siehe Kapitel *1.3.4 Einflussfaktoren auf die postprandialen Blutzuckerwerte*).

Zudem zeigen Studien[28], dass Yogaübungen und bewusstes Atmen entzündungsfördernde Prozesse im Körper reduzieren können. Gerade bei Typ-2-Diabetes, der oft mit einem leichten, chronischen Entzündungszustand einhergeht, kann das zur Stabilisierung des Stoffwechsels beitragen.

Insgesamt wirkt Yoga damit als sanfte, aber wirkungsvolle Bewegungstherapie, die auf mehreren Ebenen ansetzt – körperlich, nervlich und hormonell – und so hilft, die glykämische Kontrolle langfristig zu verbessern.

4.3 Top-down: Achtsamkeit und Selbstakzeptanz fördern bessere Selbstregulation

Beim Top-down-Ansatz nutzen wir Yogaübungen, welche Achtsamkeit, Wahrnehmung, Entspannung und Konzentration fördern. Der Yoga wirkt über das Nervensystem und die Psyche auf den Körper und kann so indirekt die Blutzuckerkontrolle bei Diabetes verbessern.

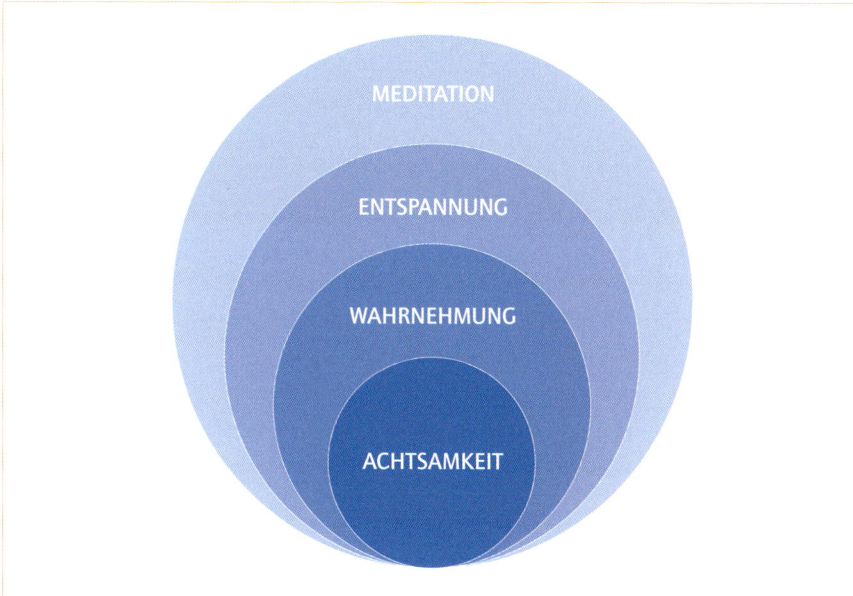

Abb. 20: Yoga-Werkzeuge auf der mentalen Ebene

Studien zeigen, dass Yoga zur Reduktion von Stress beitragen kann. Diese Wirkung lässt sich u. a. an einem nachhaltig gesenkten Cortisolspiegel ablesen - einem Hormon, das ein Marker für chronischen Stress ist, und als Gegenspieler des Insulins eine Insulinresistenz fördern kann. Darüber hinaus fördert die achtsame Praxis die Aktivierung des Parasympathikus (insbesondere über den Vagusnerv), was körperlich mit einem Zustand der Entspannung und Regeneration einhergeht.

An verschiedenen Stellen dieses Buches haben wir gesehen, dass T2D mit einer verminderten Wahrnehmung einhergeht. Yoga schult die Achtsamkeit und Selbstwahrnehmung, hilft also dabei, Körpersignale bewusster wahrzunehmen. Menschen mit Diabetes können so besser spüren, wie sich verschiedene Faktoren - Ernährung, Bewegung, Stress - auf ihren Blutzuckerspiegel auswirken. Diese verbesserte Körperwahrnehmung kann langfristig zu gesünderen Entscheidungen führen, etwa zu einer bewussteren Ernährung, zu mehr Bewegung oder zu einer besseren Selbstfürsorge im Alltag.

Zudem kann Yoga helfen, emotionale Belastungen wie Ängste oder Frustration im Umgang mit Diabetes zu reduzieren. Durch Atemachtsamkeit, meditative Übungen und sanfte Bewegung können emotionale Spannungen abgebaut werden, was nachgewiesenermaßen das allgemeine Wohlbefinden steigert.

Durch diese Top-down-Wirkung – der Regulation des Nervensystems, der Wahrnehmung und der Psyche – kann Yoga die Blutzuckerkontrolle indirekt verbessern. Das gelingt, indem er Stress reduziert, die Selbstwahrnehmung stärkt und eine positive Einstellung zum eigenen Körper und zur Krankheitsbewältigung fördert.

4.4 Achtsamkeit und Wahrnehmung fördern

Im dritten Kapitel haben wir schon gesehen, dass sanfte Körperarbeit, bewusste Atmung und Achtsamkeit helfen, das „innere Radio" für die körpereigenen Signale wieder besser einzustellen. Praktisch geht es darum, vor allen zwei Fähigkeiten zu fördern:

- innere Aufmerksamkeit lenken (z. B. zu Atem, Herz, Bauchraum usw.)
- feine körperliche Signale bemerken und beschreiben lernen (ohne sofort zu bewerten)

Yoga bietet hier ein breites Sortiment verschiedener Übungsmöglichkeiten an. Typische Methoden sind das sanfte, bewusste und atemzentrierte Bewegen, die Atemlenkung und hier speziell die Vertiefung der Ausatmung und Entspannungsübungen wie z. B. der Bodyscan.

Vereinfacht kann man sagen, je sanfter und achtsamer man Yoga übt, desto mehr trainiert man seine interozeptiven Fähigkeiten.

4.4.1 Atmung

In Kapitel 3.3 wurde der Stellenwert der Atmung in der Yogapraxis vorgestellt. Nun widmen wir uns der konkreten Arbeit. Seit vielen Jahrhunderten haben Menschen mit dem Atem experimentiert und die Auswirkungen auf emotionale und veränderte Bewusstseinszustände erfahren. Was ist eigentlich das Besondere an der Atemfunktion?

Autonom und steuerbar

Die Atmung ist eine autonome Funktion, d.h. wir müssen nicht darüber nachdenken, wann und wie wir atmen. Ein spezielles Atemzentrum in unserem Hirnstamm sorgt in einer komplexen Abfolge von Signalen dafür, dass wir atmen. Auf die Atmung können wir allerdings durch willentliche Veränderung der Atemphasen direkt Einfluss nehmen, was im Gegensatz dazu bei anderen autonomen Funktionen wie Herzschlag oder Darmperistaltik nicht möglich ist.

Im Yoga werden die vier Atemphasen eines Atemzugs als Einatmung, Atemfülle am Ende der Einatmung, Ausatmung und Atemleere am Ende der Ausatmung bezeichnet.

Verbindung zum Nervensystem und emotionalen Zuständen

Atmung beeinflusst nachweislich unser Nervensystem. Vereinfacht dargestellt aktiviert die Einatmung den sympathischen Zweig, wirkt also anregend, und die Ausatmung den parasympathischen, beruhigenden Zweig des vegetativen Nervensystems.

Testen Sie selbst:
Die physiologische Herzratenvariabilität

Legen Sie Ihre Finger an den Handgelenkspuls und beobachten den Herzschlag während der nächsten Atemzüge. Wenn wir einatmen, schlägt unser Herz schneller, wenn wir ausatmen, langsamer. Warum das so ist, ist bisher noch nicht vollständig geklärt.

Kontrollierte Atemübungen konnten in wissenschaftlichen Studien mehrfach eine beruhigende Wirkung aufzeigen. Interessant ist auch die Wechselwirkung mit unseren Gefühlen. Freude, Ärger, Trauer, Furcht zeigen bestimmte typische Atemmuster und können durch diese auch willkürlich induziert werden.[29] Dies wird z. B. beim „Alba Emoting"* professionell eingesetzt.

Mit bestimmten Atemrhythmen können wir uns beruhigen oder anregen:

- Langsames, gleichmäßiges Atmen mit verlängerter Ausatmung (z. B. 1:2, d. h. die Dauer des Ausatmens ist doppelt so lang wie die des Einatmens) beruhigt das Nervensystem und kann Stress reduzieren.
- Schnellere Rhythmen oder eine betonte Einatmung hingegen haben eher eine anregende Wirkung.
- Auch ein gleichmäßiger Rhythmus von 1:1 (gleichlange Ein- und Ausatmung) kann die sympathische Aktivität und Wachsamkeit steigern.

Brücke zwischen Körper und Geist

Damit bietet die Atmung eine wichtige Brückenfunktion zwischen Körper und Geist. Mit der Beruhigung des Atems geht die Beruhigung des Nervensystems und des Geistes einher - ganz so, wie es schon in den Yoga-Schriften formuliert wurde. Die Verbindung zwischen Atmung und geistiger Verfassung ist für uns greifbar - wir können das unmittelbar erleben und erfahren.

„Wenn der Atem unruhig ist,
dann ist auch der Geist unruhig.
Wenn der Atem konzentriert wird,
wird auch der Geist konzentriert."

Hatha-Yoga-Pradipika, 2. Kapitel, Vers 2[30]

* Alba Emoting ist eine Methode zur bewussten Steuerung von Emotionen, die entwickelt wurde, um Schauspielern und Darstellern zu helfen, ihre emotionale Ausdrucksfähigkeit auf der Bühne zu verbessern. Die Methode zielt darauf ab, dass Menschen verschiedene Emotionen auf körperlicher Ebene erleben und ausdrücken können, indem sie spezifische Atem- und Körperübungen verwenden.

4.4.2 Atemübungen bei Diabetes

Bei den Atemübungen gehen wir genauso, wenn nicht sogar behutsamer vor als bei körperlichen Übungen. Schon die Yogis im Mittelalter haben davor gewarnt, zu ambitioniert in die Atmung einzugreifen:

„So wie ein Löwe, Elefant oder Tiger allmählich gezähmt wird, sollte auch der Atem (langsam) unter Kontrolle gebracht werden. Andernfalls wird er den Praktizierenden töten."

Hatha Yoga Pradipika, 2. Kapitel, Vers 15[31]

Es ist wichtig, dass sich eine Atem-Praxis immer angenehm und sicher anfühlt. Luftnot oder Kurzatmigkeit sollte immer vermieden werden. An Übungen, an Komplexität und Dauer der Praxis ist weniger häufig mehr, denn es motiviert dazu, auch diese Art der Übungen regelmäßig und kontinuierlich durchzuführen.

Den Atem beobachten lernen – ein erster Schritt zur inneren Ruhe

Die Beobachtung des Atems ist ein einfacher, aber wirkungsvoller Einstieg. Sie hilft uns, den eigenen Atem besser kennenzulernen – und damit auch uns selbst. Anfangs ist es oft nicht leicht, die feinen Bewegungen des Atems zu spüren. Doch mit etwas Übung fällt es immer leichter, das eigene Atemmuster zu erkennen. Dabei merken wir oft auch, wie sehr unser Atem mit unseren Gefühlen und mit Stress zusammenhängt.

Manche Menschen fühlen sich unwohl, wenn sie ihren Atem beobachten – z. B. bei Atembeschwerden, innerer Unruhe oder psychischer Belastung. In solchen Fällen hilft es, den Atem sanft mit einer Bewegung zu verbinden (siehe Kapitel *3.3.4 Das atemzentrierte Üben*) oder ihn beim Ausatmen mit einem Summen oder einem weichen *ff*-Laut zu begleiten. So bleibt die Aufmerksamkeit ruhig und der Atem kann sich fast von selbst beruhigen – ganz ohne Druck.

Tab. 7: Wie lerne ich meinen Atem kennen?

PARAMETER	BEOBACHTUNGSMÖGLICHKEITEN
Anstrengung	Kann ich gut durch die Nase oder besser durch den Mund atmen? Wie fühlt sich das Atmen jetzt gerade an?
Frequenz (AZ/min.)	Timer auf 60 Sekunden stellen und die Atemzüge (AZ) in Ruheposition zählen: < 10 AZ = man kontrolliert das Atmen* > 18 AZ = Atemfunktion nicht mehr so effektiv, z. B. durch andauernden Stress
Gleichmäßigkeit	Wie angenehm und gleichmäßig fühlt sich Atmen gerade an? Der natürliche Atem ist eher flach und ungleichmäßig, es fühlt sich jedoch angenehm an. Vorsicht: Innere Unruhe, Kurzatmigkeit, Luftnot führen auch zu einem unregelmäßigen Atemmuster, sind jedoch unangenehm.
Muster	Wie atme ich? Betone ich eher die Ein- oder die Ausatmung, mache ich Pausen? Wenn ja, wo und wie mache ich das? Wo spüre ich meine Atembewegung gerade?
Befindlichkeit/Gefühl	Wie schon beschrieben, haben Atem und Gefühle eine Beziehung zueinander. Das Beobachten des Atems kann uns helfen, zu verstehen, wie wir uns gerade fühlen.

Sie können zu jeder Zeit und an jedem Ort innehalten und Ihren Atem betrachten. Auch abseits der Yoga-Übungen lohnt es sich, Pausen einzulegen, um den Atem im Laufe des Tages und in verschiedenen Positionen (Laufen, Stehen, Rückenlage, Bauchlage, Sitzen usw.) zu beobachten. So lernt man seinen Atem und auch die damit verbundenen Empfindungen spielerisch und im Alltag kennen. Interessanterweise führt schon das reine Beobachten häufig zu einer Beruhigung und Entspannung, und ganz nebenbei und schrittweise nähert man sich dem wohltuenden Zustand der neutralen Atemachtsamkeit (siehe Kapitel *3.3.3 Neutrale Atemachtsamkeit*).

* Grundannahme ist, dass es sich um ein gesundes Atemmuster handelt.

Basierend auf der natürlichen Atemphysiologie

Wir können unsere Atembewegung in unterschiedlichen Regionen des Körpers spüren.

Brustatmung

Wenn wir in Ruhe die Hände auf die Brust legen und die Atmung beobachten, bemerken wir in der Regel ein leichtes Heben und Senken. Dieses Heben und Senken wird hauptsächlich von Muskeln zwischen den Rippen gesteuert. Sie ziehen sich beim Einatmen zusammen und heben dadurch die Rippen an. Wenn wir nun bei Anstrengung stärker einatmen, werden auch das Zwerchfell und die (äußeren) Zwischenrippenmuskeln angespannt, damit sich der Brustkorb weiter hebt und wir mehr einatmen können. Das ist normal und natürlich. Bei großer Anstrengung oder bei Asthma und bestimmten Lungenerkrankungen unterstützen auch die Muskeln des Brustkorbs, der Schultern und sogar des Halses die Einatmung. Atmen wir dauerhaft so angestrengt ein, entwickeln sich folgende Muster:

- eine eher flache und kurze Einatmung,
- die Schultern werden dauerhaft hochgezogen.

Unser Zwerchfell wird bei einem solchen Atemmuster nicht optimal genutzt, der Sauerstoffaustausch wird ineffizienter. Das wirkt sich auf den Organismus aus: Es können so Stress, Muskelermüdung und Verspannungen entstehen oder verstärkt werden.

Bauchatmung

Wenn wir die Hände auf den Bauch legen und atmen, dann spüren wir, dass sich die Bauchdenke wölbt und senkt. Das Zwerchfell bewegt sich beim Einatmen in Richtung Bauchraum. Dadurch wird der Brustraum nach unten vergrößert und die Eingeweide weichen aus. Die Bauchdecke hebt sich. Die Ausatmung erfolgt durch Entspannung des Zwerchfells, das sich in die Ausgangsposition zurückzieht. Die Eingeweide kehren an ihren ursprünglichen Platz zurück und die Bauchdecke senkt sich. Das passiert automatisch, wenn wir entspannt sind, also wenn wir sitzen, liegen oder schlafen. Es ist das Atemmuster der Entspannung.

Wenn wir also eine Bauchatmung betonen, fördern wir damit unsere Entspannung und können Stress und Angstzustände reduzieren. Der Sauerstoffaustausch ist übrigens bei diesem Atemmuster effizienter als bei der Brustatmung und auch die Lungenfunktion wird verbessert. Deshalb wird z. B. bei Kurzatmigkeit und Asthma die unvollständige und verkürzte Einatmung durch eine Verlängerung der Ausatmung therapiert, nicht durch mehr und ‚tieferes' Einatmen.

Loslassen beim Ausatmen

Beim Ausatmen in Ruhe spannen wir die Muskeln nicht aktiv an. Die beim Einatmen angespannten Muskeln im Brustkorb und Bauch gehen beim Ausatmen passiv aufgrund ihrer Eigenspannung (Eigenelastizität) wieder in ihre Ausgangsstellung zurück. Das fühlt sich wie ‚Loslassen' oder ‚Lösen' an.

Zusammengefasst

Bei Betrachtung des ruhigen Atmens können wir eine Atembewegung im Brust- und Bauchraum spüren. Physiologisch erfolgt die Einatmung von oben nach unten, indem sich das Zwerchfell beim Einatmen zusammenzieht und nach unten senkt. Beim Einatmen weitet sich also physiologisch zuerst der Brustkorb und dann der Bauchraum. Beim Ausatmen löst sich die Muskelkontraktion des Zwerchfells und der Zwischenrippenmuskeln. Das Zwerchfell entspannt sich ‚zurück' in die Ausgangsposition. Man kann also sagen, dass die Ausatmung von unten nach oben erfolgt.

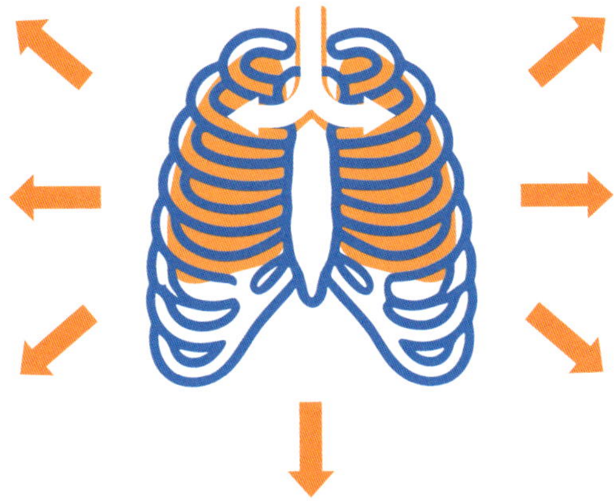

Abb. 21: Die Physiologie der Einatmung und Ausatmung

Atmen durch die Nase oder durch den Mund?

Mit wenigen Ausnahmen atmet man bei Atemübungen des Yoga durch die Nasenlöcher ein und aus. Tatsächlich hat es viele Vorteile, durch die Nase zu atmen.

Physiologische Vorteile der Nasenatmung

1. **Luftfilterung und Befeuchtung:** Die Nase fungiert als natürlicher Filter und Befeuchter für die eingeatmete Luft. Die Nasenschleimhaut enthält winzige Härchen, die Partikel und Verunreinigungen aus der Luft herausfiltern, sodass sie nicht in die Lunge gelangen. Die Schleimhäute in der Nase befeuchten auch die Luft und wärmen sie auf, was das Eindringen von trockener und kalter Luft in die empfindlichen Atemwege verhindert.
2. **Temperaturregulation:** Beim Atmen durch die Nase wird die eingeatmete Luft vor dem Erreichen der Lunge auf Körpertemperatur gebracht, was weniger Stress für die Atemwege bedeutet. Das funktioniert sowohl bei kalter Luft, die durch eine verstärkte Durchblutung der Nasenschleimhaut aufgewärmt wird, als auch bei heißer Luft, die durch eine verringerte Durchblutung abgekühlt wird.

3. **Unterstützung der körpereigenen Stickstoffmonoxid-Produktion:** Die Nasenschleimhaut produziert Stickstoffmonoxid (NO), ein gasförmiges Molekül, das verschiedene physiologische Funktionen hat. Stickstoffmonoxid hilft u. a. dabei, die Atemwege zu erweitern, die Durchblutung zu regulieren und die Immunabwehr zu stärken.*
4. **Stimulation des parasympathischen Nervensystems:** Die Nasenatmung stimuliert das parasympathische Nervensystem, das für Entspannung, Verdauung und Erholung verantwortlich ist. Dies kann zu einem allgemeinen Gefühl der Entspannung und des Wohlbefindens beitragen.

Machen Sie sich jedoch keine Gedanken, wenn Sie es angenehmer finden, durch den Mund zu atmen. Sie können sich über die Übungen zur Atembetrachtung und über das atemzentrierte Üben von leichten Bewegungen schrittweise mit der Atmung durch die Nase vertraut machen.

Unterschied zwischen natürlichem und kontrolliertem Atem

Wenn wir entspannt sitzen oder liegen, atmet unser Körper ganz von selbst. Der Atem folgt einem natürlichen Rhythmus, den wir nicht bewusst steuern müssen. Meist ist dieser Atem ruhig, flach und manchmal sogar unregelmäßig – mit kleinen Pausen oder einem tieferen Atemzug zwischendurch. Wir müssen nichts tun, denn es geschieht einfach. Viele Menschen sagen dann: *„Es fühlt sich an, als würde ich geatmet."*

Wenn wir diesen Atem still beobachten – also die neutrale Atemachtsamkeit – kann ein tiefes Gefühl von Ruhe entstehen. Wir merken: Mein Körper weiß, was er tut. Ich kann loslassen. Dieses Erleben wird häufig als wohltuend erlebt, auch bei innerer Unruhe, Überforderung oder Grübelschleifen. Für Menschen mit Diabetes kann das bewusste Wahrnehmen des natürlichen Atems eine einfache, aber kraftvolle Unterstützung sein. Ohne komplizierte Atemtechniken oder Atemrhythmen wird das Gedankenkarussell verlangsamt, Stress abgebaut und das Vertrauen in den eigenen Körper gestärkt. Verbleibt man länger in der absichtslosen Atembetrachtung,

* Das körpereigene Stickstoffmonoxid ist ein natürliches Zwischenprodukt in einem bestimmten Schritt des Stoffwechsels, der durch Bewegung und Nasenatmung angeregt wird.

verändert sich das Atemmuster oft von selbst: Der Atem wird langsamer, tiefer - und ganz von selbst entstehen kleine Atempausen, die für sich genommen auch beruhigend wirken können.

1

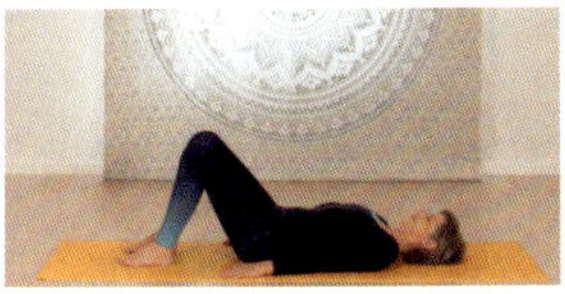

In bequemer Rückenlage die Atmung wohlwollend betrachten. Nach und nach bewusste Atemkontrolle ziehen lassen und den natürlichen Atemrhythmus spüren („Geatmet werden").

2

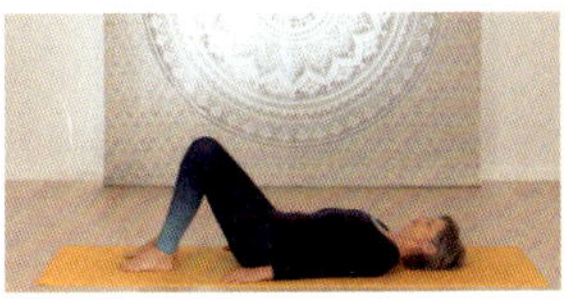

EA →

← AA

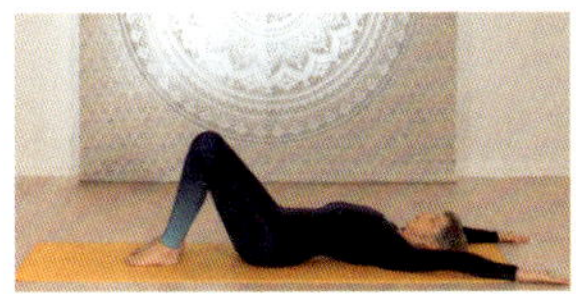

Atemzentriert die Arme heben und senken (3-6 x);
danach jeweils ein Atemzug in der Position bleiben. 3 x wiederholen.

3

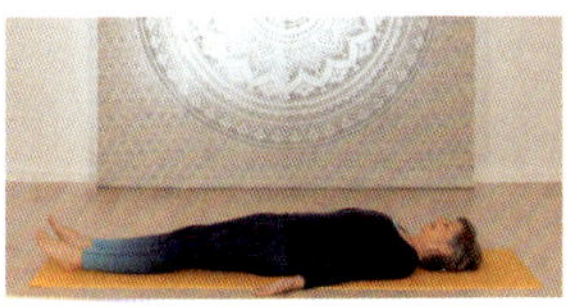

Ausruhen, nachspüren, natürlichen Atemrhythmus spüren.

4

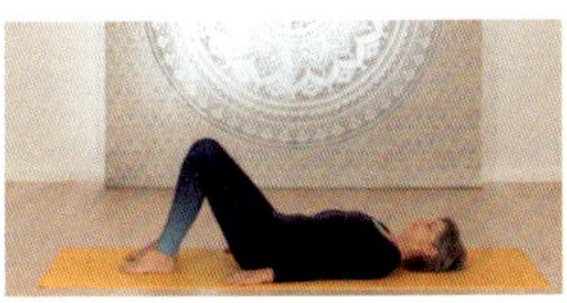

EA →

← AA

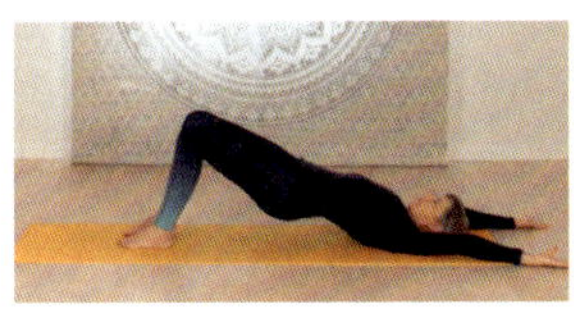

Atemzentriert Arme und Hüfte heben und senken (3-6 x);
danach einen Atemzug lang in der Schulterbrücke bleiben.

5

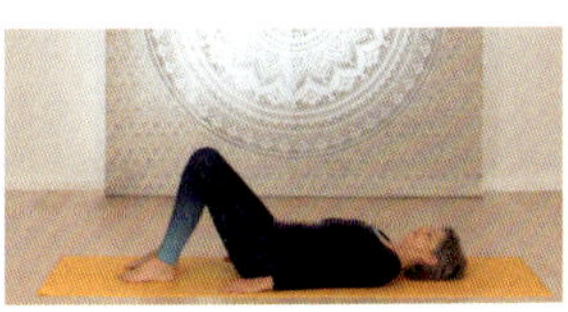

ODER

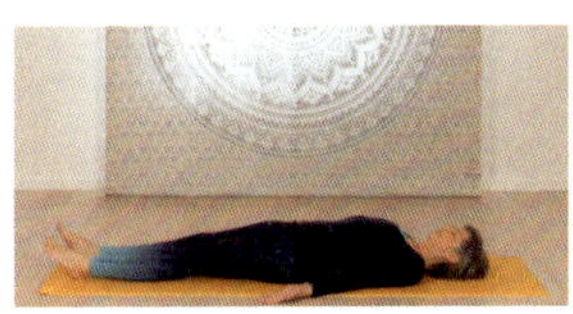

Ausruhen, nachspüren, natürlichen Atemrhythmus spüren.

Abb. 22: Übung zur Atembetrachtung

Doch so einfach ist es nicht, das Atmen einfach zu beobachten, ohne aktiv darauf Einfluss zu nehmen. Am besten schaut man sich zunächst einzelne Punkte an (siehe Tabelle 7) und probiert das Atmen in Ruhe und mit einer Bewegung. Wenn man sich das Atmen bewusst macht, beruhigt sich meist der Rhythmus. Die Beobachtung allein ist also schon eine Einmischung und es ist eine regelrechte Kunst, während des Betrachtens in einem natürlichen Atemrhythmus zu bleiben.

Atemzentriertes Üben als Kernstück des Yogaübens

Eine simple wie geniale Form der Atemkontrolle ist das atemzentrierte Üben, die auf einen berühmten Yogalehrer des 20. Jahrhunderts, T. Krishnamacharya, zurückgeht. Mit dieser fortschrittlichen Technik machte er aus den eher statischen Yogaübungen der damaligen Zeit eine „Meditation in Bewegung" oder modern ausgedrückt eine „körper- und bewegungsorientierte Achtsamkeitsübung".

Dieses atemzentrierte Üben ist wichtig und sehr effektiv. Es ermöglicht die Herstellung des überaus wohltuenden Gefühls von Stimmigkeit bzw. Kohärenz von Körper, Atem und Geist. Die Bewegungen in eine Yogahaltung und wieder hinaus fügen sich natürlich in den eigenen Atem ein – ganz gleich, ob dieser eher kurz oder lang fließt. Die Bewegungen werden sozusagen von der Länge und dem Rhythmus des eigenen Atems in dem Übungsmoment getragen bzw. eingerahmt. Das macht die Übung zutiefst individuell und an persönliche Bedürfnisse und Grenzen angepasst. Eine Überschreitung von Grenzen kann seltener erfolgen, wodurch die Übung einen deutlichen Stress reduzierenden Effekt entwickelt. Allerdings erfordert diese Übungsweise viel geistige Konzentration und Achtsamkeit und strengt zunächst an, bis man den ‚Bogen raus' hat. Schrittweise können Ein- und Ausatmung verlängert werden – das verlangsamt auf einfache Weise die ganze Übung bzw. Übungsabfolge. Langsames Üben erfordert in der Regel mehr Muskelkraft, Balance und Beweglichkeit. Es ist eine zutiefst intelligente und bewusste Übungsform von Körper und Geist. Das atemzentrierte Üben kann in zwei Stufen erfolgen:

- Atem- und Körperbewegung gleich lang halten
- Einbettung der Bewegungen in die Atemlänge

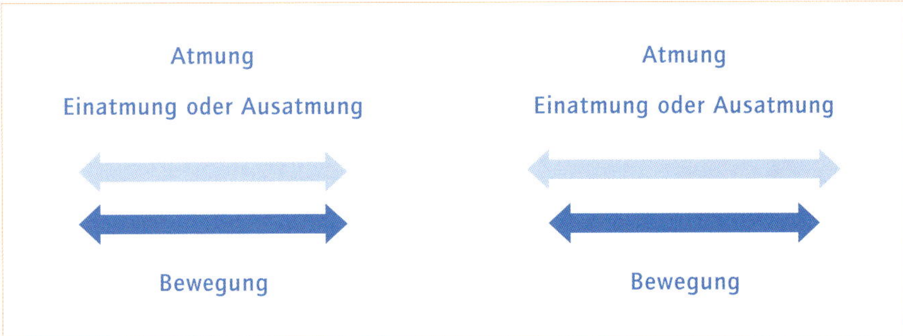

Abb. 23: Das atemzentrierte Üben in zwei Stufen

Beide Übungsweisen unterstützen unsere Konzentrationsfähigkeit. Es ist herausfordernder, die Bewegung konsequent in die Atemlänge einzubetten: Die jeweilige Atemphase beginnt immer ein bis zwei Sekunden vor der Bewegung und geht auch ein bis zwei Sekunden darüber hinaus. Damit übernimmt der Atem eindeutig die Steuerung.

Das atemzentrierte Üben einer Bewegungspraxis in beiden Formen bereitet sehr gut auf die Haltungen in Ruhe und später auch für vertiefende Atemübungen und Meditationen vor.

In meinen Gruppenkursen mache ich häufig die Erfahrung, dass die Teilnehmenden innerhalb von wenigen atemzentrierten Übungen von ihrem alltagsbedingten Erregungszustand in einen konzentrierteren und ruhigeren Zustand übergehen.

Probieren Sie folgende Übungspraxis zunächst in der ersten Stufe aus, d.h. Atem und Bewegung sind ungefähr gleich lang. Wenn Sie sich daran gewöhnt haben, können Sie austesten, wie es sich anfühlt, wenn die Atmung immer etwas länger ist als die Bewegung.

1

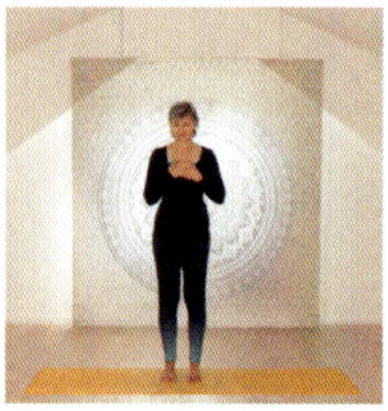

Einstimmen, Atem betrachten.

2

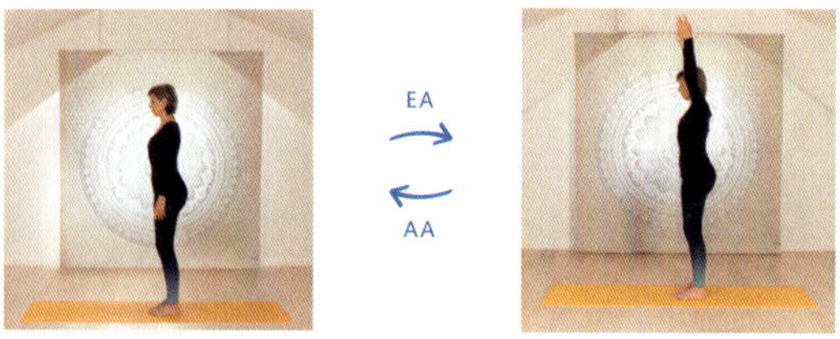

4–6 x

3

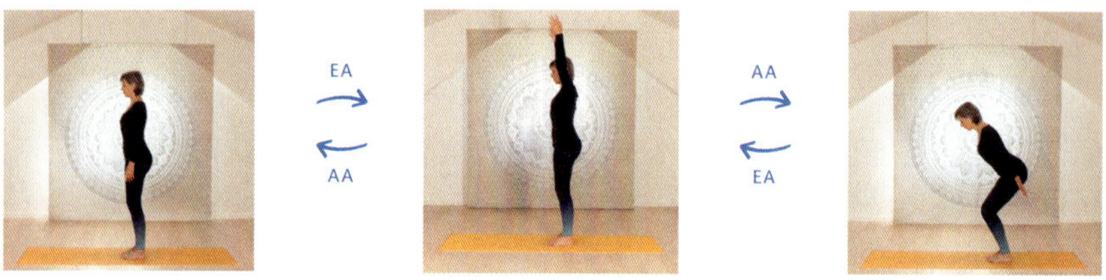

4–6 x

4

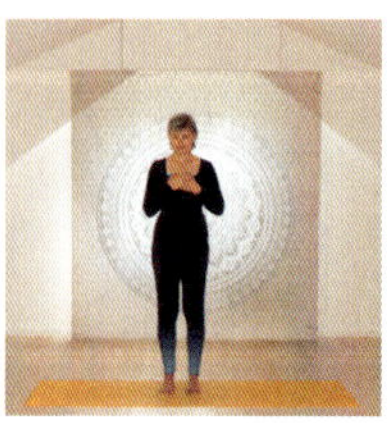

Nachspüren.

Abb. 24: Übungsabfolge zum atemzentrierten Üben

So können wir das atemzentrierte Üben der Yogahaltungen erleben:

- Wir lernen spielerisch die eigene Atmung kennen – die Wahrnehmungsfähigkeit erhöht sich mit der Übungspraxis.
- Wir konzentrieren uns auf eine Sache – das Zusammenspiel von Bewegung und Atmen. Diese Konzentration bewirkt eine Verlangsamung des

„Gedankenkarussells" und unterstützt den Parasympathikus, verursacht also die Beruhigung des Nervensystems.

- Durch regelmäßiges Üben wird das Zusammenspiel harmonischer und unsere Bewegungen werden fließender. Wir erfahren ein Gefühl der Stimmigkeit und fühlen uns im Üben wohl.
- Wenn wir die Bewegung immer unserer Atmung unterordnen, wird eine Überanstrengung oder sogar Verletzung eher vermieden. Denn das ruhige Atemmuster verändert sich sofort bei Überlastung und Stress (siehe Kapitel *3.3.4 Das atemzentrierte Üben*). Der Atem wird dadurch unruhig, flacher oder kürzer. Das funktioniert wie eine innere Alarmanlage.

4.4.3 Haptische Übungen

In unserem Alltag berühren wir zwar ständig Gegenstände, trotzdem ist der Tastsinn eher unterrepräsentiert. Wann achten Sie schon einmal genau darauf, wie sich etwas anfühlt?

Beispiel:

Das Eincremen der Hände mit einer wohlriechenden, warmen Lotion ist ein gutes Beispiel für das Wohlgefühl, das mit einer achtsamen Tasterfahrung einhergehen kann. Wenn man dabei wirklich spürt, wie die Haut die Berührung aufnimmt, entsteht oft ein Gefühl von Nähe, Ruhe und Selbstverbundenheit. Auch das bewusste Spüren des warmen Wassers beim Händewaschen oder Duschen kann eine achtsame Tasterfahrung sein – wenn wir für einen Moment innehalten und uns ganz auf das sanfte, fließende Gefühl auf der Haut einlassen.

Das bewusste Fühlen von Dingen unterstützt unsere Achtsamkeit. Haptische Übungen, also das Ansprechen unseres Tastsinns, unterstützen die Entwicklung unserer Achtsamkeit und können sehr wertvoll für unsere körperliche und psychische Gesundheit sein. Denn diese Form der Achtsamkeit fördert die Wahrnehmung in Bezug auf unseren Körper und Empfindungen und wir lernen so, uns besser zu regulieren. Diese Übungen können gerade für Menschen mit Diabetes hilfreich sein, da sie eigenen Körpersignale wie Hunger, Sättigung, (zuckerbedingtes) Unwohlsein oft weniger bewusst wahrnehmen. Mit den haptischen Übungen können wir das Körperbewusstsein „trainieren". Gleichzeitig wirken sanfte Berührungen wie Handauflegen oder Selbstmassage beruhigend und können das allgemeine Stressniveau herunterregulieren. Durch leichtes Klopfen oder Massieren können wir die Durchblutung und damit den Stoffwechsel anregen. Diese Übungen sind im asiatischen Raum, insbesondere in der chinesischen und indischen Heilkunde bekannt und werden regelmäßig praktiziert.[32] Durch die Faszienforschung wissen wir, dass das Fasziengewebe sehr reich an sensorischen Rezeptoren ist: In einem Quadratzentimeter Bindegewebe kommen mehrere Hundert sensorische Nervenendungen vor. Besonders das oberflächliche Fasziensystem im Unterhautgewebe hat mehr freie Nervenendungen als die Muskulatur! Durch haptische Übungen aktivieren wir die Nervenendigungen und bauen so eine bewusste Verbindung zum Körper bzw. speziellen Körperregionen auf. Darüber können wir das Wohlgefühl, aber auch das Gefühl von Selbstakzeptanz und Selbstfürsorge stärken. Das sind Faktoren, die für die Selbstwirksamkeit und damit auch für die Krankheitsbewältigung eine wichtige Rolle spielen.

Wir bauen haptische Übungen und Selbstberührungen in die Yogapraxis ein, damit wir uns besser mit unserem Körper verbinden können. Die Übungen können Stress reduzieren, den Stoffwechsel anregen und die Wahrnehmung verbessern. Damit haben wir ein weiteres Werkzeug, dass unsere Selbstwirksamkeit unterstützt.

4.4.4 Hunger und Sättigung

Die Regulation von Hunger und Sättigung wird durch ein komplexes Zusammenspiel verschiedener biologischer Signale und Hormone gesteuert. Das Hunger-Sättigungs-System stellt sicher, dass der Körper ausreichend Nährstoffe erhält, um seine Funktionen aufrechtzuerhalten, ohne dabei zu viel oder zu wenig zu essen. Ein Hungergefühl stellt sich in der Regel schon nach wenigen Stunden ohne Essen ein und wird im Allgemeinen als unangenehm empfunden. Das Sättigungsgefühl tritt 5 bis 20 Minuten nach dem Essen ein. Es würde an dieser Stelle zu weit führen, genauer in den Mechanismus einzusteigen. Für uns ist ausreichend zu verstehen, dass neben Insulin noch einige andere Botenstoffe und Hormone sowie externe Faktoren (siehe Kapitel *1.3 Zucker und Insulin*) eine Rolle spielen. Dass Hunger und Sattheit auch ausgehebelt werden können, z. B. durch das Dopamin-gesteuerte Zucker-Essverhalten (siehe Kapitel *1.4 Die zwei Seiten des süßen Geschmacks*), und dass es dabei um eine Empfindung bzw. Wahrnehmung geht, die man kultivieren kann, haben wir schon erfahren. Je besser wir den eigenen Hunger kennenlernen, desto besser können wir im Sinne von einem ausgewogenen (Zucker-)Stoffwechsel darauf reagieren.

Über mehrere Schritte können wir lernen, Hunger und Sättigung deutlicher zu spüren. Auch wenn Hunger sich nicht angenehm anfühlt, sollte man dieses Gefühl bewusst kennenlernen. Das geht recht einfach, indem man gelegentlich Mahlzeiten ausfallen lässt.

- (Ab-)warten üben: Hunger und besonders Heißhunger wollen gleich gestillt werden. Doch wie schon oben (siehe Kapitel *3.4 Die Essenz der Yoga-Psychologie*, sowie Kapitel *5.8 Stopp! Kleine Übungen zur Impulskontrolle*) beschrieben, kann man üben, nicht blindlings zu Snacks zu greifen, sondern abzuwarten. Als Mensch mit Diabetes weiß man außerdem, dass man davon profitiert, regelmäßig zu essen, sodass eine Unterzuckerung, die häufig mit Heißhunger einhergeht, nicht oder selten auftritt.
- Achtsames Essen: Ungestörtes Essen und sich dabei nur auf den Geschmack, das Kauen, Schlucken etc. zu konzentrieren, hat einen sehr wohltuenden Effekt. Wenn man sich dann noch Zeit bei jedem Bissen lässt, eventuell öfter kaut, nimmt man Sättigungssignale früher und deutlicher wahr.

Selbstversuch:

Nehmen Sie einen Lieblingskeks oder anderen Snack, den Sie sonst in Mengen ‚verschlingen' können, und essen Sie ihn in aller Stille. Betrachten Sie den Keks, bevor Sie abbeißen, nehmen Sie den Geruch wahr und spüren Sie die Struktur in der Hand. Beißen Sie dann ab und erleben Sie das Gefühl im Mund beim Kauen. Schmecken Sie den Keks und wie es sich in der Mundhöhle und beim Schlucken anfühlt. Bissen für Bissen nehmen Sie das Essen des Kekses wahr. Nehmen Sie nur dann einen weiteren Bissen oder Keks, wenn Sie es unbedingt möchten. Beobachten Sie, wie viele Bissen oder Kekse Sie brauchen, bis Sie sich satt fühlen. Alternativ nehmen Sie Ihre Kekse und essen Sie das nächste Mal beim Fernsehen. Wann haben Sie jetzt genug?

- Journaling ist meist eine gute Technik, um sich in einem ersten Schritt bewusst zu werden, was man wann und warum tut oder - in diesem Fall - isst. Durch das Dokumentieren des eigenen Verhaltens kann man besser reflektieren und es können persönliche Einsichten entstehen, die eine Verhaltensänderung unterstützen (siehe Abbildung 16: *Schlüsselkompetenz „Achtsamkeit"*).
- Schließlich und endlich können wir über Selbstberührungen und Übungen, die die innere Wahrnehmung in der Bauchregion steigern, mehr Fokus und mehr Aufmerksamkeit auf den Bereich Hunger/Verdauung/Sättigung legen (siehe auch Kapitel *4.5.5 Der Bauchraum*). Wir nutzen dazu Yogaübungen, die besonders den Bauchraum (z. B. Drehungen, Vorbeugen, Bauchlage) und die Nabelregion fokussieren (z. B. Berührungen, vertiefte Ausatmung), sowie insgesamt die verfeinerte Atembetrachtung.

Für Menschen mit Typ-2-Diabetes steckt ein großes Potential in der bewussten Wahrnehmung von Hunger und Sattheit, um neue Wege des Wohlbefindens für sich zu entdecken. In kleinen Schritten können wir lernen, Hunger und Appetit zu unterscheiden sowie Zeiträume zwischen der Wahrnehmung von Hunger bzw. Sattheit und einem Handlungsimpuls zu schaffen. So können wir alternative Verhaltensweisen ausprobieren.

4.4.5 *Sankalpa* – die Gefühlsebene bewusst ansprechen

In Abbildung 17 sind die verschieden Ebenen dargestellt, auf die Yoga bzw. die Yogatherapie einwirken. Positive Gefühle zu nähren und zu kultivieren, ist wichtig im Yoga, denn Zufriedenheit, Freude (an den kleinen Dingen), Gelassenheit, Verbundenheit usw. begünstigen die körperliche und seelische Regeneration. In der Salutogenese gelten positive Emotionen deshalb als wichtige Ressource, weil sie Orientierung, Vertrauen und ein Gefühl von Handhabbarkeit fördern - zentrale Grundlagen für Gesundheit.

Yogatherapeutische Übungen führen oft ganz von selbst zu positiven Empfindungen - sei es durch wohltuende Bewegung, ein angenehmes Körpergefühl oder ein wachsendes Gefühl von Sicherheit und Entspannung. Diese heilsame Wirkung lässt sich noch vertiefen, wenn wir unsere Praxis bewusst auf eine freundliche, ressourcenorientierte Ausrichtung hin gestalten. Die Technik heißt im Yoga *Sankalpa* - „Intention" oder „Absicht". Wir formulieren und wiederholen immer wieder eine Absicht, die uns wie ein stiller innerer Kompass durch die Übungspraxis begleitet. Dadurch gewinnt der Yoga eine emotionale Tiefe, die uns nicht nur körperlich, sondern auch auf Gefühlsebene stärkt.

Zu Beginn einer Yogapraxis finden wir also eine innere Ausrichtung, mit der wir uns daran erinnern, wofür wir üben, was uns guttut oder was wir gerade brauchen. Dafür braucht es keine großen Worte, sondern eine aus dem Herzen kommende Einladung an sich selbst, z. B.:

- „Ich komme zur Ruhe."
- „Ich sorge jetzt gut für mich."
- „Ich spüre mich in den Übungen."
- „Ich vertraue meinem Atem."
- „Ich vertraue meinem Körper."
- „Ich lasse los und werde weich und beweglich."
- „Ich bin genug, so wie ich heute bin."

Diese innere Absichtserklärungen - still, spürbar und ohne Druck - können uns dabei helfen, den Raum zu kultivieren, in dem sich Körper und Geist entspannen.

4.5 Mattenzauber: Yogaübungen – einfach, individuell angepasst und genial

Yoga erschließt sich nicht durch Wissen allein, sondern durch Erfahrung. Erst im Üben wird spürbar, wie Bewegung, Atem und Bewusstsein miteinander verwoben sind. Die folgenden Übungen übersetzen die Prinzipien des Yoga bei Diabetes in eine erfahrbare Praxis - Schritt für Schritt, individuell anpassbar und mit Raum für Beobachtung.

4.5.1 Bevor es endlich los geht

Es gibt einige wichtige Vorsichtsmaßnahmen, um Risiken wie Unterzuckerung, Verletzungen oder Kreislaufprobleme zu vermeiden. Wenn man neu beginnt oder im Zweifel ist, sollte man immer Rücksprache mit dem behandelnden Diabetesteam halten, ob und wann Unterzucker zu erwarten wäre. Hier sind sinnvolle Tipps und Hinweise für eine gesunde und wohltuende Yogapraxis bei Diabetes:

Blutzucker vor der Stunde checken

- Ideal: zwischen 100 und180 mg/dl (5,5 und 10 mmol/l) vor dem Üben
- Unter 100 mg/dl (5,5 mmol/l) → ggf. kleinen Snack vorab (z. B. Dattel, Banane, Reiswaffel)

Kleinen Snack dabeihaben

- Besonders bei Einsteigern, nach Medikamentenumstellung oder Insulintherapie kann es unerwarteterweise zu einer Unterzuckerung kommen. Übt man innerhalb einer Gruppe, sollte man die Lehrperson darüber informieren.

Sanft einsteigen – nicht überfordern

- Mit der vorgestellten therapeutischen Übungsweise gelingt das in den meisten Fällen. Trotzdem können die ungewohnten Übungen anstrengender sein als erwartet. Deshalb: Weniger ist mehr! Lieber sanft mobilisieren, atmen, entspannen, als mit Ehrgeiz alle Übungen durchzuexerzieren.
- Will man an einem Gruppenunterricht teilnehmen, dann eignen sich therapeutisch adaptiertes *Hatha* oder *Yin Yoga, Viniyoga* und *Yoga Nidra* gut. *Vinyasa-Yogastile* oder *Hot Yoga* sind nicht geeignet. Die Übungen dieses Buches kann man als therapeutisch orientiertes Hatha bzw. Viniyoga einordnen.

Atemzentriert üben

- Siehe dazu die Anleitungen im Kapitel *3.3.4 Das atemzentrierte Üben.*
- Langsame Positionswechsel und Kreislauf beachten.
- Kein schnelles Aufrichten → Schwindelgefahr.
- Kein langes Stehen bei Schwellneigung oder Durchblutungsstörungen.
- Bei diabetischer Neuropathie → Achtsamkeit in Füßen/Beinen, Barfußübungen evtl. mit Matte oder Socken.

Keine übermäßige Bauchkompression, Umkehrhaltungen oder intensive Drehungen bei Komplikationen

- Vorsicht bei Augenveränderungen/Netzhautschäden, Nierenerkrankungen, Bluthochdruck oder einer verlangsamten Magenentleerung (Gastroparese).

Auch hier ist es besser, sanft und ohne Druck zu arbeiten. Umkehrhaltungen* sollte man vermeiden oder angemessen adaptieren, indem die Beine in Rückenlage leicht mit Hilfe eines Stuhls/Hockers oder Kissen angehoben werden.

Auf die Füße achten – Neuropathie und Verletzungsgefahr

- Barfußpraxis auf kaltem oder rauem Boden vermeiden.
- Regelmäßig die Füße kontrollieren (Blasen, Druckstellen).
- Bei starken Sensibilitätsstörungen und Taubheit im Sitzen oder mit sanfter Polsterung üben.

Trinken und Essen

- Vor und nach dem Yoga Wasser trinken.
- Wenn nicht anders vom behandelnden Diabetesteam empfohlen, kann auf nüchternem Magen geübt werden

4.5.2 Aufrichtung: Warum Stabilität und Kraft für Menschen mit Diabetes wichtig sind

Eine aufrechte Haltung ist viel mehr als nur „gerade sitzen oder stehen". Sie unterstützt viele physiologische Prozesse, z. B. frei zu atmen oder den Bauchraum zu entlasten. Außerdem kann man sich in der Aufrichtung häufig freier bewegen. Eine solche Haltung strahlt Selbstbewusstsein und Würde aus und fühlt sich innerlich wie äußerlich kraftvoll und stabil an. Das ist nicht nur, aber auch für Menschen mit Diabetes wichtig. Mit zunehmendem Alter und durch das viele Sitzen sinken wir immer mehr in uns zusammen. Ein aufgerichteter Oberkörper dagegen schafft Raum für das Zwerchfell. Das hilft beim tiefen Atmen und darüber hinaus beruhigt es. Beruhigung und weniger Stress wirken sich positiv auf den Blutzucker aus. Wer also aufrechter steht oder sitzt, fühlt sich wacher, stabiler und potentiell weniger gestresst. Die Muskeln im Bauch und Rücken werden aktiv. Das regt den Stoffwechsel

* Unter Umkehrhaltungen versteht man im Yoga Haltungen, bei denen Beine und Becken über dem Herzen sind, z. B. die „Kerze"/Schulterstand, Kopfstand oder auch der Hund, bei dem das Gewicht mit den Händen und Füssen gestützt wird, und des Becken nach hinten oben gehoben wird – wie ein umgedrehtes Dreieck.

an. Eine gute Haltung hilft, sich im eigenen Körper wohler zu fühlen. Das ist eine wichtige Grundlage für Selbstfürsorge im Umgang mit Diabetes.

In hier vorgestellten Yogaübungen unterstützen die Aufrichtung der Wirbelsäule – sie stärken die natürliche Doppel-S Form (*Neutral Spine*) und halten sie gleichzeitig beweglich.

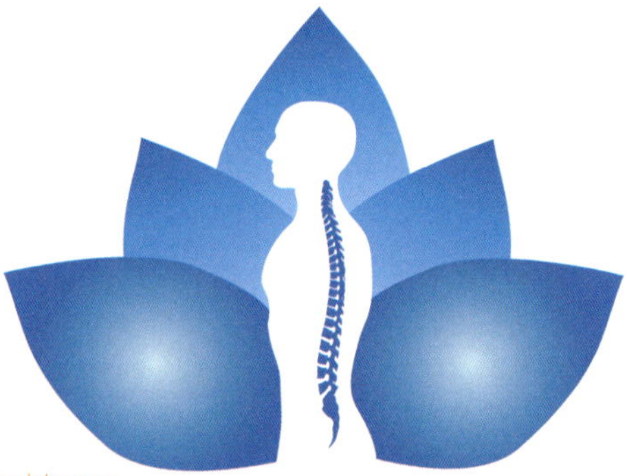

Abb. 25: Unsere Wirbelsäule

Die Wirbelsäule besteht aus verschiedenen Abschnitten. Zwei davon sind besonders wichtig für die Haltung: Die Brustwirbelsäule liegt im oberen Rücken und ist leicht nach außen gerundet. Diese natürliche Rundung (Kyphose) kann sich vertiefen und verfestigen, wenn wir z. B. durch vieles Sitzen die Aufrichtung vernachlässigen. Meist geht die verstärkte Kyphose mit einem Kinnvorschub einher, da wir bei eingesunkener Haltung den Kopf heben und das Kinn nach vorne schieben, um zu sehen, was vor uns ist. Mit zunehmendem Einsinken kann das Atmen schwerer und der Brustkorb eng werden. Die Lendenwirbelsäule liegt im unteren Rücken mit einer natürlichen Rundung nach innen (Lordose). Sie muss viel Gewicht halten und braucht deshalb Unterstützung durch die Muskeln. Wird die Lendenwirbelsäule zu stark in Richtung Hohlkreuz gekrümmt, kann das zu Verspannungen und Schmerzen führen. Im unteren Rücken befindet sich auch der Übergang von der Wirbelsäule zum Becken: Die beiden Iliosakralgelenke verbinden das Kreuzbein mit den beiden Beckenschaufeln. Sie sind sehr stabil und wenig beweglich, spielen aber eine wichtige Rolle bei der Kraftübertragung zwischen Oberkörper und Beinen. Durch langes Sitzen, einseitige Belastung oder muskuläre Dysbalancen kann es zu Blockaden oder Reizungen in diesem Bereich kommen, die sich oft als ziehende Schmerzen im unteren Rücken oder Gesäß bemerkbar machen. In der Yogatherapie ist ein bewusster Umgang mit den Strukturen der Wirbelsäule wichtig (siehe Kapitel *3.5.3*

Übungsprinzipen). Stabilisierende Übungen, sanfte Mobilisation und eine achtsame Ausrichtung in den Haltungen ermöglichen ein sicheres und schmerzfreies Üben - unabhängig vom Alter und eventuellen Vorschädigungen.

Die stabile Aufrichtung

Bei der stabilen Aufrichtung streben wir danach, den unteren Rücken (die Lendenwirbelsäule) in der Neutralstellung zu halten, also weder in einem zu starken Hohlkreuz noch übermäßig gekippt.

Beckenschaukel - die neutrale Beckenstellung finden

Legen Sie sich in Rückenlage auf die Matte und stellen Sie die Beine hüftbreit auf. Die Arme liegen entspannt neben dem Körper. Beginnen Sie nun, das Becken langsam vor und zurück zu kippen:

- Kippen Sie das Becken so, dass das Steißbein leicht Richtung Decke zeigt. Der untere Rücken drückt dabei sanft in die Matte - der Rücken wölbt sich nach außen.
- Dann kippen Sie das Becken in die entgegengesetzte Richtung, sodass ein leichtes Hohlkreuz entsteht und sich der untere Rücken von der Matte abhebt.

Bewegen Sie sich nun langsam zwischen diesen beiden Positionen hin und her - wie eine kleine, achtsame Beckenschaukel. Reduzieren Sie dabei allmählich den Bewegungsumfang, bis Sie in einer stabilen, angenehmen Mitte ankommen.

Zur Orientierung: Legen Sie Ihre Hände in die Leistenfalten, sodass die Handballen auf den vorderen Beckenknochen (Spinae) ruhen und sich die Fingerspitzen über dem Schambein treffen. Die neutrale Beckenstellung ist erreicht, wenn Handballen und Fingerspitzen ungefähr auf einer Ebene liegen.

In dieser Position ist Ihre Lendenwirbelsäule weder überstreckt noch flach aufgedrückt - sie befindet sich in ihrer natürlichen Krümmung.

Im Stand ist es schwieriger die Neutralstellung zu halten. Meist stehen wir übersteckt oder im Hohlkreuz, was dann den Rücken belastet. Am besten gelingt es uns, indem wir die Bauchmuskeln aktivieren, z. B. mit dem Laut *ChChCh* – wie wenn man jemanden leise stellen will. Dann ziehen sich die tiefe Bauchmuskulatur und der Beckenboden reflexartig nach innen und oben zusammen. Das ist die Muskelaktivierung, die wir im Yoga nutzen, um die Körpermitte und damit die Lendenwirbelsäule in jeder Haltung zu stabilisieren. Zugleichen unterstützen wir durch Anheben des Brustbeines bei gleichzeitigem Absenken der Schultern die Längung der Brustwirbelsäule. Diese Aufrichtung setzt sich in Nacken- und Kopfbereich fort, indem wir den Kopf in Verlängerung der Wirbelsäule halten und dabei das Kinn leicht heranziehen.

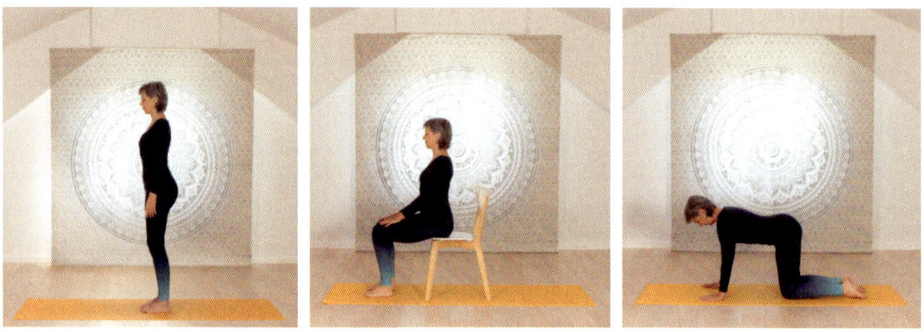

Abb. 26: Neutralstellung der Wirbelsäule in verschiedenen Haltungen

In allen Haltungen wird die Lendenwirbelsäule durch Aktivierung der Bauchmuskulatur stabilisiert, die Brustwirbelsäule durch Anheben des Brustbeines gestreckt und die Halswirbelsäule durch sanftes Heranziehen des Kinns gestreckt und stabilisiert.

Welche Yogaübungen helfen bei der Aufrichtung?

Die Aufrichtung der Wirbelsäule wird schon in frühen Yogatexten hervorgehoben.

> *„Die ideale Haltung ist stabil und leicht zugleich.“*
>
> Patañjali Yoga Sūtra, Kapitel 2, Vers[33]

Das probieren wir nun in den nächsten Übungen aus. Wir stärken den ganzen Rumpf: Rücken, Bauch, Brust, und Beckenboden. Außerdem mobilisieren wir in Brust- und Lendenbereich, wo es schmerzfrei möglich ist.

Übungen im Stand

Grundstellung Samasthiti

Samasthiti bedeutet „der ausgeglichene/ausgewogene Stand" (mit *sāma* „gleich" und *sthiti* „der Stand, das Stehen").

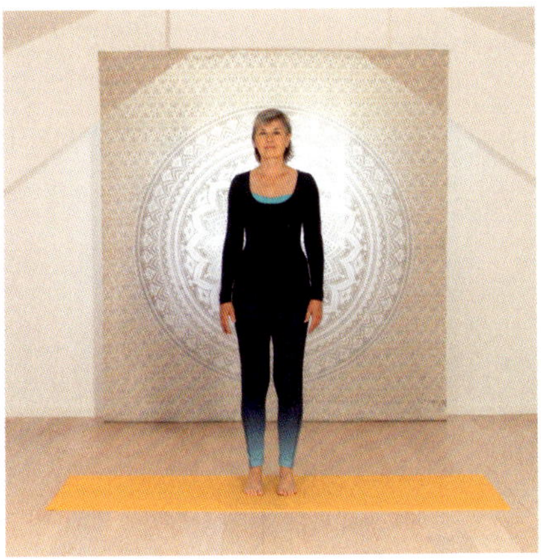

Abb. 27: Grundstellung Samasthiti

- Füße parallel aufstellen, dazwischen eine Faustbreite Platz lassen.
- Stabilen Kontakt über drei Punkte ausbilden. (Spüren Sie den Großzehballen, den Kleinzehballen und die ganze Ferse?)
- Knie weich und locker lassen, nicht durchdrücken.
- Mit hüftbreitem Stand stehen, die Füße fest verwurzeln.
- Becken neutral halten.
- Brustbein anheben und Schultern sinken lassen.
- Kopf in Verlängerung der Wirbelsäule halten der Scheitel zieht nach oben.
- Kinn leicht anziehen.

Die meisten Standhaltungen beginnen mit dieser Grundhaltung. Sie eignet sich auch wunderbar, um aus dem Alltag herauszutreten, kurz innezuhalten und sich (wieder) aufzurichten: Mit geschlossenen Augen oder gesenkten Lidern haben Sie die Möglichkeit, Ruhe einkehren zu lassen. Wenn Sie die Hände auf Brust und/oder Bauch auflegen, kommen Sie in Kontakt mit sich. Das Auflegen der Hände erleichtert außerdem, auf das eigene Atmen zu achten. Nach einem kurzen Innehalten und Einstimmen auf weitere Übungen können Sie zur nächsten Übung übergehen. Hier bietet es sich an, einfach einmal die Arme zu heben und zu senken. Wie schon beim atemzentrierten Üben erklärt, können wir hier unseren Übungsrhythmus festlegen, je nachdem, wie wir gerade atmen.

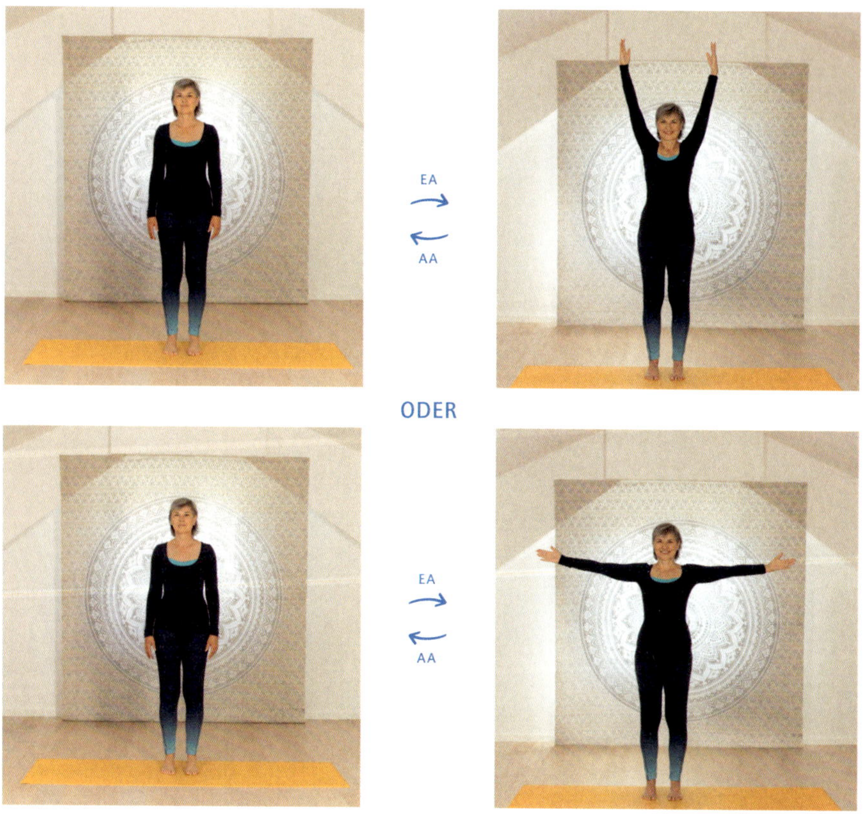

Abb. 28: Atemzentriertes Heben und Senken der Arme

- Beim Einatmen die Arme so weit heben, wie die Schultern es erlauben.
- Beim Ausatmen die Arme wieder zur Ausgangposition senken.
- Die Arme können wahlweise über vorne (schulterfreundlicher) oder über die Seite angehoben und gesenkt werden.

Muskulatur wecken und kräftigen

Varianten der halben Hocke (*Ardha Utkatasana*) oder Kniebeuge eignen sich hervorragend, um unsere großen Muskeln im Gesäß und Beinen sowie die Rumpfmuskulatur anzusprechen. Je nach Ausführung verbrauchen die Muskeln dabei viel Glukose.

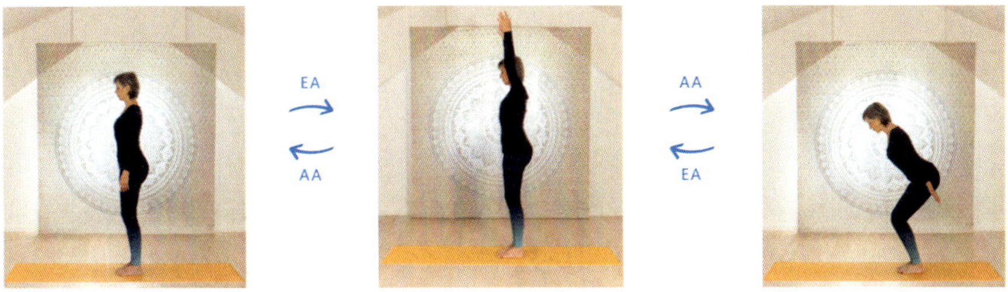

Abb. 29: Muskulatur stärken über die halbe Hocke

- Beim Ausatmen in die Knie gehen und die Oberkörper dabei leicht diagonal nach vorne neigen (die Wirbelsäule bleibt in aufrechter Neutralstellung).
- Brustbein bleibt würdevoll angehoben, Schultern entspannt sinken lassen.
- Die Armstellung kann nach Belieben variiert werden: Schulterfreundlich ist die hier dargestellte „Skispringerhaltung", man kann die Arme aber auch in Schulterhöhe horizontal ausstrecken.
- Drei- bis sechsmal wiederholen.
- Bei der letzten Wiederholung ein bis zwei Atemzüge in der halben Hocke bleiben.

Bewegungen, bei denen der Oberkörper in einer aufgerichteten, neutralen Position nach vorn geneigt und kontrolliert wieder angehoben wird, stärken gezielt die Rumpfmuskulatur und sorgen für eine stabile Körpermitte.

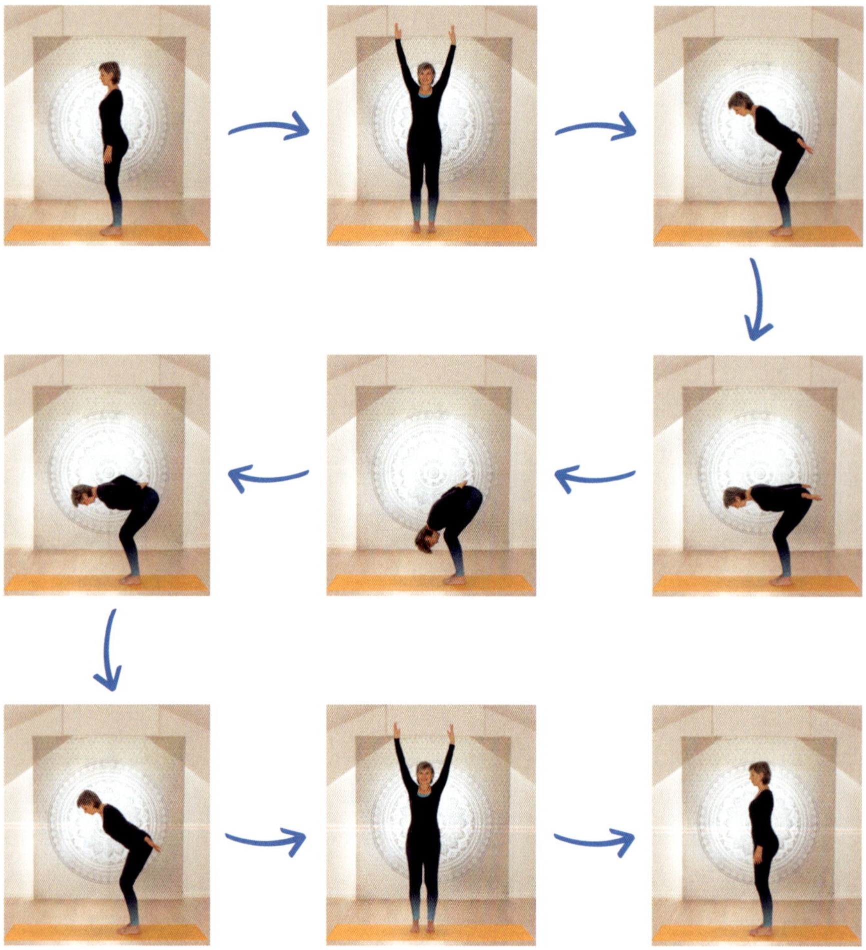

Abb. 30: Vorbeugen und Aufrichten in der Neutralstellung

Stabile Schritte

Heldenhaltungen sind im modernen Yoga sehr beliebt. Es sind Übungsvarianten in der Schrittstellung. Dabei soll beim „Helden" das Körpergewicht stabil und gleichmäßig auf beiden Füßen verteilt sein.

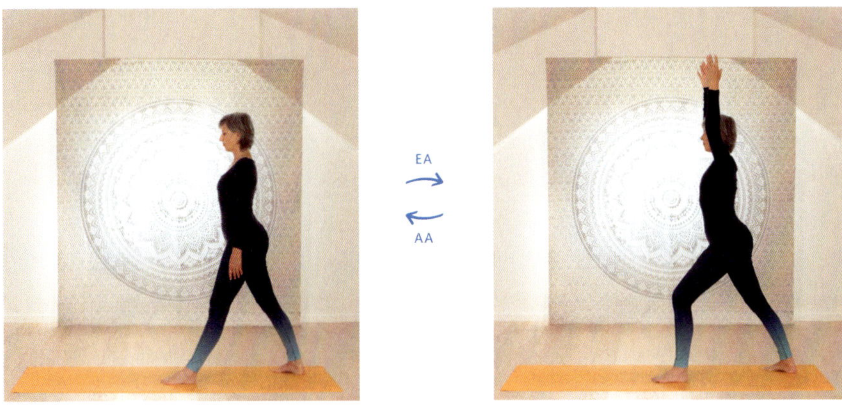

Abb. 31: Erster Held des Alltags

- Schrittstellung: Linken Fuß nach vorn, rechten Fuß nach hinten auf 45 Grad leicht ausgedreht setzen.
- Füße nicht genau in eine Linie stellen, sondern etwas Abstand zwischen den Füßen lassen (so wie in Samasthiti). So steht man meist stabiler und die Hüfte des hinteren Beins wird nicht zu weit geöffnet.
- Brust anheben.
- Beim Einatmen die Arme heben und gleichzeitig das vordere Bein so weit beugen, dass das Knie über dem Knöchel steht. Der Blick schaut gerade nach vorne.
- Beim Ausatmen wieder in die Ausgangstellung gehen, der Blick ist dann leicht nach vorn und unten gerichtet.
- Dreimal wiederholen, dann Bein wechseln.

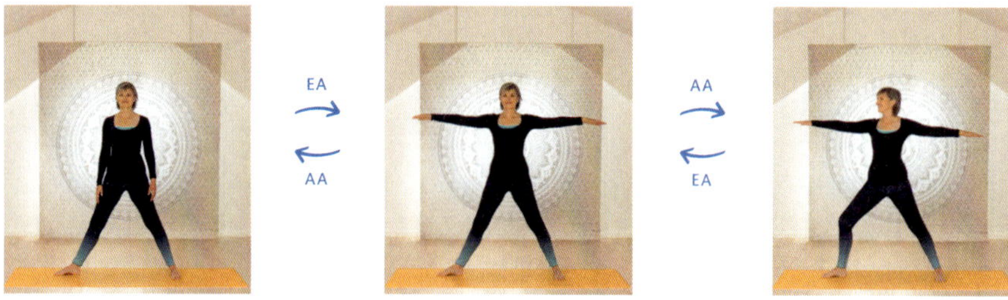

Abb: 32: Zweiter Held des Alltags

- In die Grätsche gehen, Füße parallel ausrichten, verwurzeln.
- Den rechten Fuß um ca. 90 Grad ausdrehen.
- Beim Einatmen die Arme heben.
- Beim Ausatmen das rechte Knie beugen, den Kopf nach rechts drehen und über die rechte Hand schauen. Das Knie so weit über den Knöchel beugen, dass weder die Hüfte noch das Knie belastet werden.
- Gewicht gleichmäßig auf beide Füße verteilen: Wenn Sie sich zu sehr zum gebeugten Knie lehnen, verschiebt sich der Druck automatisch stärker auf den ausgedrehten Fuß.
- Beim Einatmen den Kopf wieder in die Mitte drehen und das rechte Bein strecken.
- Beim Ausatmen kontrolliert die Arme senken und einen Atemzug lang ausruhen.
- Dreimal für jede Seite wiederholen.

Übungen im Sitzen

Wenn langes Stehen unangenehm ist, dann übt man stattdessen im Sitzen.

Aufrechter Sitz auf dem Stuhl

Wenn Sie auf dem Stuhl üben, rutschen Sie an die Stuhlkante heran und stellen die Füße hüftschmal und parallel auf, die Unterschenkel im rechten Winkel zu den Oberschenkeln.

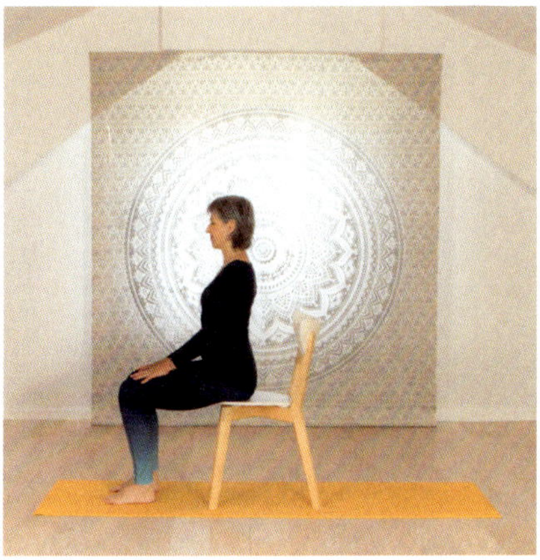

Abb. 33: Der Yoga-Sitz auf dem Stuhl

- Das Brustbein anheben und die Schultern sinken lassen.
- Die Hände locker auf den Oberschenkeln ablegen.
- Das Kinn leicht heranziehen.
- Die Fußsohlen mit dem Boden - wie bei der Samasthiti-Standübung - über die drei Punkte Großzehballen, Kleinzehballen und die ganze Ferse verwurzeln.
- Ankommen.

Wahlweise kann man auch hier die Hände auf Brust und Bauch legen, um über die Berührung schneller in das Körpergefühl zu wechseln und bei sich anzukommen. Wenn man so weit ist, kann man mit der ersten Bewegung beginnen - dem Heben und Senken der Arme im Atemrhythmus.

Aufstehen und Hinsetzen mit geradem Rücken

Das ist die Kniebeugen-Variante mit Unterstützung des Stuhls. Wir aktivieren die großen Muskeln und üben gleichzeitig das alltagstaugliche und stabile Aufstehen und Hinsetzen auf den Stuhl mit aufgerichteter und stabiler Wirbelsäule.

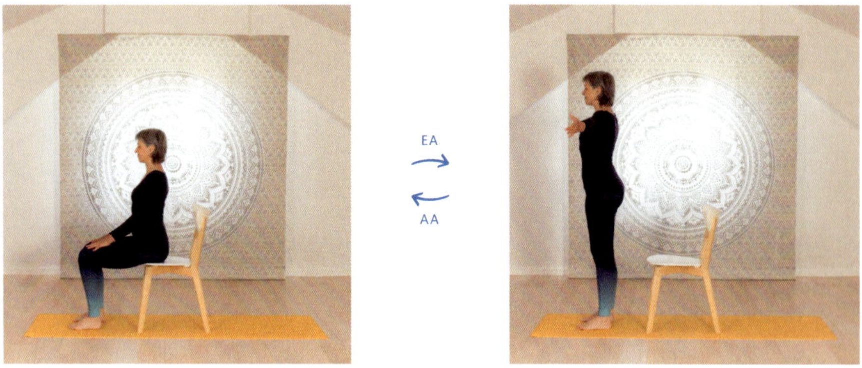

Abb. 34: Halbe Hocke mit Stuhl

- Beim Einatmen aufstehen.
- Beim Ausatmen kontrolliert hinsetzen.
- Sechs- bis zehnmal wiederholen.
- Nachspüren.

Vorbeuge und Streckung auf Stuhl

Diese Übung stabilisiert den Rücken und mobilisiert gleichzeitig die Wirbelsäule, weil wir ein wenig ‚durchtauchen'.

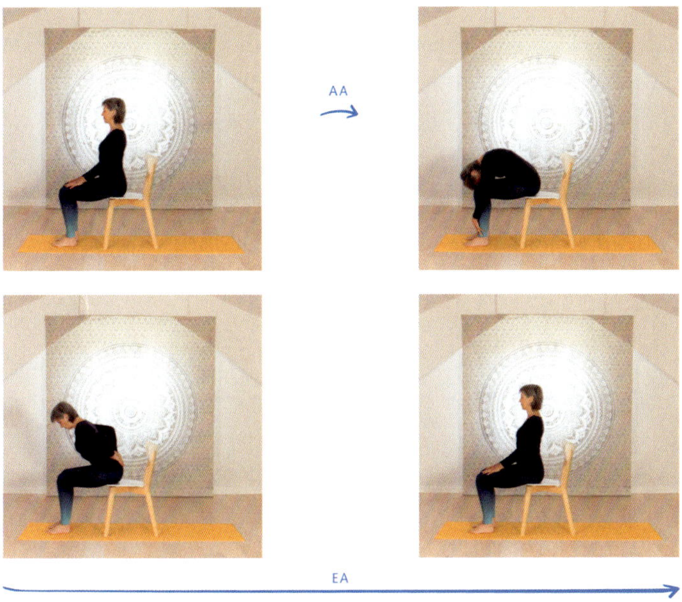

Abb. 35: Vorbeuge auf dem Stuhl

- Aufrecht sitzen, Hände auf die Oberschenkel nahe der Leiste legen, Beine etwas weiter auseinander aufstellen, Füße parallel setzen.
- Tief einatmen.
- Beim Ausatmen mit den Händen den Oberschenkel entlang bis zu den Knien gleiten, mit geradem Rücken nach vorn beugen
- Am Ende der Ausatmung Rücken runden und den Kopf hängen lassen.
- Mit der Einatmung zunächst Kopf und Brustbein nach vorn strecken, um die Brustwirbelsäule aufzurichten. Hände am besten auf dem Kreuzbein ablegen. Danach den gesamten Rücken in gerader Haltung wieder aufrichten. Diese Bewegung erfolgt idealerweise in zwei Schritten: Zuerst die Streckung der Brustwirbelsäule, dann das Anheben des Rückens – entweder in einer Einatmung oder aufgeteilt auf zwei Atemzüge:
  - Einatmen und die Brustwirbelsäule strecken – in der Streckung ausatmen,
  - erneut einatmen und den gestreckten Rücken zurück in die Senkrechte heben – ausatmen und ausruhen.

Auf allen Vieren in Kraft und Beweglichkeit

Quadrupedale (vierfüßige) Bewegungen wie das Krabbeln aktivieren Körper und Geist auf vielfältige Weise. Durch die Kreuzkoordination – z. B. die gleichzeitige Bewegung der rechten Hand und des linken Beins – werden beide Gehirnhälften miteinander vernetzt, was neuroplastische Prozesse fördert und besonders bei Stress oder in der Rehabilitation hilfreich sein kann. Übungen auf allen Vieren kräftigen den ganzen Körper: Rumpf, Schultern, Rücken und Beine arbeiten harmonisch zusammen und die Tiefenmuskulatur unterstützt Haltung und Gleichgewicht. Diese für viele Erwachsene inzwischen ungewohnte Fortbewegung bringt uns ins Spüren, verbessert die Orientierung im Raum und fördert die Achtsamkeit. Spielerisch, frei von Leistungsdruck, kann sie Bewegungsfreude und Neugier wecken – das kann gerade für Menschen mit chronischem Bewegungsmangel eine neue und wohltuende Erfahrung sein. Als Kinder haben wir dieses Bewegungsmuster intuitiv genutzt und jetzt kann es uns an eine ursprüngliche Körperintelligenz erinnern. Indem wir diese Muster wieder aufnehmen, fördern wir nicht nur unsere Bewegungseffizienz, sondern oft auch unsere emotionale Selbstregulation.

Die Übungen auf allen Vieren (Varianten von Cakravakasana) werden im Yoga häufig verwendet. Wir nennen sie salopp auch „Katzenasanas".

Krabbeln am Platz für die Kreuzkoordination von Hand und Bein

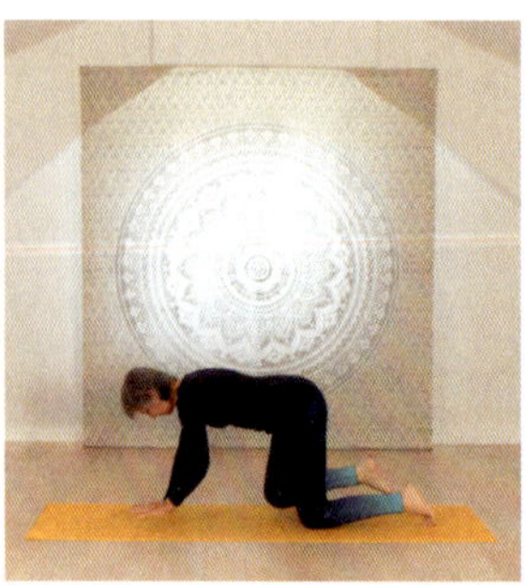

Abb. 36: Krabbeln am Platz

- **Einatmen:** Rechtes Knie leicht anheben, gleichzeitig linke Hand vom Boden lösen.
- **Ausatmen:** Gliedmaßen zurücksetzen. Dann mit der Gegenseite genauso verfahren.

- Langsam und im Rhythmus bewegen - wie ein „Baby Crawl", aber noch ohne Vorwärtsbewegung.
- **Optional:** Vorwärts und rückwärts im Raum bewegen/krabbeln.

Die asymmetrische Katze

Mit diesen Übungen vertieft man die Koordination der vorherigen Übung und trainiert die diagonale Rumpfkraft, die eine stabile Körpermitte schafft. Beides unterstützt eine sichere Aufrichtung im Alltag. Da Arme und Schultergürtel auch Gewicht tragen, werden auch hier die Muskeln gestärkt.

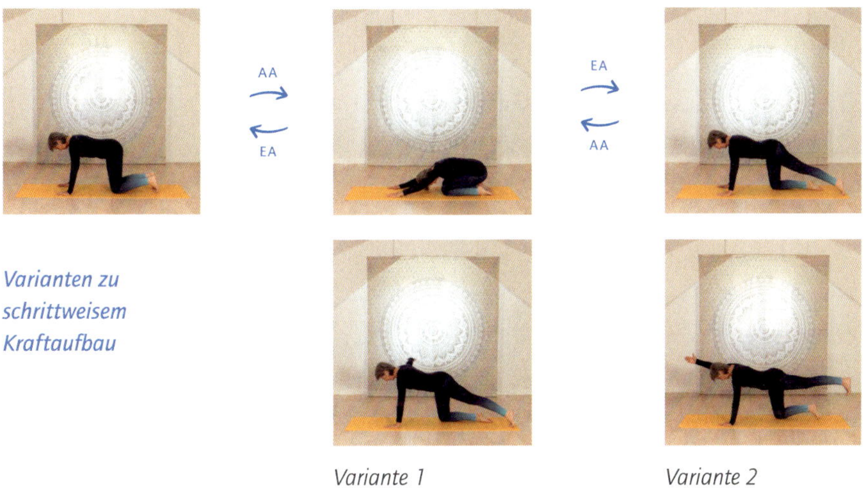

Abb. 37: Kraft und Gleichgewicht im Vierfüßler

- Im Vierfüßler beginnen.
- Beim Ausatmen nach hinten in Richtung Fersen absetzen.
- Beim Einatmen wieder zurück in den Vierfüßler und dabei entweder
  - ein Bein nach hinten schieben und Fuß am Boden lassen Variante 1) oder
  - ein Bein nach hinten in die Luft strecken (Variante 2).

- Beim Ausatmen Bein zurückholen und wieder in Richtung Fersen absinken.
- Drei- bis sechsmal für jede Seite wiederholen.
- Wenn Variante 1 oder 2 gut gelingen, kann man die Arme mit ins Spiel bringen: Immer, wenn ein Bein nach hinten gebracht wird, den gegenüberliegenden Arm zur Seite ausstrecken. Das erfordert viel Balance!

Die schwebende Katze

Mit dieser Variante gehen wir noch eine Stufe weiter und trainieren die Rumpfstabilität.

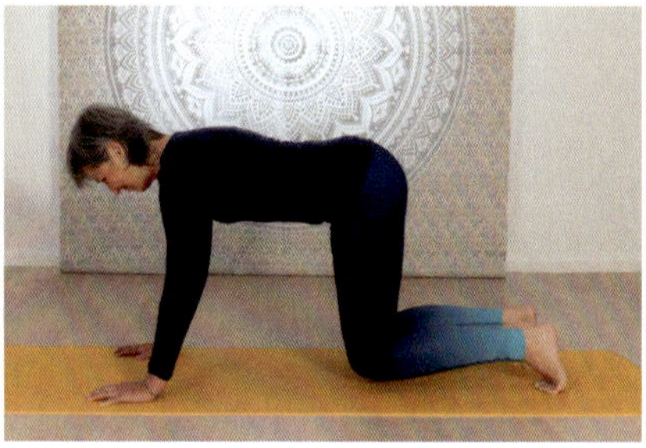

Abb. 38: Die schwebende Katze

- In der Kindhaltung (*Yoga Mudra*) beginnen.
- Beim Einatmen in den Vierfüßlerstand gehen, Zehen aufstellen.
- Beim Ausatmen die Knie (oder zunächst ein Knie) anheben und einen Atemzug lang in der Luft halten.
- Beim nächsten Einatmen das oder die Knie wieder absenken.
- Mit dem Ausatmen zurück in die Kindhaltung gehen.
- Mit dem anderen Bein wiederholen.
- Insgesamt vier- bis sechsmal wiederholen, später kann man die schwebende Katze auch länger halten.

Gut zu wissen

Wenn die Handgelenke empfindlich sind, kann man die Vierfüßler-Übungen im Unterarmstütz ausführen. Dann werden die Ellbogen direkt unter der Schulter platziert. Alternativ stützt man sich auf den Fäusten auf, hierbei sind die Daumen nach vorne ausgerichtet. Es hilft, die Hände etwas vor den Schultern zu platzieren und die Finger weit aufzuspreizen. Außerdem sollte man die Ellenbogengelenke nicht voll durchstrecken – man vermeidet so, dass das Gewicht direkt auf den Handwurzeln zu liegen kommt. Etwas anstrengender, aber schonend für die Handgelenke ist es, die Ellenbogen leicht nach hinten zu beugen. Empfindliche Knie schonen wir, indem wir eine Decke unterlegen.

In der Rückenlage

In der Rückenlage wird die Muskulatur rund um die Wirbelsäule entlastet und kann sich entspannen. Gerade bei Beschwerden ist das Üben auf dem Rücken häufig ein erster Schritt, um die Funktionsfähigkeit wieder zu verbessern und Schmerzen zu lindern (siehe dazu auch die Übung Beckenschaukel auf Seite 101).

Armbewegung in Rückenlage mit aufgestellten Beinen

Das ist eine gute Übung, um in der Rückenlage anzukommen. Wenn wir die Beine aufstellen, ist das Becken gut entlastet.

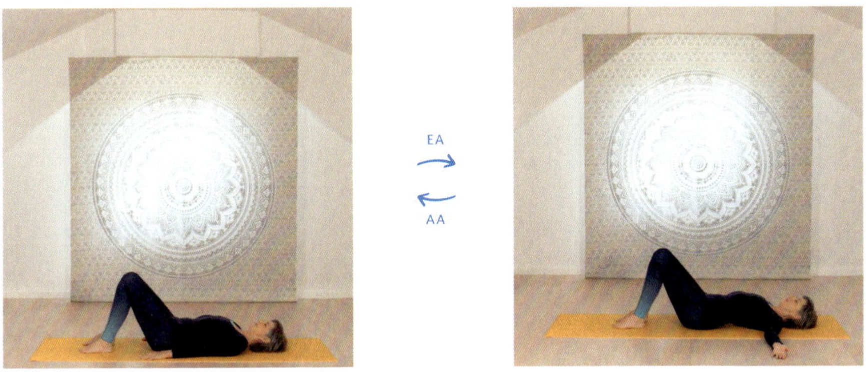

Abb. 39: Armbewegung in Rückenlage

- Ausgangsstellung: Die Beine parallel und hüftbreit aufsetzen, die Füße sind spürbar (über die drei Punkte) mit der Matte verbunden. Die Arme liegen zu Beginn locker neben dem Körper.
- Mit dem Einatmen Arme heben und entweder bequem neben den Kopf oder zur Seite ausgebreitet in Schulterhöhe ablegen. Wenn es angenehmer ist, breiten Sie die Arme nur seitlich auf dem Boden aus, indem Sie sie dicht über den Boden führen. Suchen Sie nach der persönlich angenehmsten Stellung.
- Mit der Ausatmung die Arme wieder in Ausgangstellung zurückführen.
- Entspannt und im Atemrhythmus vier- bis sechsmal wiederholen.
- Ausruhen und nachspüren.

Die Schulterbrücke – der Klassiker für die Rückengesundheit

Die Schulterbrücke (*Dvipada Pitham*) ist eine Ganzkörperübung mit Schwerpunkt auf der Rücken- und Gesäßmuskulatur sowie der Hüftstreckung. Außerdem wird auch die vordere Hüfte gedehnt und der Brustkorb sanft geweitet. Die aktive Stabilisierung der Körpermitte entlastet den unteren Rücken; deshalb ist die Schulterbrücke bei Rückenschmerzen, Bewegungsmangel oder langem Sitzen sehr hilfreich und spielt in der Yoga- und Physiotherapie eine besondere Rolle.

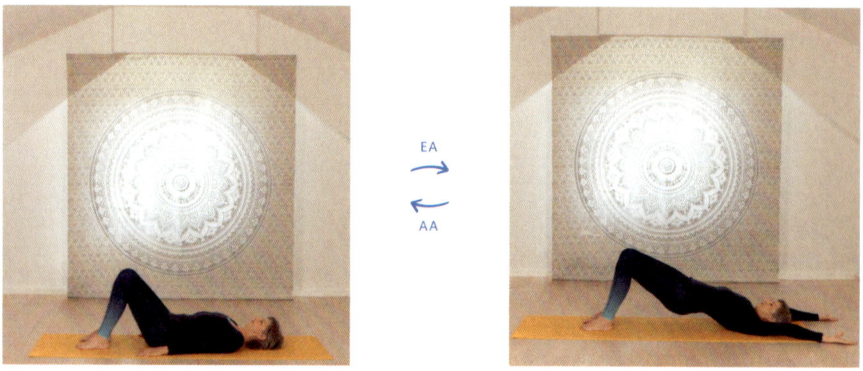

Abb. 40: Schulterbrücke

- Rückenlage einnehmen: Beine hüftschmal aufstellen, Füße parallel positionieren, Arme neben den Körper auf den Boden legen.
- Mit der Einatmung Fußsohlen in den Boden pressen, Hüfte und Arme anheben. Arme dann in einem V hinter dem Kopf oder bei eingeschränkter Schulterfunktion seitlich in Schulterhöhe ablegen.
- Beim Ausatmen Arme und Hüfte wieder auf den Boden absenken.
- Vier- bis sechsmal wiederholen. Später kann die Schulterbrücke auch ein bis drei Atemzüge lang gehalten werden.

Variante 1:

- Rückenlage einnehmen, dabei aber Unterarme in 90 Grad anwinkeln.
- Beim Einatmen Hüfte und Rumpf anheben, über die Oberarmaußenseite sanften Druck in die Matte geben.
- Beim Ausatmen Rumpf wieder ablegen - Arme in der Stellung halten.
- Wiederholen. Diese Variante stärkt die Weitung des Brustraumes und die Streckung der Brustwirbelsäule bei gleichzeitiger aktiver Rumpfstabilisierung.

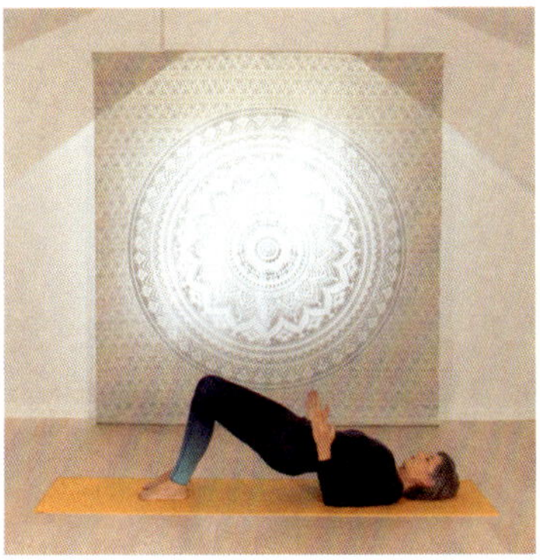

Abb. 41: Schulterbrücke mit aufgestellten Armen

Variante 2:

- In Rückenlage Arme neben dem Rumpf ausgestreckt und mit den Handflächen nach oben ausgedreht ablegen.
- Beim Einatmen und Anheben des Rückens die Handrücken sanft in die Matte drücken, Daumen etwas abspreizen.
- Beim Ausatmen und Absenken des Rückens die Spannung in den Händen wieder lockern. Die Variante betont die Dehnung vordere Körperlinie (Brust, Schultern, Bauch) intensiver.

Variante 3:

- Beim Einatmen den Rücken abheben, beim Ausatmen dann Wirbel für Wirbel abrollen lassen - das fördert die Beweglichkeit. Das betonte Auf- oder Abrollen sollte man nicht bei Osteoporose oder Bandscheibenvorfall üben und ohnehin nur, wenn es schmerzfrei möglich ist.

Sanfte Umkehrung – die Füße zur Decke strecken

Zu *Urdhva Prasarita Padasana* („Nach oben gestreckte Füße") werden Übungsvarianten gezählt, bei denen die Beine in der Rückenlage nach oben gestreckt werden. Das Heben der Beine stärkt die tiefe Bauchmuskulatur und spricht auch die Hüftbeugemuskeln (*Psoas*) an.

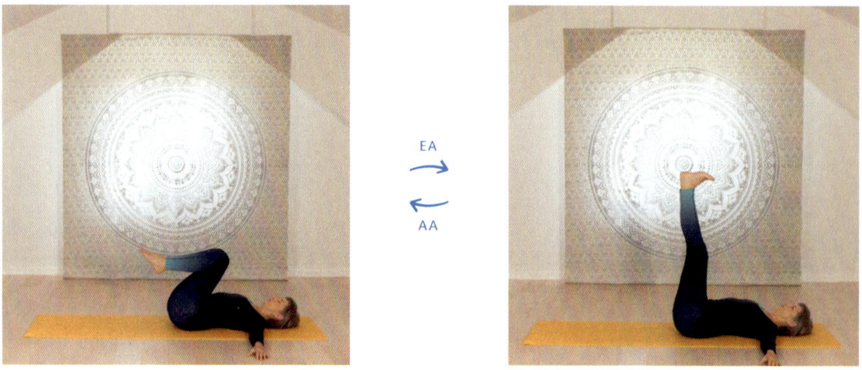

Abb. 42: Füße in die Luft

- Ausgangsposition aus der Rückenlage: Füße nacheinander vom Boden abheben, die Knie zur Brust bringen und die Hände locker auf die Knie legen.
- Beim Einatmen die Arme hinter den Kopf oder in Schulterhöhe ablegen und gleichzeitig beide Beine angenehm nach oben strecken.
- Beim Ausatmen Arme und Beine wieder in die Ausgangsposition bringen.
- Vier- bis sechsmal im Atemrhythmus wiederholen, wahlweise jede Haltung einen Atemzug halten.
- **Variante 1** zum langsamen Aufbau der Bauchmuskulatur: Wechselweise nur ein Bein mit beiden Armen beim Einatmen strecken.
- **Variante 2** für ein besseres Gleichgewicht und Koordination: Ein Bein angestellt am Boden stehen lassen, das andere Bein angewinkelt im Knie zur Brust bringen. Nur mit diesem Bein die Übung mehrmals wiederholen. Danach die Beine wechseln.

Apanasana – entspannende Bauchwippe

Bei dieser Übung werden die Bauchmuskeln ganz sanft angesprochen, die Lendenwirbelsäule und die Faszie darüber sanft gedehnt und die Atmung kann sich spielerisch vertiefen.

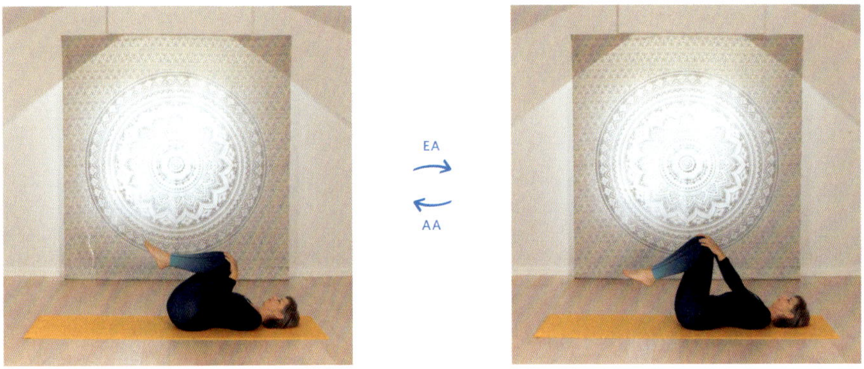

Abb. 43: Apanasana

- Ausgangsposition aus der Rückenlage: Füße nacheinander vom Boden abheben, Knie zur Brust bringen und die Hände locker auf die Knie legen, die Finger zeigen zu den Füßen.
- Beim Einatmen die Knie sanft von der Brust wegbewegen, ohne dass die Hände von den Knien genommen werden.
- Beim Ausatmen fließen die Knie wieder Richtung Brust.
- Fokus auf den unteren Rücken legen und spüren, wie es sich während der Wiegebewegung anfühlt.
- Mehrmals wiederholen. Die Bewegung fließt sanft und mühelos mit dem Atem.

In der Bauchlage

Übungen in Bauchlage wirken auf mehreren Ebenen stabilisierend, stärkend und rückenschonend.

- In der Bauchlage können wir die bewusste Körperspannung zur Vermeidung eines Hohlkreuzes üben und sprechen damit gezielt die Körperrückseite, die Rücken- und Gesäßmuskulatur an.
- Bei Übungen in Bauchlage, besonders bei gleichzeitig aktivierter Rumpfmuskulatur, arbeitet das Zwerchfell gegen einen erhöhten intraabdominellen Widerstand. Bei gezielter, bewusster Atmung können sie daher das Zwerchfell funktionell fordern und stärken. Langfristig kann sich so die Atemtiefe und -effizienz verbessern, insbesondere bei Personen mit vorwiegend oberflächlicher Brustatmung.
- Die Nähe zum Boden kann beruhigend und erdend wirken.
- Zudem werden durch die eingeschränkte Sicht visuelle Ablenkungen reduziert, was einen nach innen gerichteten Fokus unterstützt.

So kann die Bauchlage zu einer kraftvollen Ausgangsposition für körperliche Stabilität und innere Sammlung werden.

Für manche Menschen ist die Bauchlage jedoch eher unangenehm – z. B. bei Kurzatmigkeit, Übergewicht oder großer Brust. Der Druck auf Brustkorb, Bauch oder Brustgewebe kann auch die Atmung einschränken und zu Unwohlsein führen. Mit gezielten Maßnahmen, etwa durch Kissen unter Brustbein oder Becken, lässt sich der Druck jedoch oft gut abfedern. Alternativ bietet der Unterarmstütz eine ähnliche Wirkung mit mehr Komfort. Wichtig ist, achtsam auf individuelle Bedürfnisse einzugehen und die Position entweder anzupassen oder auszulassen.

Kobra – Aufrichten wie eine Schlange

Neben der Kräftigung der Rumpfmuskulatur und des Rückens ist die Kobra (*Bhujangasana*) eine wunderbare Übung, um die Streckung der Brustwirbelsäule bei gleichzeitiger Dehnung der Brust zu unterstützen. Außerdem kann die Haltung die Verdauung anregen.

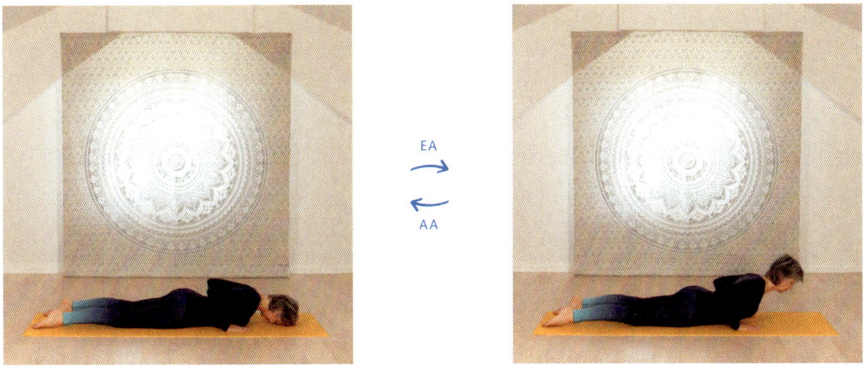

Abb. 44: Kobra

- Ausgangslage: In Bauchlage Kopf auf der Stirn ablegen, Hände mit den Handflächen nach unten unter die Schultern positionieren, Arme eng am Oberkörper halten, Ellbogen zeigen in Richtung Taille. Die Beine sind mit etwas Abstand abgelegt, die Fußrücken lang.
- Beim Einatmen Oberkörper und Kopf aus der Kraft des Rückens vom Boden abheben, Hände oder Armkraft zu benutzen. (Stellen Sie sich vor, dass ein seidener Faden zwischen Ihren Schulterblättern befestigt ist. Wenn Sie einatmen, zieht jemand an dem Faden und Brustkorb und Kopf heben sich von ganz allein.)
- Beim Ausatmen Oberkörper und Kopf wieder ablegen. (Die Spannung des seidenen Fadens lässt nach). Mehrmals im Atemrhythmus wiederholen.
- Sie können auch hier jede Position einen Atemzug halten.

Anfangs kann es schwerfallen, den Oberkörper aus eigener Kraft abzuheben – selbst wenn Sie sich nur minimal vom Boden abheben, werden die Muskeln angesprochen und gekräftigt. Achten Sie jedoch darauf, den Kopf nicht in den Nacken zu legen. Der Kopf wird in Verlängerung der Brustwirbelsäule angehoben. Der Blick ist während der Übung immer nach unten zur Matte gerichtet.

- Alternative Kerzenleuchterhaltung zur stärkeren Muskelbeanspruchung, Ausgangslage: Oberarme in Schulterhöhe auf den Boden ablegen, Unterarme im rechten Winkel dazu nach vorne positionieren.
- Mit der Einatmung nun Oberkörper, Kopf und Arme vom Boden abheben.
- Beim Ausatmen Oberkörper, Kopf und Arme wieder ablegen.

Heuschrecke – Balance auf dem Bauch

Während Übungen rund um die Kobra nur den Oberkörper vom Boden abheben, werden bei den Varianten der Heuschrecke auch die Arme und Beine vom Boden abgehoben. Das kann asymmetrisch mit einem Bein und dem gegenüberliegenden Arm erfolgen (die „Halbe Heuschrecke") oder mit beiden Armen und Beinen gleichzeitig mit Oberkörper und Kopf. Somit zielen Heuschreckenvarianten noch mehr auf Ganzkörperspannung ab und dehnen überdies die Leisten.

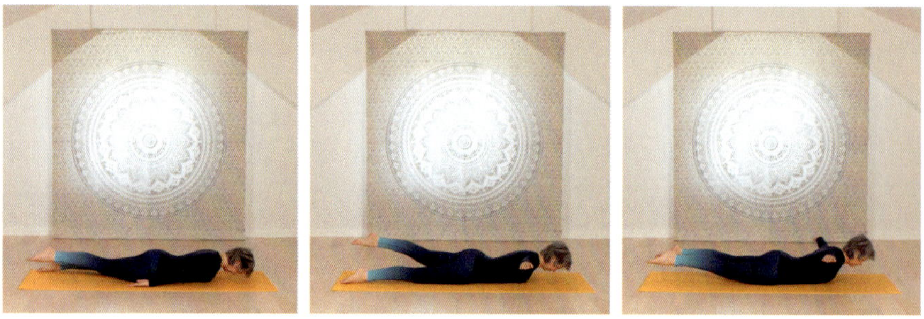

Variante 1 *Variante 2b* *Variante 3*

Abb. 45: Varianten der Heuschrecken (Varianten 1, 2b und 3)

Am besten geht man schrittweise vor:

- **Ausgangslage:** Bauchlage, Stirn auf der Matte, Beine lang, Arme neben dem Rumpf ausgestreckt.
- **Variante 1:** Beim Einatmen das rechte Bein, Brust und Kopf vom Boden abheben; beim Ausatmen wieder im Atemrhythmus senken. Dreimal mit jedem Bein wiederholen. Danach ausruhen.
- **Variante 2a:** Beim Einatmen rechtes Bein und linken Arm sowie Brust und Kopf nach unten ausgestreckt vom Boden abheben; beim Ausatmen wieder in die Ausgangsposition. Dreimal auf jeder Seite und ausruhen.
- **Variante 2b:** Beim Einatmen rechtes Bein und linken Arme sowie Brust und Kopf abheben und Arm in Schulterhöhe bringen – einen Atemzug lang halten; beim Ausatmen Arm und Bein wieder in Ausgangslage ablegen. Dreimal mit jeder Seite wiederholen und ausruhen.
- **Variante 3:** Beim Einatmen beide Beine und beide Arme vom Boden abheben – einen bis drei Atemzüge lang halten; beim Ausatmen wieder ablegen.

4.5.3 Beweglichkeit ist mehr als nur Dehnen

Während Kraft und Stabilität den Körper zusammenhalten, erhält Beweglichkeit den Raum, in dem Bewegung überhaupt möglich ist. Verklebte Faszien, verspannte Muskeln und steife Gelenke engen diesen Raum ein und führen zu Schmerzen und Fehlbelastungen. Wenn die Beweglichkeit eingeschränkt ist, ist eine geschmeidige und gesunde Bewegung nicht möglich. Verschiedene Reize können die Beweglichkeit fördern und Einschränkungen wieder verbessern.

- Traktion: Sanftes Auseinanderziehen von Gelenkflächen oder Geweben, um Druck zu reduzieren und Bewegungsspielräume zu verbessern. Wenn wir beispielsweise im Vierfüßlerstand ein Bein nach hinten ausstrecken und dabei bewusst das Hüftgelenk „in die Länge" ziehen, erzeugen wir Traktion. Das kann Spannungen reduzieren, unsere Beweglichkeit fördern und häufig auch Schmerzen lindern.
- Beim sanften Kreisen von Gelenken (z. B. in der Schulter oder der Hüfte) wird auf mehreren Ebenen die Beweglichkeit gefördert: Durch das Kreisen gelangt Gelenkflüssigkeit in den Gelenkspalt. Diese wirkt wie ein natürliches Schmiermittel und verbessert die Gleitfähigkeit der Gelenkflächen. Gleichzeitig werden diese in unterschiedlichen Winkeln bewegt, was einer einseitigen Abnutzung vorbeugt und die Belastung verteilt. Das umgebende Gewebe passt sich den Bewegungen an. Durch das Gleiten können Verklebungen gelöst werden, während sich die Muskeln entspannen. Viele, kleine Muskeln werden aktiviert, was langfristig zu einer besseren Bewegungsausführung führt und die Körperwahrnehmung verbessert. So entsteht ein besseres Gefühl für die Gelenke, und das kann vor Fehlhaltungen schützen.
- Dynamisches Dehnen: Sanftes, wiederholtes Dehnen im Bewegungsfluss, oft mit Federung oder Schwingen, steigert Durchblutung und bereitet auf Bewegung vor, z. B. Pendeln um die Körpermitte, Schütteln, Armkreisen mit wachsendem Radius.
- Statisches Dehnen: Hiermit ist das Halten einer Dehnposition über 20 bis 60 Sekunden gemeint. Statisches Dehnen wirkt auf die Muskellängenanpassung und fördert die fasziale Entspannung, vorausgesetzt man bleibt im schmerzfreien Raum. Ein gutes Beispiel sind Vorbeugen im Sitzen oder Apanasana zur Dehnung der Rückenmuskulatur oder der Ausfallschrittdehnung für den Hüftbeuger.

Vorsichtiges Mobilisieren von Wirbelsäule und Gelenken

Bewegen Sie sich langsam und achtsam und starten Sie bei den Mobilisierungsübungen mit kleinen, sanften Bewegungen. Steigern Sie nur so weit, wie es sich gut anfühlt. Sinnvoll ist es, in einer entlasteten Position zu beginnen und dann nach und nach die Bewegung oder Belastung zu erhöhen. Es gibt kein „richtig" oder „falsch" beim Mobilisieren – jede Richtung darf ausprobiert werden, solange sie angenehm bleibt.

Wirbelsäule mobilisieren

Schütteln

Diese Übung stammt aus dem Qigong und eignet sich wunderbar für den Beginn einer Übungsreihe, um sich durch zu lockern.

- Stellen Sie sich hüftbreit mit leicht gebeugten Knien auf.
- Beginnen Sie sanft in den Knien zu vibrieren.
- Lassen Sie die Bewegung in den Knien immer stärker werden, sodass nach und nach der ganze Körper erfasst wird und auch Arme und Schultern locker geschüttelt werden.
- Halten Sie das Schütteln für ein bis zwei Minuten.
- Bewegen Sie sich wieder sanfter und kommen langsam zur Ruhe.
- Spüren Sie nach.

Pendeln und Rekeln

- Ausgangshaltung im Stand: Stellen Sie sich hüftbreit auf.
- Beginnen Sie mit sanften Pendelbewegungen um die Körpermitte herum.
- Lassen Sie die Arme dabei frei schwingen und sich von den Fliehkräften bewegen.
- Pendeln Sie ca. eine Minute, dann zur Ruhe kommen und nachspüren.
- Daran anschließend können Sie sich in alle Richtungen rekeln. Gehen Sie intuitiv vor und strecken Sie sich über die Arme in die Länge.

Im Vierfüßlerstand

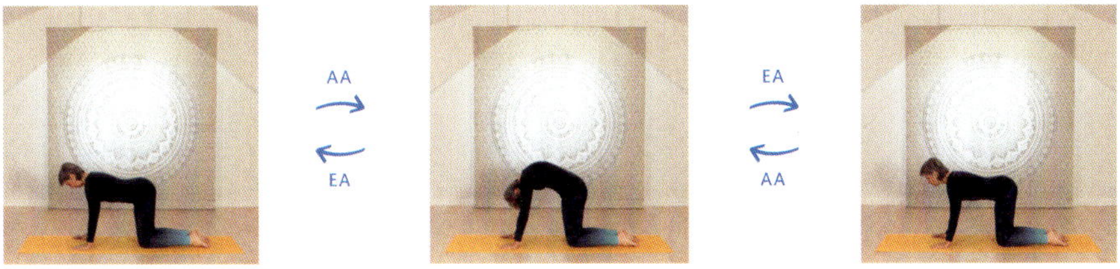

Abb. 46: Katze-Kuh

Katze-Kuh

- Ausgangshaltung auf allen Vieren: Knie unter die Hüften und die Hände unter die Schultern oder etwas davor positionieren. Kopf in Verlängerung der Wirbelsäule halten, Blick schräg nach unten auf die Matte, nicht nach vorne richten. Auf allen Vieren: die Knie unter die Hüften und die Hände unter die Schultern oder etwas davor.
- Wirbelsäule aktiv in Neutralstellung halten durch Zurückziehen der Bauchdecken, Längen der Lendenwirbelsäule und Anheben des Brustbeines, somit strecken der Brustwirbelsäule. Kopf in Verlängerung der Wirbelsäule halten, Blick schräg nach unten auf die Matte, nicht nach vorne.
- Beim Ausatmen einen runden Rücken formen, Kopf hängen lassen („Kuh").
- Beim Einatmen wieder in die Neutralstellung und leicht den Kopf heben („Katze").
- Mehrmals im Atemrhythmus wiederholen, gerne auch ein paar intuitive Bewegung nach eigenem Gusto hinzufügen.
- Diese Übung wird sanft ausgeführt und fördert die Beweglichkeit der Wirbelsäule.

Durchs Nadelöhr fädeln

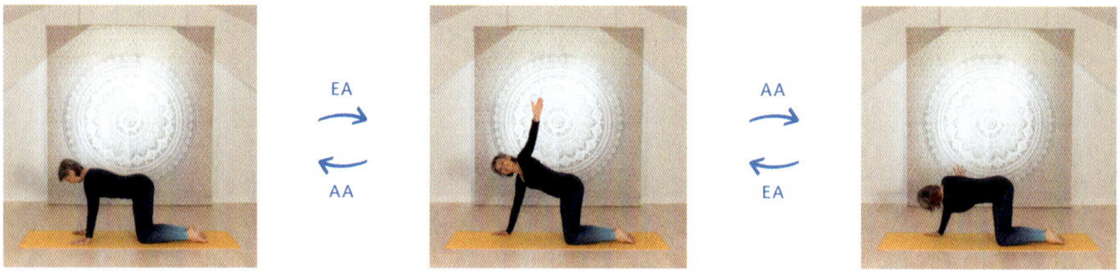

Abb. 47: Durchs Nadelöhr fädeln

- Beim Einatmen den linken Arm nach außen und oben führen – mit dem Blick der Hand folgen.
- Beim Ausatmen den Arm unter der rechten Achselhöhle durchführen und um die Schulter greifen – mit dem Blick folgen.
- Drei- bis viermal wiederholen und dann wechseln.

- Schultern, Arme und Hände ausschütteln und nachspüren. Diese Variante mobilisiert verstärkt die Brustwirbelsäule.

Drehung in Rückenlage

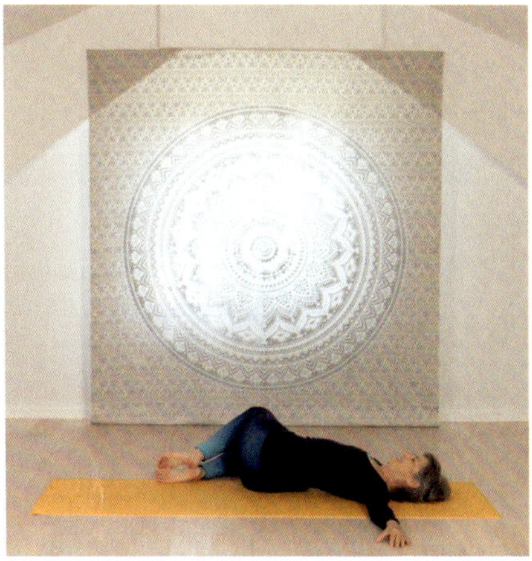

Abb. 48: Sanfte Drehung im Liegen

- In Rückenlage mit aufgestellten Beinen zur Ruhe kommen. Die Arme in Schulterhöhe ausbreiten, der Kopf ist gerade.
- Beim Ausatmen beide Beine nach rechts bewegen, beim Einatmen wieder zur Mitte. Beim nächsten Ausatmen nach links usw.
- Beginnen Sie mit kleinen Pendelbewegungen und lassen Sie die Bewegung Richtung Boden schrittweise größer werden. Sie können den Kopf gerade und mittig lassen, oder den Kopf in die gleiche Richtung drehen wie die Beine.
- Zum Schluss können Sie die Beine beim Ausatmen bis zum Boden führen und ein bis zwei Atemzüge in der sanften Verdrehung liegen bleiben. Auf jeder Seite üben. Dann in der Rückenlage ausruhen und nachspüren.

Schultern lösen

Die Schultern sind eines der beweglichsten, aber auch empfindlichsten Gelenke im Körper - sie brauchen gleichzeitig Stabilität und viel Raum. Schulterbeschwerden treten bei Menschen mit Diabetes deutlich häufiger auf, vor allem aufgrund von Verklebungen im Bindegewebe und entzündlichen Prozessen, wie sie beispielsweise bei der sogenannten „Frozen Shoulder" vorkommen. Fehlhaltungen, Bewegungsmangel und einseitige Belastungen im Alltag verstärken diese Einschränkungen zusätzlich. Daher ist eine gezielte Mobilisation besonders wichtig.

Schulterkreisen mit und ohne Widerstand

- Stellen Sie sich aufrecht in der Grundhaltung Samasthiti (siehe Abbildung 27 auf Seite 103) auf. Lassen Sie die Arme hängen und richten Sie die Aufmerksamkeit bewusst auf die Schulterregion. Stellen Sie sich vor, dass Sie die Schultern sanft innerlich streicheln wollen.
- Beim Einatmen heben Sie die Schulter nach oben - beim Ausatmen lassen Sie sie nach unten sinken. Wiederholen Sie die Bewegung mehrmals.
- Wechseln Sie nun die Richtung: Beim Einatmen ziehen Sie die Schultern sanft nach hinten, beim Ausatmen schieben Sie sie wieder auf einer gedachten horizontalen Linie nach vorne. Mehrmals wiederholen.
- Abschließend vollführen Sie den kompletten Kreis: Beim Einatmen ziehen Sie die Schultern in einem Halbkreis erst nach vorne und dann nach oben. Beim Ausatmen ziehen Sie die Schultern in einem Halbkreis erst nach hinten und lassen sie dann nach unten sinken. Kreisen Sie so sanft und achtsam - streichelnder Weise ihre Schultern.
- Spüren Sie nach, während Ihre Arme wieder locker nach unten hängen.

Variante mit Gegendruck

Die Mobilisation unter Druck oder Zugspannung spricht Muskeln und die neuromuskuläre Verknüpfung stärker an. Wenn die sanfte Mobilisierung Fortschritte macht, kann man diese Übungsweise schrittweise integrieren.

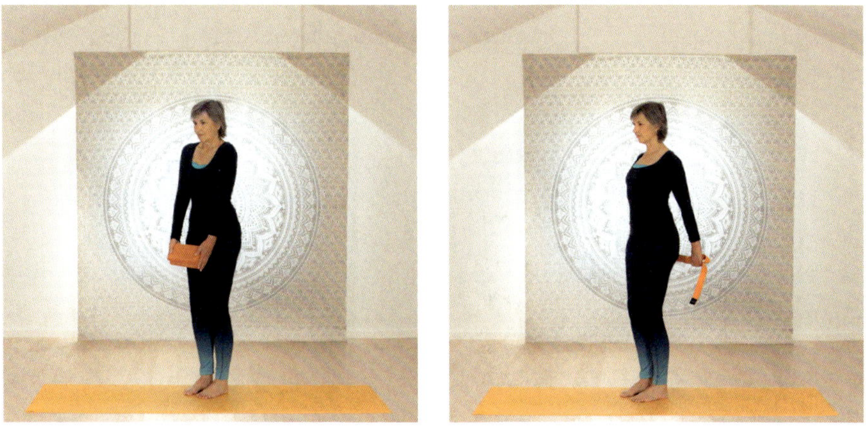

Abb. 49: Mobilisation mit Druck und Zug

- Halten Sie einen Block oder ein dickes Buch vor dem Körper zwischen den flachen Händen durch sanftes Zudrücken fest.
- Vollführen Sie die gleichen Übungen, während Sie den Druck nach innen aufrechterhalten. Machen Sie zwischen den Übungen immer wieder eine Lockerungspause.
- Alternativ können Sie mit beiden Händen einen (Yoga-)Gurt hinter dem Rücken 20 bis 30 Zentimeter auf gleicher Höhe aufgespannt halten und die Übungsabfolge unter der Zugspannung nach außen durchführen.

Schultern öffnen

Wenn wir die Schulterregion bewusst öffnen, schaffen wir nicht nur Raum im Schultergelenk, wir unterstützen gleichzeitig die Aufrichtung der Brustwirbelsäule.

Variante 1:

- Aufrecht stehen oder sitzen, Arme hängen locker herab.
- Beim Einatmen die Arme nach hinten dehnen und dabei die Handflächen nach vorne und die Daumen nach außen ziehen. Der Kopf bleibt in Verlängerung der Wirbelsäule, das Kinn ist herangezogen.
- Beim Ausatmen die Arme wieder lockern.
- Mehrmals wiederholen.
- Abschließend die Dehnposition zwei bis drei Atemzüge lang halten. Ausruhen und nachspüren.

Variante 2:

- Aufrecht stehen oder sitzen, Unterarme im rechten Winkel zum Körper nach vorne anwinkeln, die Oberarme liegen eng am Körper an, die Handflächen sind nach oben gedreht, die Daumen nach außen („Horushaltung").
- Beim Einatmen die Unterarme nach außen ziehen, ohne dass die Ellbogen den Kontakt zum Oberkörper verlieren und die Brust einsinkt.
- Beim Ausatmen wieder zurückführen.
- Mehrmals wiederholen.
- Abschließend die Haltung nach dem Einatmen für zwei bis drei Atemzüge ruhig halten. Danach ausruhen und nachspüren.

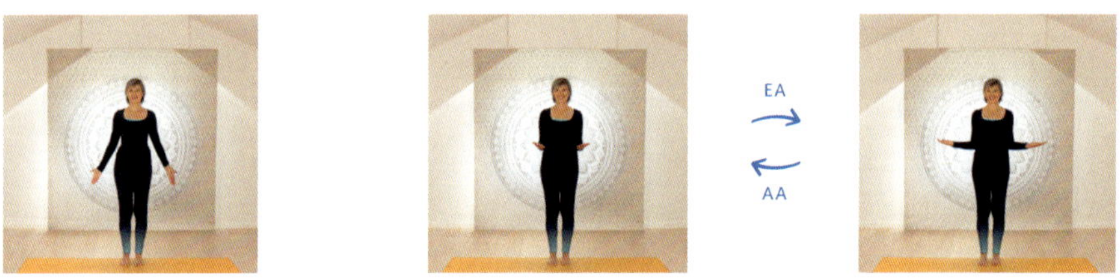

Abb. 50: Schultern öffnen - Variante 1 und 2

Hüften

Die Hüftgelenke tragen unser Gewicht, verbinden Rumpf und Beine und sind für einen geschmeidigen, aufrechten Gang unverzichtbar. Durch langes Sitzen, muskuläre Dysbalancen oder einseitige Belastung über einen längeren Zeitraum hinweg verlieren sie häufig an Beweglichkeit. Gehen ist in diesem Zusammenhang eine wunderbare Übung, um die Beweglichkeit zu erhöhen. Im Alltag nutzen wir meist nur den Vorwärtsgang. Um das volle Potenzial der Hüfte zu erhalten und die Beweglichkeit zu fördern, lohnt es sich, öfters mal in alle Richtungen zu gehen.

Gehen in alle Richtungen – Hüftmobilität im Alltag fördern

→ **Vorwärts** für Schrittlänge und Streckung
→ **Rückwärts** für Gesäßaktivierung und Hüftstreckung
→ **Seitwärts** für die seitliche Stabilität und Fasziendehnung

Barfuß auf der Matte, im Garten oder auf dem Flur – schon wenige Minuten täglich mobilisieren das Hüftgelenk, lösen einseitige Muster und bringen mehr Leichtigkeit ins Gehen.

Hüftgelenk entlasten: Sanfte Traktion durch Pendelbewegung

Wenn Sie Ihr Bein frei und locker pendeln lassen, wirkt dessen Eigengewicht wie ein sanfter Zug auf das Hüftgelenk. Diese sogenannte Traktion kann die Gelenkfläche leicht entlasten und so für mehr Bewegungsfreiheit und Wohlbefinden sorgen. Die Pendelbewegung ersetzt keine gezielte therapeutische Traktionsbehandlung, ist aber eine einfache und alltagstaugliche Möglichkeit, das Hüftgelenk sanft zu entlasten – ideal als Ergänzung zur Bewegungspause oder zum Auflockern nach dem Sitzen.

- Stellen Sie sich mit einem Bein auf eine Stufe oder ein niedriges Podest, das andere Bein hängt frei über den Rand.
- Halten Sie sich beispielsweise an einem Geländer fest und lassen Sie das freie Bein locker vor und zurück schwingen. Je entspannter das Bein, desto besser kann der Zug wirken. Nach etwa 30 Sekunden wechseln Sie die Seite.

- Wenn Sie das Bein wirklich lockerlassen – wie ein schweres Seil – verstärkt sich der entlastende Effekt.
- Wenn Sie die Traktion verstärken möchten, können Sie ein leichtes Fußgelenk-Gewicht (0,5–1 kg) am freien Bein befestigen. Lassen Sie das Bein in dieser Position einfach hängen, ganz ohne Bewegung. Das Gewicht sorgt für einen etwas stärkeren, aber gleichmäßigen Zug auf das Hüftgelenk.

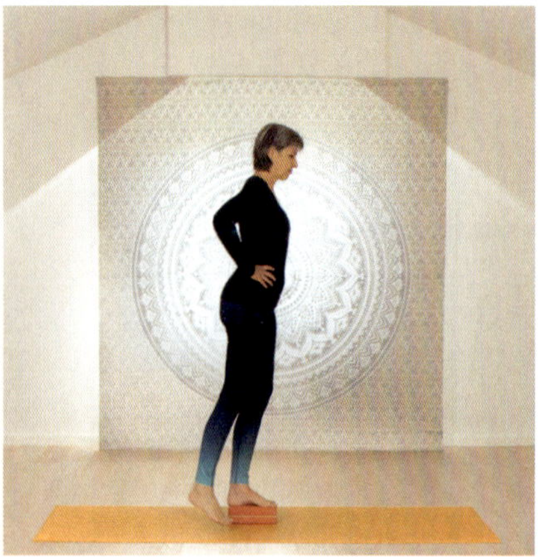

Abb. 51: Hüfte auspendeln

Wichtig:

Diese Variante ist nur geeignet, wenn keine akuten Hüftprobleme oder Gelenkentzündungen vorliegen. Wie immer: Beenden Sie die Übung sofort, wenn Schmerzen auftreten!

Gleitende Hüftmobilisation in Rückenlage

Diese sanfte Übung kann bequem im Liegen durchgeführt werden und eignet sich gut zur Mobilisation der Hüfte und zur Lösung faszialer Spannungen.

- In Rückenlage auf die Matte legen.
- Mit dem Ausatmen das rechte Bein langsam und mit leichtem Druck über die Ferse am Boden entlang zurück in Richtung Gesäß anziehen – der Fuß schleift dabei über die Matte.
- Mit dem Einatmen das rechte Knie nach außen öffnen und das Bein über die Außenkante des Fußes wieder sanft ausstrecken, bis es wieder flach am Boden liegt.
- Diesen Bewegungsbogen mehrmals wiederholen – achtsam und ohne Zug.

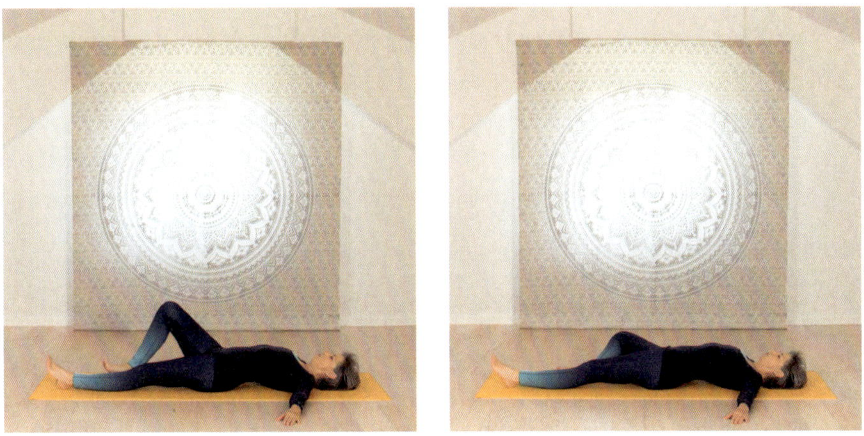

Abb. 52: Hüfte mobilisieren

Dann folgt der Richtungswechsel mit dem gleichen Bein: Mit der Einatmung den rechten Fuß nun über die Fußsohle nach vorn in die Streckung bewegen.

- Mit der Ausatmung das Bein über die Außenkante des Fußes wieder zurück zum Körper ziehen.
- Anschließend zum linken Bein wechseln und in beiden Richtungen rotieren.

Lenken Sie die Aufmerksamkeit auf das Hüftgelenk, das bewegt wird. Die Bewegung darf durchaus klein und weich sein – es geht weniger um Muskelkraft, sondern um fließende Mobilisation und das Spüren des Gelenks in verschiedenen Winkeln.

4.5.4 Gleichgewicht

Wie bereits erwähnt, empfiehlt die ADA (*American Diabetes Association*) in ihren Leitlinien Yoga auch zur Verbesserung des Gleichgewichts. Unser Gleichgewichtssinn bildet die Grundlage für die Bewegung im Raum und nimmt mit zunehmendem Alter ab. Dies führt zu Unsicherheit beim Gehen, erhöhter Sturzgefahr und damit zu einer eingeschränkten Lebensqualität. Menschen mit Diabetes sind zusätzlich gefährdet, denn diabetische Polyneuropathie kann die Reizweiterleitung und Tiefensensibilität stören und damit das Gleichgewicht noch weiter beeinträchtigen. Umso wichtiger ist es, Koordination, Reaktionsvermögen und stabilisierende Muskulatur gezielt und regelmäßig für eine gute Sturzprophylaxe und Sicherheit im Alltag zu trainieren.

Unser Gleichgewichtssystem ist mit Hirnregionen verbunden, die an der Verarbeitung von Emotionen beteiligt sind – etwa dem Kleinhirn, dem Hirnstamm und dem vestibulären Cortex. Studien zeigen, dass Störungen im Gleichgewichtssystem häufiger mit depressiven Verstimmungen, Angstzuständen oder chronischer Anspannung einhergehen.[34] Ein unsicheres Gleichgewicht kann unbewusst als „Verlust an Stabilität" erlebt werden – körperlich wie seelisch. Umgekehrt wirkt Gleichgewichtstraining aufrichtend, stabilisierend und verbessert spürbar das Körpergefühl. Es kann das Vertrauen in den eigenen Körper stärken und zu einer besseren Stimmung beitragen. So kann man auch bei simplen Gleichgewichtsübungen etwas für die körperliche und die seelische Stabilität tun. Im Folgenden finden Sie Beispiele für einfache Gleichgewichtsübungen, die auch bei eingeschränkter Sensibilität sicher durchgeführt werden können und das Vertrauen in den eigenen Körper stärken.

Vorbereitung und Achtsamkeitslenkung auf die Füße

- Auf einem Stuhl sitzend einen Fuß auf das gegenüberliegende Knie legen.
- Die Fußsohle sanft kreisförmig massieren und ausstreichen – bei Bedarf auch kräftiger über die Fußsohle reiben, sofern angenehm.
- Fuß wechseln, dann beide Füße wieder am Boden aufstellen und kurz nachspüren.
- Einen Faszien- oder Stachelball unter eine Fußsohle legen und den Fuß langsam mit rollenden und kreisenden Bewegungen über den Ball führen.
- Den Ball zwischendurch an einer Stelle halten, mit der Ausatmung das Gewicht sanft darauf verlagern und einige Atemzüge verweilen. Dann weiterrollen – und an anderen Stellen wiederholen.
- Seitenwechsel: Den zweiten Fuß ebenso bearbeiten.
- Abschließend beide Füße am Boden abstellen, die Augen schließen und die Aufmerksamkeit bewusst auf die Fußsohlen richten – Unterschiede wahrnehmen, nachspüren.

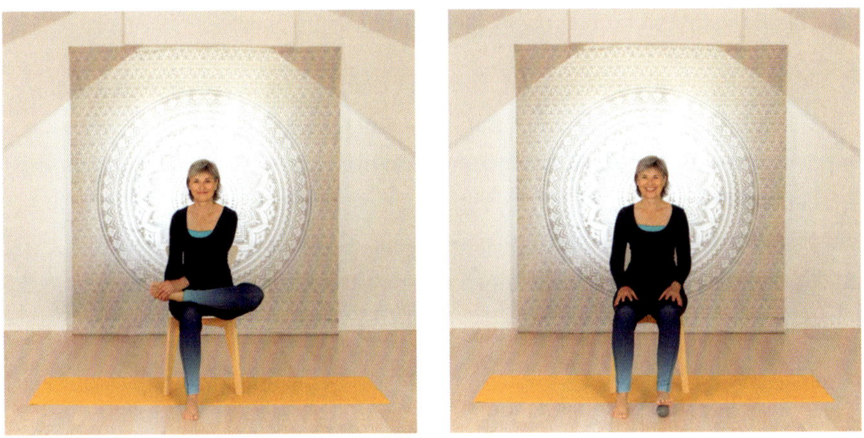

Abb 53: Füße wecken

Fußgewichtsverlagerung (im Stand, mit Halt)

- Aufrecht in Samasthiti stehen, Füße hüftbreit aufstellen. Eine Hand kann zur Unterstützung leicht an einer Stuhllehne oder Wand ruhen.
- Mit der Einatmung das Gewicht langsam nach vorne auf die Zehen verlagern, dabei die Fersen möglichst am Boden lassen oder nur minimal anheben.
- Mit der Ausatmung das Gewicht zurück auf die Fersen bringen.
- Zehn bis zwölfmal in fließender Bewegung wiederholen, anschließend ruhig stehen und nachspüren.
- Auch seitliche Gewichtsverlagerung sind möglich: Hierzu das Gewicht sanft nach rechts und links verlagern.

Tadasana (Berghaltung) - Zehenspitzstand

Das Strecken unterstützt die Aufrichtung, vor allem der Brustwirbelsäule. In der Berghaltung gehen wir dabei auf die Zehenspitzen. Auf dem Rückweg versuchen kontrolliert und während einer Ausatmung Arme und Fersen abzusenken. Das erhöht die Rumpfstabilität und damit die Gleichgewichtsfunktion.

- Aufrecht in Samasthiti stehen, Füße hüftbreit aufstellen. Eine Hand kann zur Unterstützung leicht an einer Stuhllehne oder Wand ruhen.
- Mit dem Einatmen den freien Arm über die Seite heben und dabei auf die Zehenspitzen gehen.
- Beim Ausatmen Arm und Füße gleichmäßig absenken.
- Mehrmals wiederholen, später gerne den Zehenspitzstand einen bis drei Atemzüge lang halten, bevor Arm und Füße beim Ausatmen wieder abgesenkt werden.
- Mit zunehmender Sicherheit kann die Übung auch ohne Unterstützung durchgeführt werden.

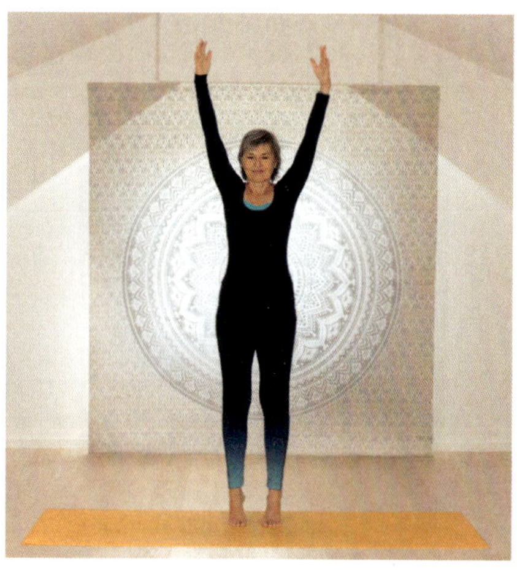

Abb. 54: Der Berg

Das Spiel mit der Standfläche

Statt mit einer parallelen Fußstellung können wir auch die Füße voreinander stellen (Tandem) oder die Fläche verkleinern, indem wir die Füße enger zueinander stellen.

Tandemstellung

- Ein Fuß steht direkt vor dem anderen (Ferse vor Zehen), wie auf einem Seil.
- Blick geradeaus, eine Hand kann an der Wand ruhen.
- Zunächst diese Position für drei bis fünf Atemzüge halten, dann Seitenwechsel.
- Bei Unsicherheit kann man die Füße auch leicht versetzt aufstellen.

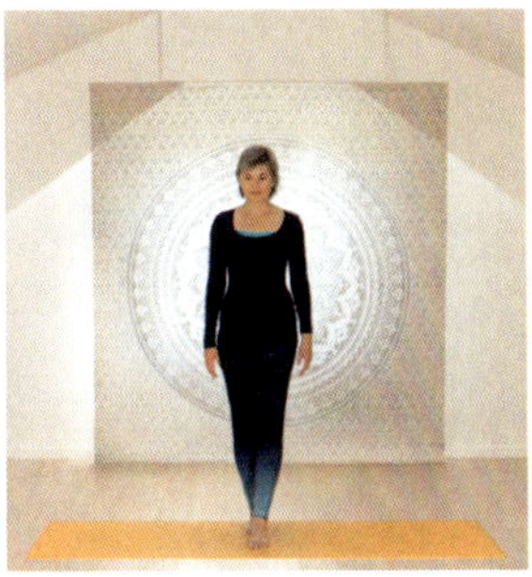

Abb. 55: Tandemstellung

Kombination mit der Armbewegung

- Tandemstand, Blick geradeaus, eine Hand kann an der Wand ruhen.
- Beim Einatmen beide oder einen Arm heben.
- Beim Ausatmen die Arme senken. Mehrmals wiederholen.
- Vatiante: Beim Einatmen den gegenüberliegenden Arm (diagonal) zur vorderen Ferse vor dem Körper in Brusthöhe oder über den Kopf nach oben heben und beim Ausatmen zur Seite öffnen - der Blick folgt der Hand. Ähnlich wie beim Gehen unterstützt diese Bewegung die natürliche Kreuzkoordination. Das kann stabilisierend wirken und die Tiefenwahrnehmung schärfen.

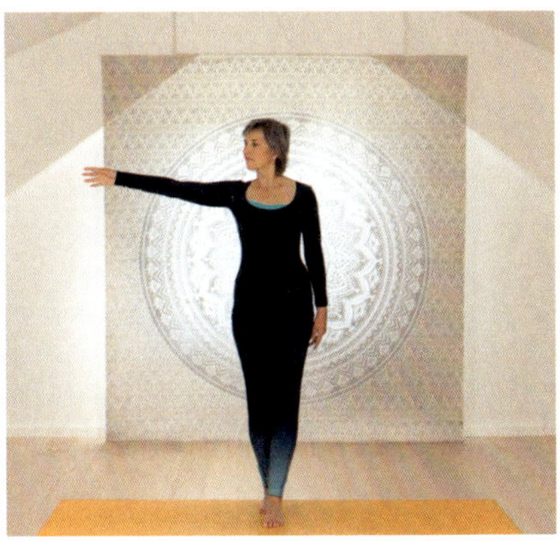

Abb. 56: Augen-Arm-Koordination in Tandemstellung

Der Baum

- Aufrecht in Samasthiti stehen, die linke Hand kann zur Unterstützung leicht an einer Stuhllehne oder Wand ruhen.
- Das Gewicht auf den linken Fuß verlagern, den rechten Fuß auf den Fußballen stellen und die Ferse locker über dem linken Knöchel ablegen – die Standfläche ist nun verkleinert, da der eine Fuß nur mit dem Ballen den Boden berührt.
- Mit der Einatmung den rechten Arm auf Schulterhöhe oder, wenn möglich, über den Kopf anheben. Drei Atemzüge lang in dieser Position verweilen, dabei ruhig und tief ausatmen und das Gleichgewicht halten.
- Mit der Ausatmung den Arm wieder senken und den rechten Fuß wieder stabil aufstellen. Nachspüren – dann die Seite wechseln.
- Die Anforderung lässt sich schrittweise steigern, beispielsweise durch das Lösen der Hand von der Stütze oder das vollständige Abheben des freien Fußes vom Boden. Wird der Fuß vom Boden gehoben, dann unterhalb oder oberhalb des Kniegelenks an das Standbein legen, nicht gegen das Knie drücken.
- Spielerisch und freudvoll üben – wie einst beim Balancieren über einen Baumstamm.

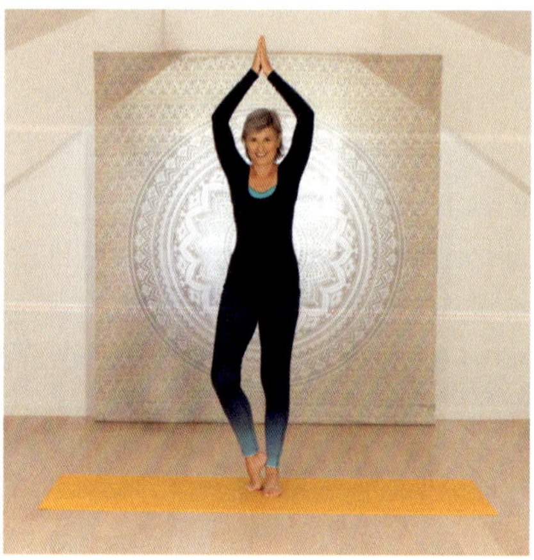

Abb. 57: Der kleine Baum

4.5.5 Der Bauchraum

Beim Yoga für Menschen mit Diabetes spielt der Bauchraum eine wichtige Rolle. Hier befindet sich *Agni* - das Verdauungsfeuer, das im Ayurveda als Schlüssel für einen gesunden Stoffwechsel gilt (siehe Kapitel *2.3 Diabetes aus der Perspektive des Ayurveda*). Auch aus schulmedizinischer Sicht ist der Bauchraum von besonderer Bedeutung: Die Verdauungsorgane inklusive der Bauchspeicheldrüse sind im Bauch lokalisiert, und - nicht zu vergessen - Hunger- und Sättigungssignale entstehen primär im Bauchraum und werden über interozeptive Bahnen vermittelt. Studien konnten zeigen, dass eine erhöhte viszerale Wahrnehmung des Bauchraums - also die Fähigkeit, innere Körperempfindungen wahrzunehmen - das Essverhalten beeinflussen kann. Menschen mit einer besseren Fähigkeit, innere Körpersignale wie Hunger und Sättigung wahrzunehmen, zeigen tendenziell ein gesünderes Essverhalten.[35]

Yogaübungen, die gezielt diesen Bereich ansprechen, können daher auf mehreren Ebenen unterstützend wirken - sie fördern die Durchblutung und Organfunktion, stärken die Körperwahrnehmung und können die Regulation von Appetit und Sättigung unterstützen.

Drehhaltungen

Bei den Drehübungen, die häufig im Yoga geübt werden, wird der Rumpf zwischen Brustwirbelsäule und Lendenwirbelsäule gedreht. Die mobilisierende Wirkung auf die Wirbelsäule wurde beispielsweise in Kapitel *4.5.3 Beweglichkeit ist mehr als Dehnen* vorgestellt. Nun untersuchen wir die Wirkung in Bezug auf den Bauchraum. Das Drehen von Brust- und Lendenwirbelsäule gegeneinander verdichtet den Raum, in dem die Verdauungsorgane liegen. Muskeln, Bänder und Sehnen werden gestaucht bzw. gedehnt, und es wird ein sanfter Druckwechsel im Bauchraum erzeugt. Bildlich gesprochen werden die Muskeln der Organe Bauchspeicheldrüse, Leber, Magen, Darm sanft „ausgewrungen". Danach ist die Durchblutung verstärkt, was manchmal als ein Wärmegefühl spürbar ist. Die verstärkte Durchblutung kann die Funktion der Verdauungsorgane (z. B. Peristaltik) und die Stoffwechselaktivität unterstützen.

Drehübungen können im Stehen, Liegen, auf allen Vieren und im Sitzen ausgeführt und individuell angepasst werden.

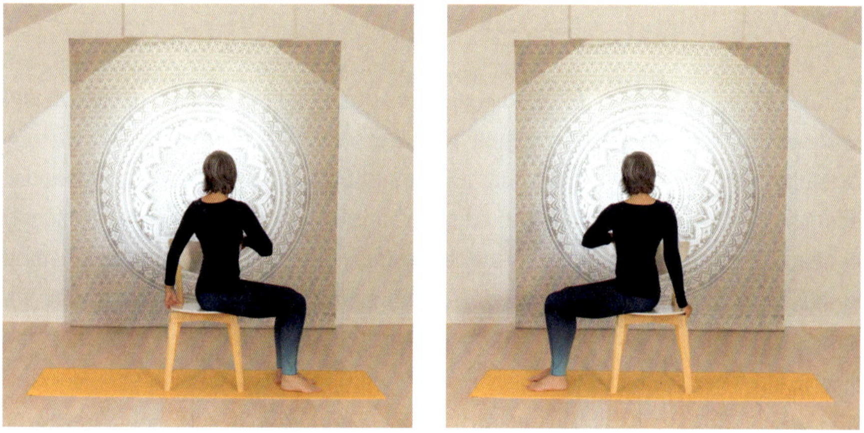

Abb. 58: Drehsitz auf dem Stuhl

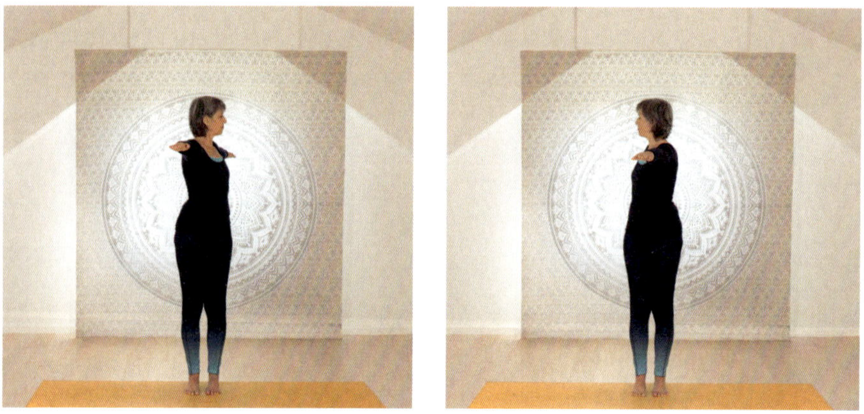

Abb. 59: Wetterfigürchen – Drehung im Stand

In der Drehung lenken wir den Atem oft bewusster und tiefer, da das Zwerchfell sich gegen den erhöhten Widerstand (d. h. den verdichteten Bauchraum) nach unten ausdehnt und durch diese Verdichtung die Rückbewegung unterstützt wird. Wenn die Zwerchfellbewegung angeregt wird (wie auch bei der vertieften Ausatmung, siehe den nächsten Abschnitt), dann fördert das die Entspannung indirekt über den Vagusnerv.* Durch die Entspannung des Nervensystems wird wiederum die Verdauung angeregt und der Blutzucker herunterreguliert. Wir können das direkt wahrnehmen – über ein Gurgeln im Bauchraum oder auch über einen verstärkten Gähn-Reiz.

* Bei der vertieften Bauchatmung wird das Zwerchfell rhythmisch bewegt, was eine mechanische Massage auf vagusnahe Strukturen (z. B. Aorta, Ösophagus) ausübt. Das kann den Vagusnerv reflexiv aktivieren.

Vertiefte Ausatmung

In den Kapiteln *4.4.1 Atmung* und *4.4.2 Atemübung bei Diabetes* haben wir den natürlichen Atem und das atemzentrierte Üben betrachtet. Ein nächster Schritt in der Atemarbeit besteht darin, die Ausatmung bewusst zu verlängern und zu vertiefen. Auch hierbei handelt es sich grundsätzlich um eine Bauchatmung - allerdings mit verstärktem Einsatz der die Ausatmung unterstützenden Rumpfmuskulatur. Das natürliche Absenken der Bauchdecke während der Ausatmung wird dabei durch eine sanfte Tonisierung (Aktivierung) der Bauchmuskulatur unterstützt (etwa durch das Zurückziehen der Bauchdecke oder des Bauchnabels). Diese Praxis lenkt unwillkürlich unsere Aufmerksamkeit auf den Bauchraum und entfaltet folgende Wirkungen:

- Vertiefung der Ausatmung,
- Stabilisierung der Wirbelsäule durch Aktivierung von Bauch- und Beckenbodenmuskulatur - funktionell wichtig bei der Ausführung aller Yogaübungen,
- reflektorische Vertiefung der Einatmung, was eine verbesserte Beweglichkeit der unteren Rippenbögen und eine effektivere Belüftung der unteren Lungenbereiche zur Folge hat,
- durch die Aktivierung des Vagusnervs Regulierung des Nervensystems, was entspannt und den Blutdruck senkt,
- stärkere Durchblutung der Bauchorgane und damit auch Stärkung der Verdauungsorgane,
- Schulung der viszeralen Wahrnehmung.

Eine vertiefte Ausatmung kann somit nicht nur auf körperlicher Ebene stabilisierend wirken, sondern auch helfen, die Fähigkeit zur Selbstwahrnehmung und Selbstregulation zu stärken - wichtige Ressourcen im Essverhalten, im Umgang mit Stress und metabolischer Balance.

Da das gezielte Ansteuern der Bauchmuskulatur anfangs nicht leichtfällt, können unterstützende Methoden hilfreich sein.

Bauchatmung mit Handauflegung

Mit den Händen den Bauch zu berühren und durch sie die Bewegungen beim Atmen zu spüren, erleichtert es, die Aufmerksamkeit bewusst in diesen Bereich zu lenken. Vor dem Üben ist es hilfreich, mit einer Hand sanft um den Nabel zu kreisen. Sie können die Kreise gerne größer und kleiner werden lassen und so sanft die Verbindung zum Bauchraum herstellen.

Ruhige Bauchatmung mit verlängerter Ausatmung

Die Übung fördert die innere Ruhe, regt die Verdauung an und stärkt das Körpergefühl im Bauchraum.

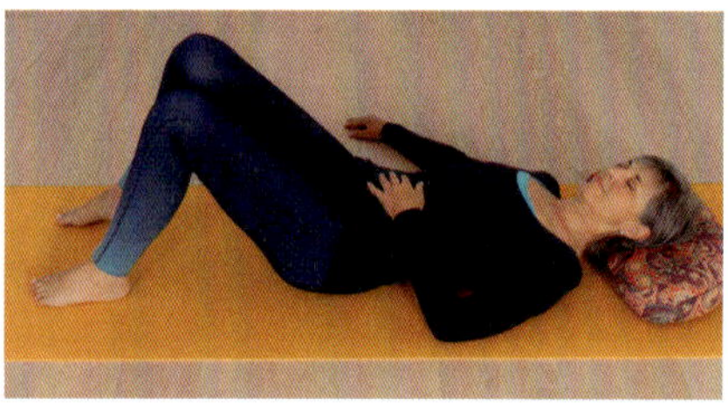

Abb. 60: Vertiefung der Ausatmung

- **Ankommen**
  Legen Sie sich bequem auf den Rücken (z. B. mit einem Kissen unter den Knien) oder setzen Sie sich aufrecht hin. Legen Sie eine Hand sanft über den Nabel auf den Bauch.

  Nehmen Sie wahr, wie sich der Atem gerade anfühlt – ohne ihn zu verändern.

- **Bauchraum erspüren**
  Richten Sie nun Ihre Aufmerksamkeit in den Bauchraum.

  Spüren Sie die Bewegungen der Bauchdecke unter Ihrer Hand, während Sie atmen; vielleicht auch die Körperwärme oder Weite.

- **Einatmen – Bauch hebt sich**
  Atmen Sie ruhig durch die Nase ein. Spüren Sie, wie der Bauch sich weich anhebt – vielleicht hebt sich die Hand leicht mit.

- **Ausatmen – Bauch sinkt zurück**
  Atmen Sie langsam durch die Nase oder den leicht geöffneten Mund aus. Sie können auch mit einem sanften *Ffff* oder *Ssss* ausatmen. Ziehen Sie dabei nun ganz sanft die Bauchdecke nach innen – als wollten Sie den Bauchnabel an die Wirbelsäule „anknöpfen".

- **Wiederholen**
  Führen Sie mehrere Atemzüge so aus, dass die Ausatmung aktiv vertieft wird. Wenn Sie einen angenehmen Rhythmus gefunden haben, können Sie die Ausatmung etwas länger dauern lassen als die Einatmung. (Beispiel: Einatmung drei bis vier Sekunden, Ausatmung fünf bis sechs Sekunden.). Um die Ausatmung bewusster zu gestalten und zu verlängern, können Sie:

  - beim Ausatmen leise ein *Mmmm** summen,
  - im Kopf langsam zählen, während Sie ausatmen, oder
  - mit leichtem Widerstand ausatmen (z. B. durch gespitzte Lippen, Lippenbremse)

- **Wahrnehmen und Verfeinern**
  Spüren Sie:
  - Wie fühlt sich der Bauch bei der Bewegung an?
  - Gibt es ein Gefühl von Leichtigkeit, Wärme, innerem Loslassen?
  - Wird die Einatmung mit der Zeit automatisch tiefer?

- **Nachspüren**
  Beenden Sie die Übung mit zwei bis drei ruhigen Atemzügen ohne Technik. Spüren Sie ca. 5 bis 10 Minuten nach: Gibt es eine Veränderung im Bauchraum? Mehr Ruhe? Wärme?

  Vielleicht zeigen sich sogar erste Hunger- oder Sättigungszeichen.

Diese Übung eignet sich besonders gut vor dem Essen, um besser in Kontakt mit dem inneren Hungergefühl zu kommen, und vor dem Schlafengehen, um das Nervensystem zu beruhigen.

* Der Konsonant *m* bildet einen stärkeren Widerstand als die Konsonanten *f* oder *s*. Deshalb eignet sich das Summen sehr gut, um die Ausatmung spielerisch zu verlängern. Darüber hinaus hat das Summen eine beruhigende Wirkung.

Als Entspannungsübung zwischendurch (siehe nächstes Kapitel *4.5.6 Entspannen und Auftanken*) kann man sich in Rückenlage ablegen und ein Sandsäckchen oder Wärmflasche auf dem Bauch legen. Der sanfte Druck (und die Wärme) verstärken die Wahrnehmung und können die Entspannung weiter fördern. Die Übungen mit dem Bauchraum um den Nabel herum helfen bei der Zentrierung und Konzentration der Gedanken. Besonders in Kombination mit bewusster Atmung wird der Fokus auf den gegenwärtigen Moment und das eigene Empfinden gelenkt.

4.5.6 Entspannen und Auftanken

Die Übungen zum Bauchraum bilden eine gute Überleitung zu dem wichtigen Kapitel der Entspannungsübungen. Wir haben in Kapitel 2 gesehen, welchen Einfluss akuter oder chronischer Stress auf den Blutzucker hat und wie wichtig es deshalb ist, immer wieder in die Entspannung zu finden. Auch für unser Herz-Kreislaufsystem ist das vorteilhaft, denn Entspannung lässt den Blutdruck sinken und das Herz ruhiger schlagen. Wie können wir über Yogaübungen gezielt die Entspannung fördern und im Alltag auftanken?

Für diesen Ratgeber möchte ich ein paar Übungsgruppen vorstellen, die uns dabei helfen.

Stress abbauen über Bewegung und Berührung

Stress und Anspannung kann sich in Unruhe oder Erschöpfung zeigen. Es ist dann nicht leicht, gleich in eine atemzentrierte Bewegung zu kommen oder die Stille zu genießen. Hier folgen ein paar Vorschläge aus meinen Übungsgruppen, wie man Stress, Unruhe und Erschöpfung begegnen kann.

Freie und große Bewegungen

Zu Beginn dürfen Bewegungen ruhig dynamisch, rhythmisch oder schwingend sein – angepasst an die persönliche Tagesform. Diese Bewegungen helfen dabei, Spannungen zu lösen und die innere Unruhe zu kanalisieren – wir können darüber das Nervensystem mit dem aufgestauten *Fight-or-Flight*-Tonus entladen. Gleichzeitig kommen wir so spielerisch in die Körperwahrnehmung. Wichtig ist, sich buchstäblich zu lockern. Deshalb sollte man eher verspielt an die Bewegung herangehen und den individuellen Bewegungsimpulsen folgen.

Beispiele:

- Intuitives Rekeln, Dehnen und Strecken.
- Arme kreisen lassen - verbunden mit der Atmung (beim Einatmen über vorne heben und beim Ausatmen über hinten sinken lassen) und immer im Einklang mit der eigenen Schulterbeweglichkeit.
- Pendeln: In stabiler Grundstellung, die Füße weiter auseinander, die Arme um die Körpermitte schwingen und pendeln lassen. Lassen Sie sich von der Fliehkraft der Bewegung mitnehmen.
- Statt mit den Armen zu pendeln, kann man auch die Hüften kreisen lassen.
- Neben dem sanften Schütteln von den Knien ausgehend kann man Hände, Arme und Beine auch kräftig schütteln. Das ist besonders befreiend, wenn wir beim Ausschütteln ausatmend seufzen.
- Schreiten Sie mit großen Schritten durch den Raum, wechseln sie Geschwindigkeit und Richtung. Das ist nicht nur gut für die Hüftgelenke, es lenkt Sie vom Stress ab und hilft Ihnen, in den Körper zu kommen. Genauso gut können Sie auch am Platz gehen und dabei bewusst auftreten (z. B. die Fersen oder die Fußballen beim Auftreten betonen).

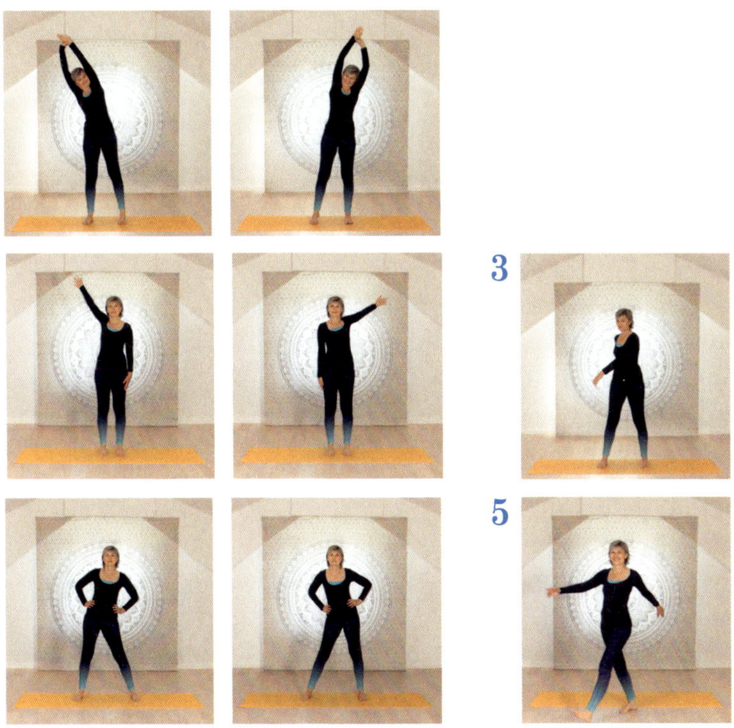

Abb. 61: Lockerungen zum Stressabbau

Egal, welche Bewegung Sie wählen, beenden Sie die Lockerungssequenzen mit der Grundstellung Samasthiti und legen Sie eine Hand auf die Mitte der Brust und die zweite auf den Bauchnabel. Spüren Sie, was von den Bewegungen bleibt. Kommen Sie dann zur Wahrnehmung des eigenen Atmens. So oder ähnlich können Sie sich auf eine kurze Sequenz von Yogaübungen einstellen oder diese Lockerungsübung samt Nachspüren als eine Bewegungs- und Wahrnehmungspause im Alltag einbauen.

Integrieren von Körper und Geist über den Atem

Stress erleben wir im Kopf, und die Verbindung zum Körper tritt in den Hintergrund. Entspannung und Erholung geschieht, wenn wir in unserer Wahrnehmung die Signale des Körpers, des Atems, der Gedanken und Gefühle in ein Ganzes integrieren können. Weil es so wichtig ist, erwähne ich an dieser Stelle erneut das atemzentrierte Üben. Sobald Sie nach den Lockerungen bereit sind, beginnen Sie mit der Koordination der gewählten Bewegung in die eigene Atmung. Wenn der Atem zu Beginn kürzer ist, fällt die Bewegung schneller aus. Solange Atmung und Bewegung zusammenpassen, egal in welcher Geschwindigkeit, führt das zu einem Gefühl der Stimmigkeit. Sie verbinden Körper und Atem – und darüber auch den Geist, der sich auf dieses Zusammenspiel konzentriert. Über diese Stimmigkeit entspannt sich Ihr System und die Atmung wird dann tatsächlich ruhiger. Sie schalten auf Erholen um. Das fällt umso leichter, je einfacher die Übung ist, die Sie wählen.

Integrieren von Körper und Geist über Berühren

In Kapitel 4.4.3 habe ich die Bedeutung der haptischen Übungen vorgestellt. Hier möchte ich Sie dazu einladen, in Ruhephasen Ihre Hände auf Herz und Nabel zu legen – zwei wichtige Energie- und Konzentrationspunkte im Yoga. Sie spüren dabei nicht nur die Körperoberfläche, es fühlt sich auch ein wenig wie ‚Gehalten werden' an.

Eine andere wohltuende Möglichkeit ist, vor oder nach bestimmten Übungen das adressierte Gebiet auszustreichen oder leicht massieren, z. B.

- die Schultern vom Nacken über den Oberarm vor und nach den Schulterübungen,
- den Bauchraum kreisförmig um den Nabel vor Wahrnehmungsübungen im Bauchraum,
- Gesäß und Oberschenkel nach Übungen der halben Hocke.

Wenn Sie vor der Yogapraxis die Hände aneinander reiben und dann von einem Arm beginnend den ganzen Körper kräftig mit der flachen Hand ‚abrubbeln', ist das eine sehr gute Übung, den gesamten Körper wieder zu spüren und zu beleben.

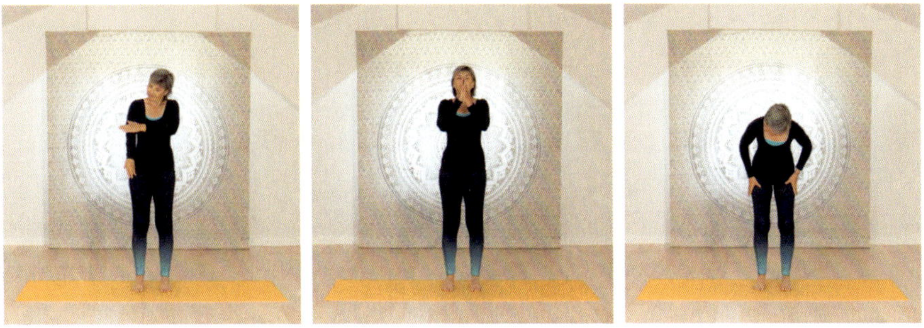

Abb. 62: Wachrubbeln

Entspannungshaltungen

Entspannen kann man am besten in einer angenehmen Haltung. Die klassische Yogaentspannungshaltung ist *Savasana* (die ‚Totenstellung'), Rückenlage mit ausgestreckten Beinen.

Savasana

- In Rückenlage hinlegen, Beine ausstrecken.
- Kissen unter den Hinterkopf legen, sodass der Nacken lang und frei schwebt und das Kinn mühelos in Richtung Hals sinkt.
- Arme leicht vom Rumpf abgespreizt ablegen, Handflächen zur Decke drehen.
- Blick hinter den geschlossenen Augen auf die Mitte der Brust lenken.
- Die Atmung betrachten.
- Vor dem Aufstehen auf die Seite rollen und etwas liegen bleiben.
- Dann mit langem Rücken aufrichten.

Alternative Entspannungshaltungen

Bei empfindlichem unteren Rücken eignet sich auch die Abwandlung von Savasana, indem Sie die Beine anstellen, oder die entspannte Seitenlage. Ebenso können die Knie mit einer Rolle unterlegt werden.

Besonders entlastend für den unteren Rücken ist:

- die Stufenhaltung, bei der die Beine stufenförmig auf einem Stuhl abgelegt werden, oder
- das Unterlegen eines Blocks oder einer zusammengefalteten Decke unter das Becken (wie bei der leichten Umkehrhaltung).

Loslassen und ausruhen

Die so unterstützten Beine wirken entlastend auf Becken und unteren Rücken, ein Gefühl des Einsinkens wird unterstützt. Auch das Ausatmen fällt leichter. In der gewählten Entspannungshaltung richtet man nun den Blick auf den Herz-Raum mitten in der Brust. Hier beobachtet man seinen Atem. Mit einiger Übung können Sie das Gefühl der sanften Atemwelle immer mehr genießen.

Besonders hilfreich ist es, wenn man das Gefühl des Loslassens, das mit der entspannten Ausatmung einhergeht, mit jeder neuen Ausatmung kultiviert. So vertieft sich das Gefühl des Lösens und Einsinkens, und man kann so immer weiter in eine Tiefenentspannung sinken. Wenn man möchte, wandert man mit diesem Gefühl vom Herz aus durch den ganzen Körper, hält an verschiedenen Stellen inne und lässt bewusst alle Spannungen dieser Stelle mit der Ausatmung ziehen.

Übungen in der Stille

Wenn wir also schrittweise von kräftigen Bewegungen in sanftere übergegangen sind, können wir nach und nach zur Ruhe kommen. So vorbereitet können wir in bequemer Haltung die Stille genießen (siehe oben). Wir haben schon von der stressreduzierenden Wirkung der Atemübungen weiter oben gelesen. An dieser Stelle möchte ich eine weitere schöne Übung vorstellen, die sich gut zum Abschluss einer Übungssequenz eignet:

Herzatmung

- Sitzen Sie aufrecht auf einem Stuhl oder liegen Sie bequem am Boden.
- Berühren Sie mit den Fingerspitzen die Mitte der Brust und lenken die Aufmerksamkeit dorthin.
- Betrachten Sie die Atembewegung unter Ihren Fingern.
- Lassen Sie das Einatmen geschehen und stellen sich dabei vor, wie der Atem sich vom Herzen aus in alle Winkel des Körpers frei ausdehnen kann.
- Bei der Ausatmung stellen Sie sich vor, wie der Atem von überall her wieder zum Herzen zurückkehrt.
- Nach einer Weile können Sie die Hände sinken lassen und einfach nachspüren.

Tipp

Wenn Sie mit der Übung vertraut sind, können Sie diese auch gut im Alltag anwenden, z. B., wenn Sie in fordernden Situationen kurz abtauchen und wieder zu sich kommen wollen.

Kapitel 5
Praktische Übungsreihen

„Übe dich nur Tag um Tag und du wirst sehn,
was das vermag."

Johann Wolfgang von Goethe

Die Bausteine einer auf Menschen mit Diabetes abgestimmten Yogaübungspraxis haben wir nun kennengelernt. Im Folgenden stelle ich jetzt Übungsreihen vor, die sie auf unterschiedliche Weise miteinander verbinden.

Grundsätzlich sind unserer Kreativität dabei keine Grenzen gesetzt: Sie können die Übungen frei und nach Belieben auswählen und kombinieren. Es gibt jedoch einige bewährte Hinweise aus der klassischen Yogapraxisplanung, die uns helfen, eine möglichst angenehme und fließende Praxis zu entwickeln, bei der wir nicht unnötig häufig zwischen verschiedenen Ausgangspositionen wechseln müssen (z. B. vom Stehen in die Bauchlage). Diese Regeln sind nicht starr zu verstehen, bieten aber eine gute Orientierung für den Aufbau einer stimmigen Praxis:

- Beginnen und beenden Sie Ihre Übungsreihe mit einer kurzen Phase der Einkehr und des Nachspürens. So können Sie sich bewusst auf Ihre Praxis einstimmen und anschließend wieder sanft in den Alltag zurückkehren.
- Auch zwischen den einzelnen Übungen ist es sinnvoll, immer wieder innezuhalten, nachzuspüren oder sich locker zu bewegen. Auf diese Weise fördern Sie Ihre Selbstwahrnehmung, verringern das Risiko von Überforderung und beugen Verletzungen vor.

- Vom Stehen in die Liegeposition – ein sinnvoller Übergang:

  1. Beginnen Sie im aufrechten Stand oder Sitz. Führen Sie zunächst alle ausgewählten Übungen im Stehen oder auf einem Stuhl sitzend aus.
  2. Danach können Sie über den Vierfüßlerstand zum Boden wechseln und hier passende Übungen anschließen.
  3. Anschließend geht es in eine liegende Position: Oft ist es angenehmer, zunächst auf dem Rücken zu beginnen und sich erst danach in die Bauchlage zu drehen.

- Von der Bauchlage aus können sie sich:

  - entweder erneut auf den Rücken rollen und von dort in die Schlussentspannung übergehen
  - oder aber über den Vierfüßlerstand langsam zurück in den Sitz kommen, um Ihre Übungsreihe dort zu beenden.

Die folgenden Übungsreihen integrieren die im letzten Kapitel ausführlich beschriebenen Übungen sowie die Hinweise zur sinnvollen Praxisplanung. Lassen Sie sich davon inspirieren, eigene stimmige Abfolgen zu gestalten oder die vorgestellten Reihen ganz nach Ihren Bedürfnissen anzupassen.

5.1 Atemzentriertes Üben im Stehen, Sitzen und Liegen

Diese Praxis eignet sich gut, um erste Erfahrungen mit dem atemzentrierten Üben in den verschiedenen Positionen zu machen. Wenn Sie sich an den Ablauf gewöhnt haben, können Sie gerne eine Intention (siehe Kapitel *4.4.5 Sankalpa – die Gefühlsebene bewusst ansprechen*) mit in das Üben einbauen. Zum Beispiel: „Ich lasse mich vom Rhythmus meines Atems tragen." Diese oder eine ähnliche Formulierung können Sie immer wieder mental wiederholen – gerade die Momente des Nachspürens eignen sich sehr gut dafür. So erinnert man sich immer wieder daran, dass man vom Rhythmus des eignen Atmens (durch den Tag) getragen wird.

1

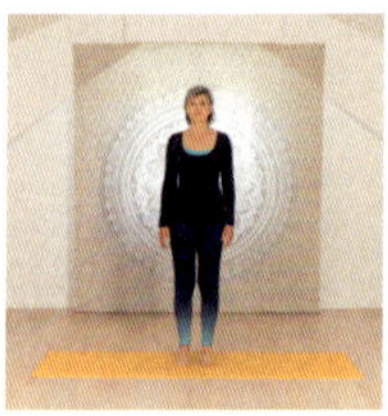

2

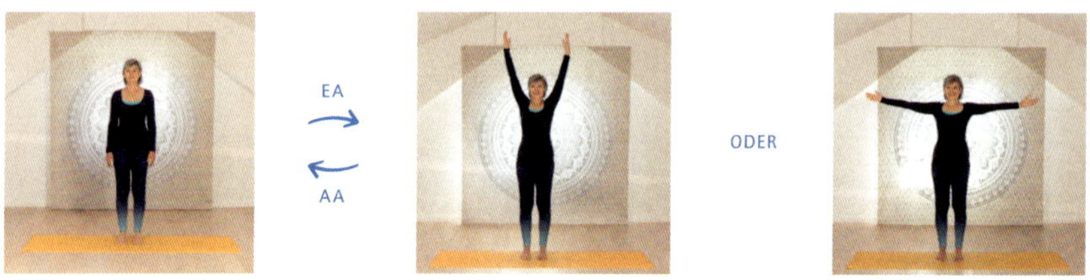

4–6 x im Atemrhytmus wiederholen.

3

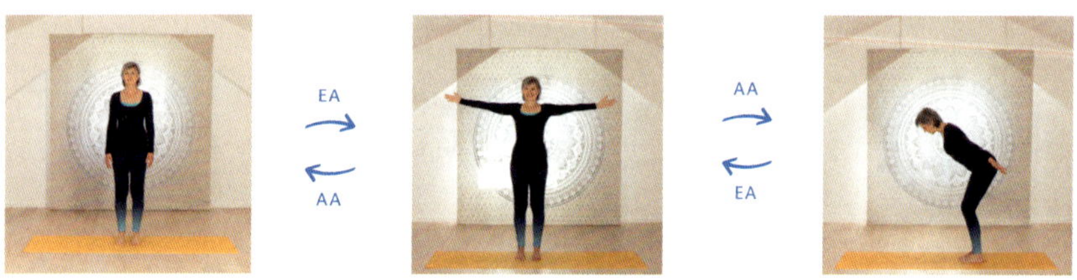

4–6 x

4

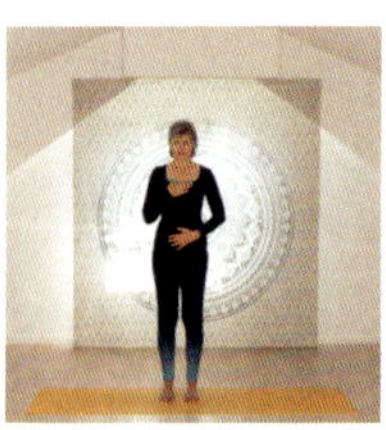

5

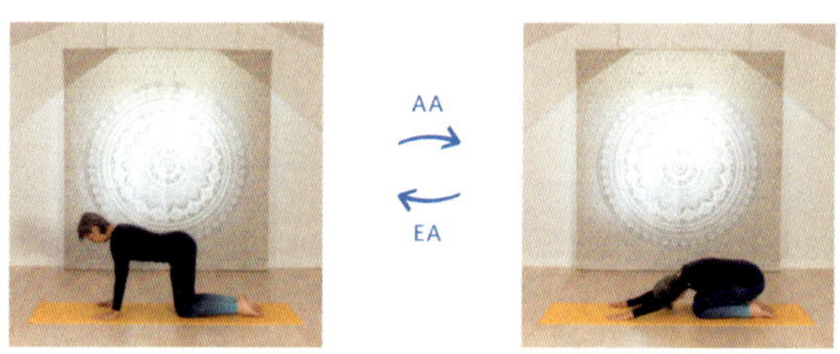

Nachspüren und dem Atem lauschen.

6

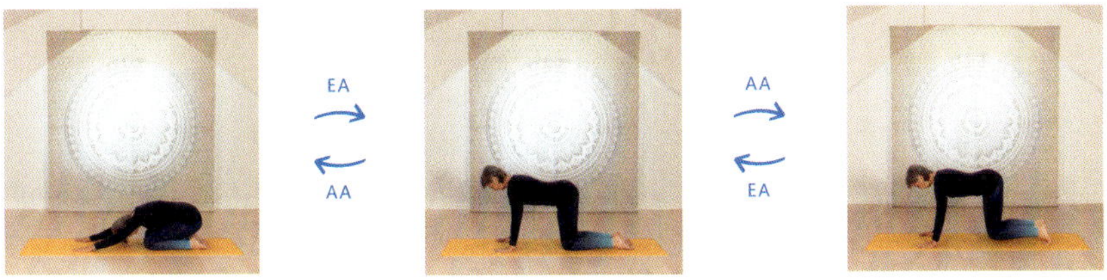

4-6 x

Knie leicht anheben, dabei die Neutralstellung des Rückens bewahren.

7

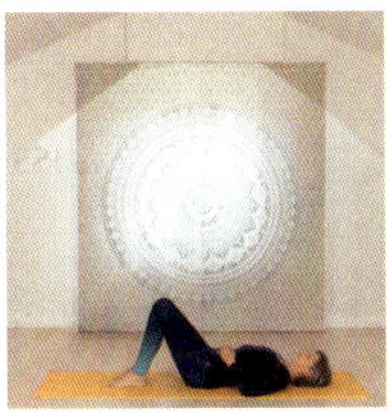

Nachspüren und den Atem fließen lassen.

8

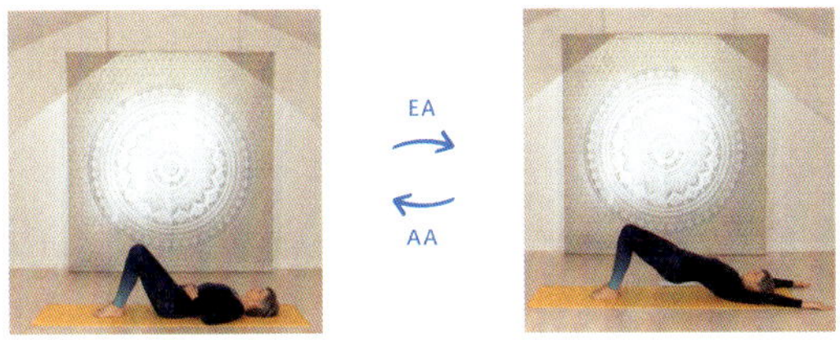

4-6 x

9

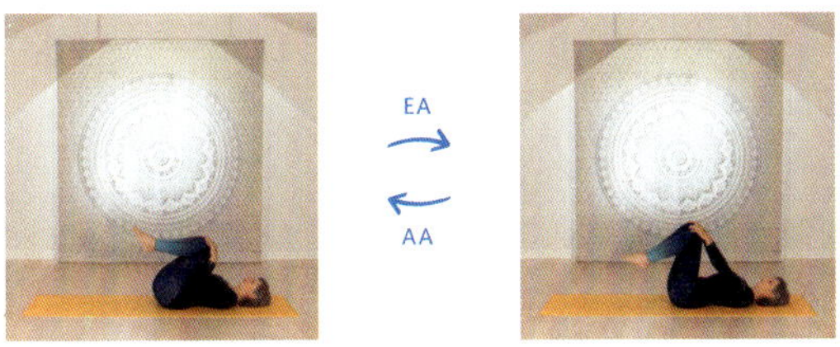

4-6 x

10

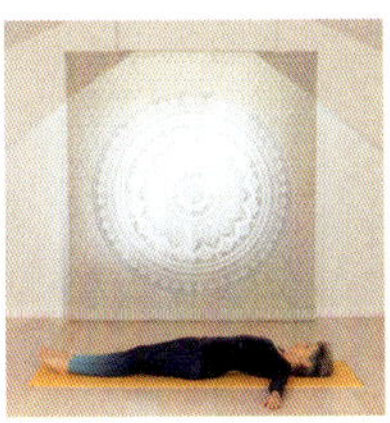

Ausruhen und 3-5 Minuten nachspüren.

Hier geht's zum Video „Atemzentriert üben".

Abb. 63: Atemzentriertes Üben im Stehen, Sitzen und Liegen

Denken Sie daran, dass Sie sich nach der Entspannung am Ende der Praxis langsam und schrittweise aufrichten und so wieder in den Alltag zurückkehren.

5.2 Frischer Start in den Tag

Am Morgen ist der Stoffwechsel aktiv und der Cortisolspiegel physiologisch erhöht - eine Phase, in der Bewegung, Atmung und Achtsamkeit besonders regulierend wirken können. Eine kurze Yogapraxis zu Tagesbeginn kann die Insulinsensitivität verbessern, den Blutzucker stabilisieren und den Geist klar auf den neuen Tag ausrichten.

5.2.1 Kleine Morgenpraxis im Bad

Neuer Tag, neues Glück.

- „Ich begrüße den Tag."
- „Ich freue mich über das, was geht."

1

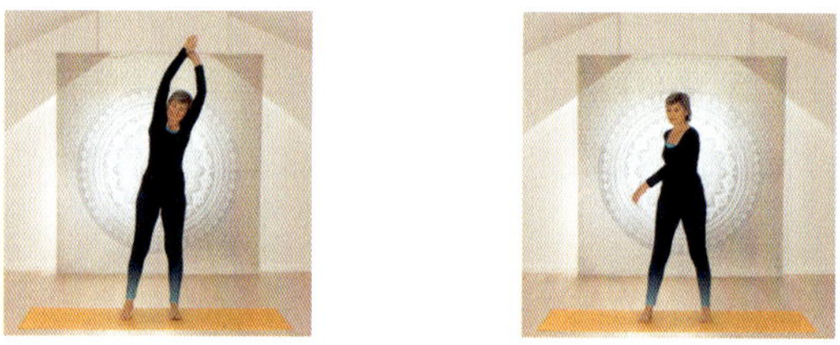

Ausgiebig rekeln, strecken, schütteln und pendeln.

2

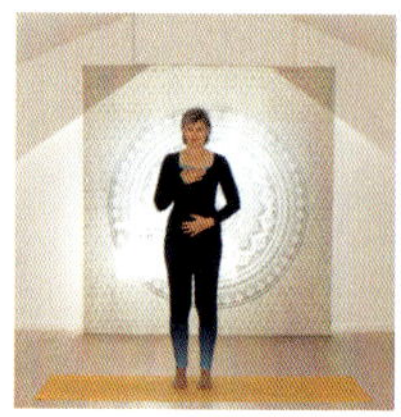

Samasthiti:

- *Sich spüren, ankommen und verwurzeln.*
- *„Ich begrüße den neuen Tag."*

3

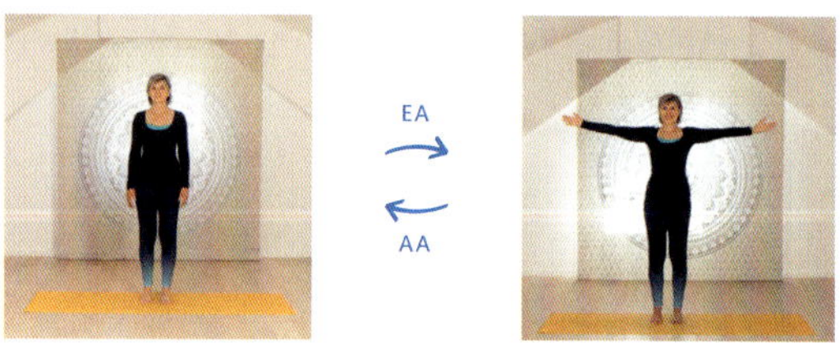

4-6 x im Atemrhytmus wiederholen.

4

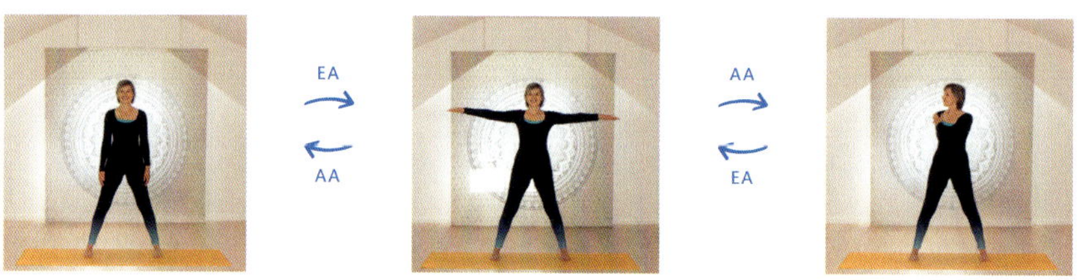

3 x zu jeder Seite

5

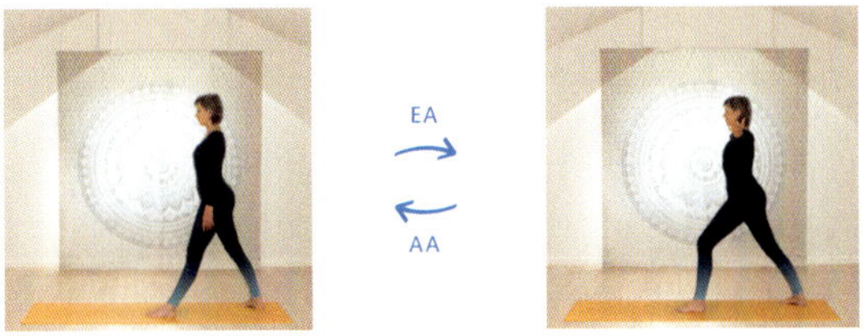

3 x zu jeder Seite

6

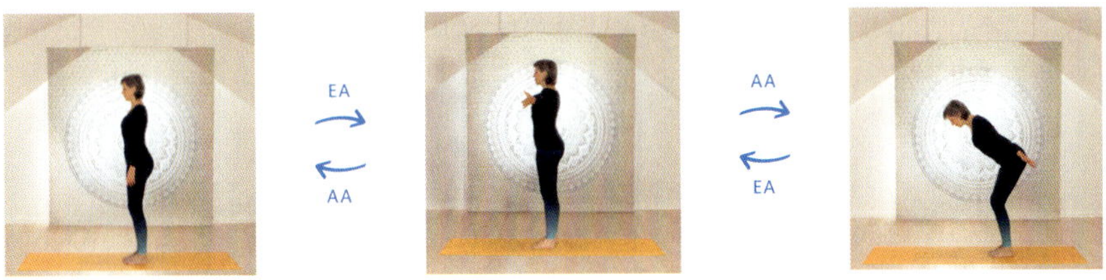

4 x, zuletzt die halbe Hocke für 1–3 Atemzüge halten.

7

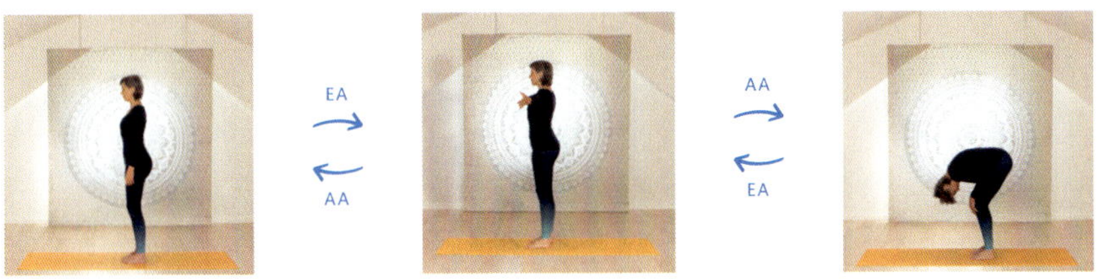

4–6 x im Atemrhytmus wiederholen.

8

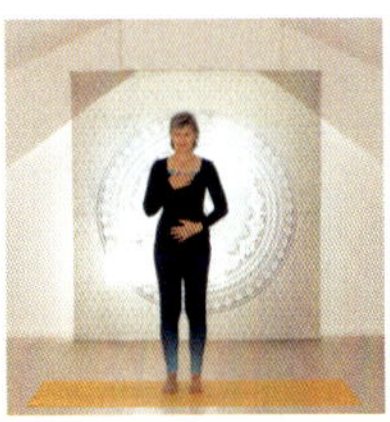

Hier geht's zum Video „Kleine Morgenpraxis".

Nachspüren, auf das Körpergefühl achten, den Atem spüren und sich auf den Tag freuen.

Abb. 64: Kleine Morgenpraxis

Die Praxis gewinnt in dem Maß an Tiefe, in dem Sie mit dem Ablauf vertraut sind und Atem und Bewegung immer stimmiger zusammenfließen. Die Mühelosigkeit nimmt zu und die Atmung kann tiefer und gleichmäßiger werden. Das ist ein guter Start in den Tag, weil Sie so gleich am Morgen Ihr Nervensystem herunterregulieren können.

5.2.2 Längere Morgenpraxis für Kraft und Gelassenheit

Diese Praxis erfordert etwas mehr Übungspraxis. Sie enthält einen sogenannten Yoga-Flow, d. h. eine Abfolge von mehr als drei Haltungen, die wie in einem steten Fluss des eigenen Atems ausgeführt werden. Diese Abfolge kann wie eine Begrüßung des neuen Tages geübt werden. Man neigt sich wohlwollend in alle Richtungen. Außerdem sprechen die hier aufgeführten Übungen die großen Muskeln etwas stärker an.

1

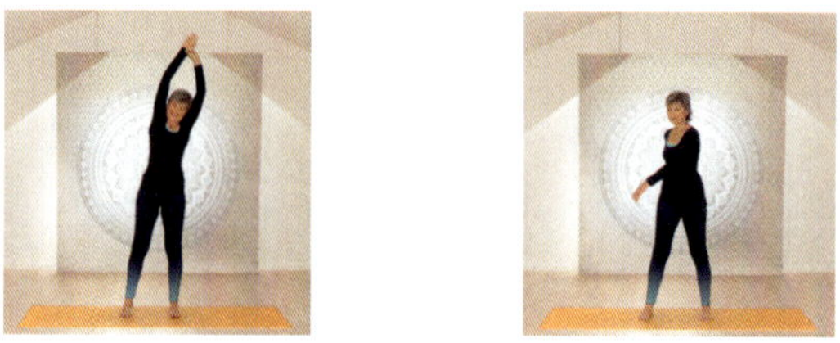

Ausgiebig rekeln, strecken, schütteln und pendeln.

2

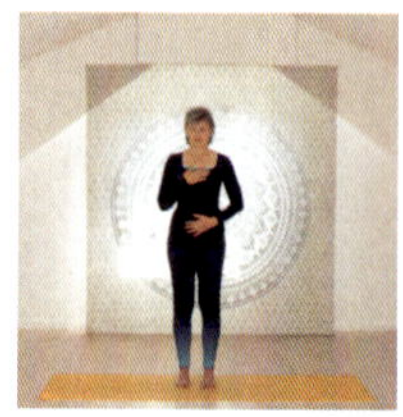

Samasthiti:

- *Sich spüren, ankommen und verwurzeln.*
- *„Ich begrüße den neuen Tag."*

3

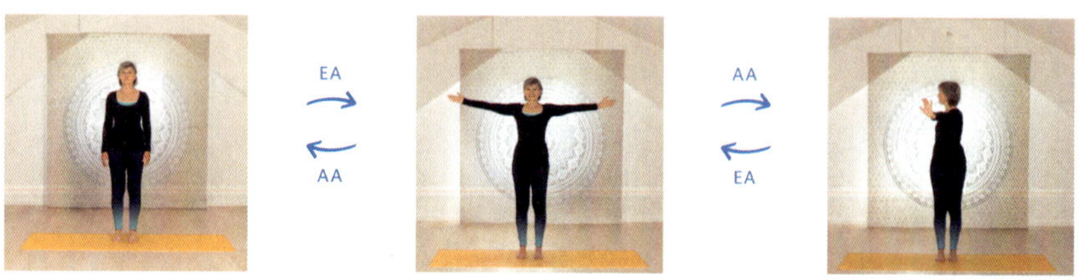

Das ist ein sogenannter „Flow", eine Aneinanderreihung verschiedener Haltungen im Atemfluss. 3–6 x üben.

Hinweg: Drehung nach rechts, Hände senkrecht aufgestellt

Rückweg: Drehung nach links

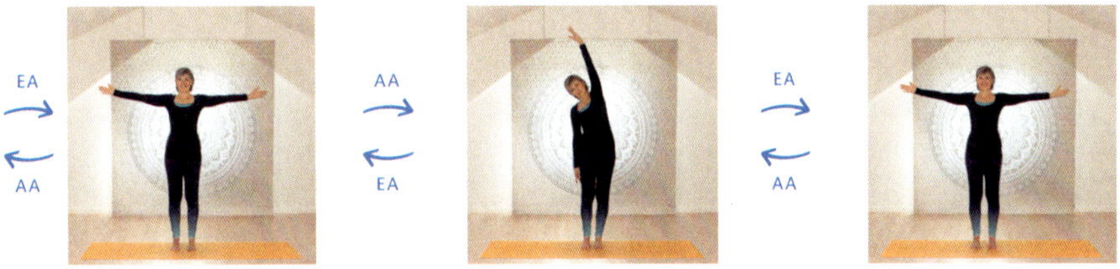

Hinweg: Seitbeuge nach rechts

Rückweg: Seitbeuge nach links

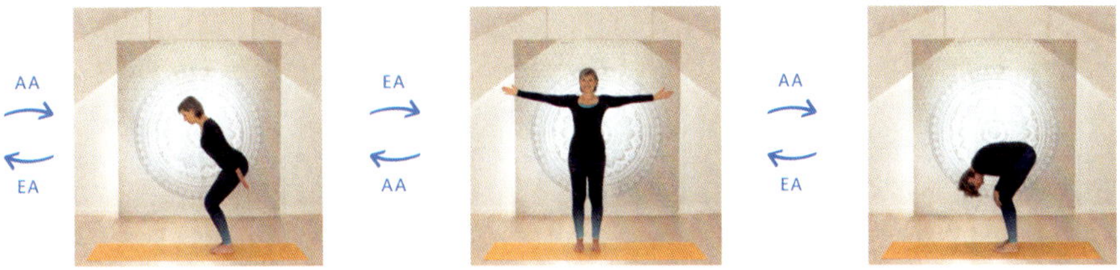

4

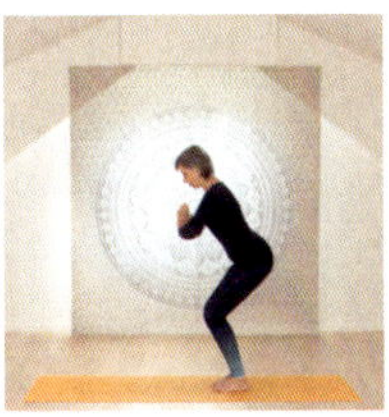

Isometrische Muskelanspannung in halber Hocke

Beim Ausatmen die Fußsohlen fest gegen die Matte drücken und dabei nach außen schieben. Beim Einatmen die Anspannung lösen. 4–8 Atemzüge wiederholen.

Dann: Beim Einatmen die Fußsohlen nach innen schieben (ohne tatsächliche Bewegung). Beim Ausatmen die Spannung lösen.

Wichtig: Die Beine und Füße bewegen sich dabei nicht sichtbar; die Muskeln spannen sich an, als würdest du die Matte auseinander- oder zusammenziehen.

5

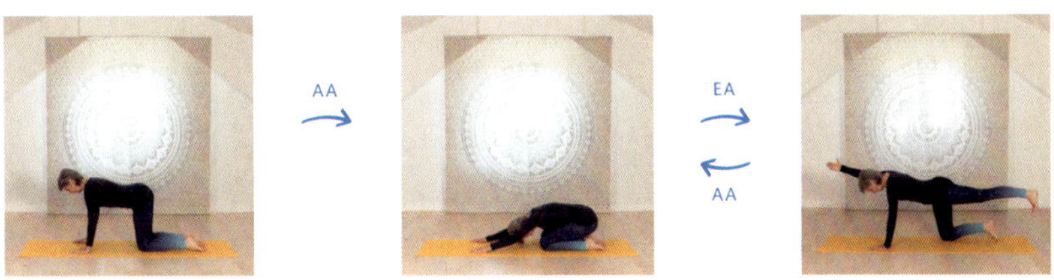

3 x auf jeder Seite mit dieser Variante üben. Alternativ mit einer der Vorstufen (siehe S. 113) üben.

6

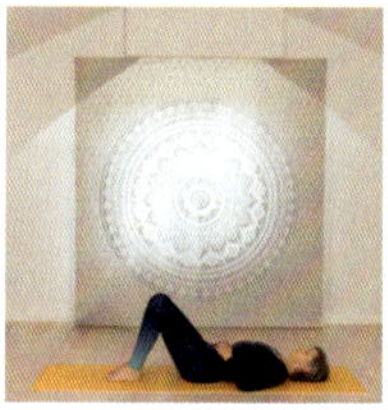

Nachspüren.

7

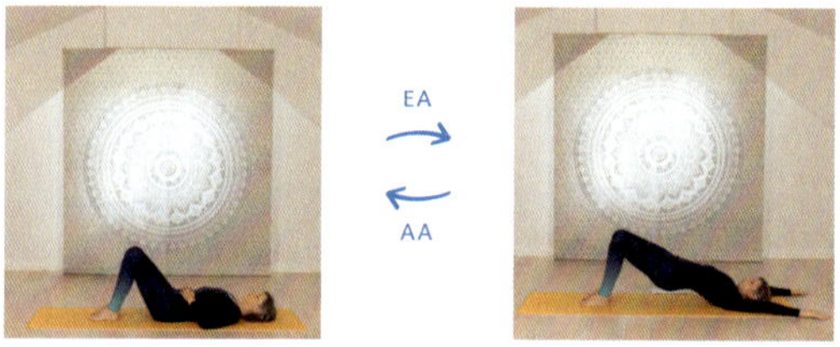

4-6 x

8

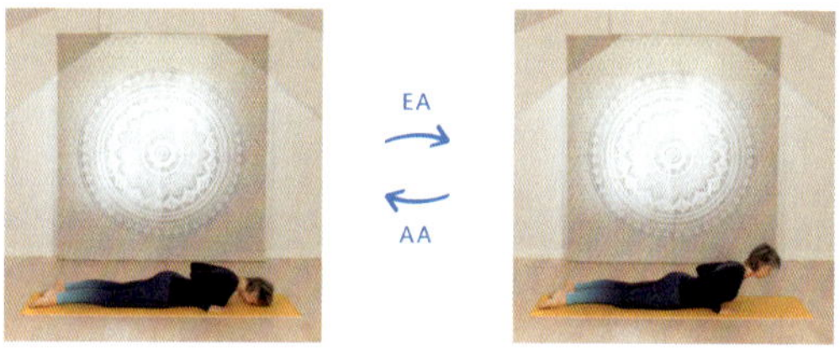

4 x, evtl. bei der letzten Wiederholung einen Atemzug die Kobra halten.

9

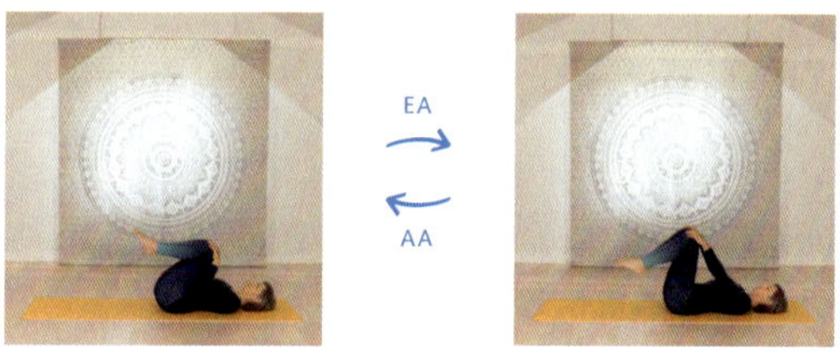

4-6 x

10

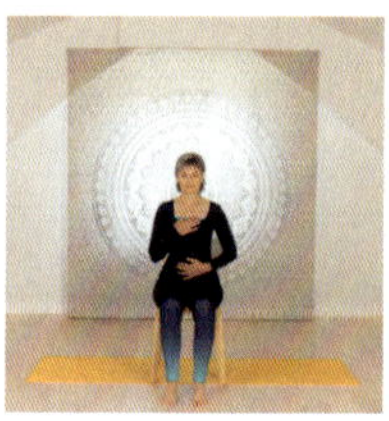

Körper und Atem wahrnehmen, bewusst den Tag begrüßen.

Abb. 65: Kräftigende Morgenpraxis

Hier geht's zum Video „Kräftigende Morgenpraxis".

5.3 Runterkommen am Abend

Abends hat die Übungspraxis eine andere Tonalität. Es geht darum, zur Ruhe zu kommen, den Stress des Alltags abzubauen und so leichter in den Schlaf zu finden. Die Übungen werden sanft ausgeführt; es geht um Dehnen, Lösen und Verlangsamen.

5.3.1 Einfach mal entschleunigen

Widmen Sie diese Praxis der folgenden Intention: „Ich komme zur Ruhe – langsam und stetig mit jedem Atemzug."

1

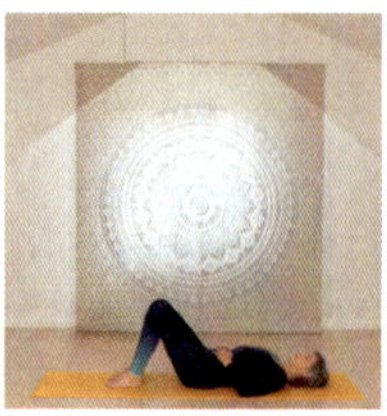

Auf dem Rücken liegend zur Ruhe kommen, Hände in Nabelgegend ablegen.

Zunächst nur den Atem betrachten.

Dann langsam die Ausatmung vertiefen – durch sanftes Zurückziehen der Bauchdecke.

2

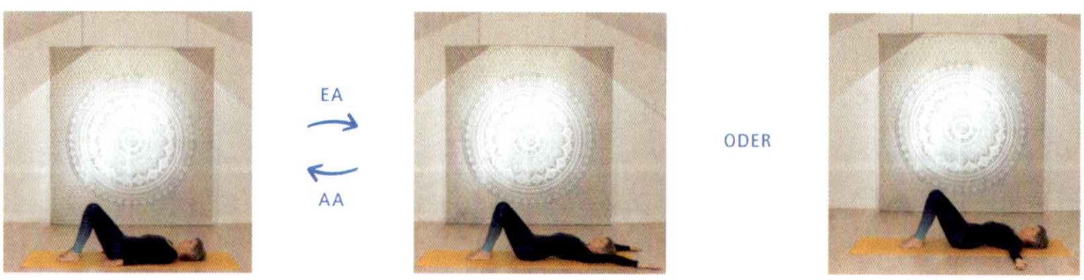

3–6 x, dann die Position drei Atemzüge halten.

3

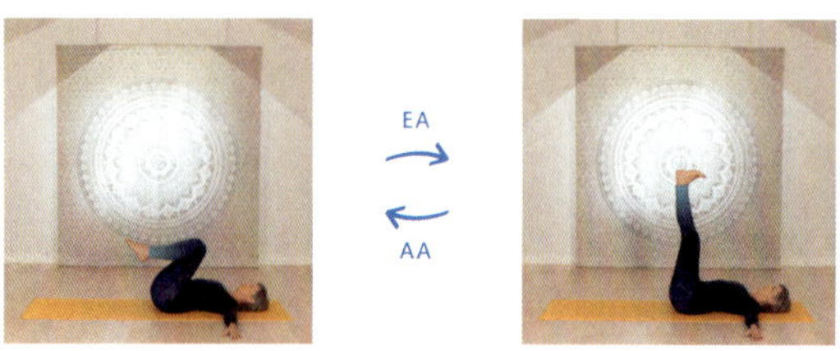

3–6 x, dann die Position drei Atemzüge halten.

4

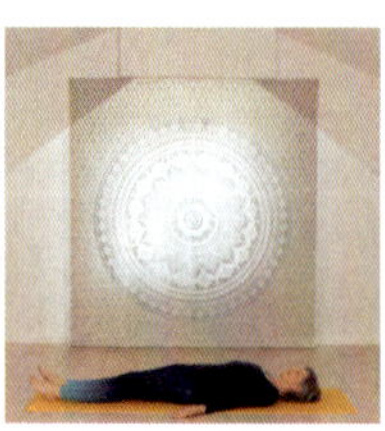

Nachspüren.

5

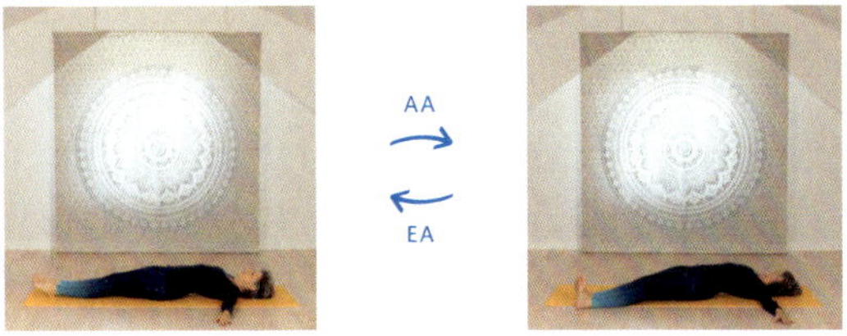

Die Position 3-6 Atemzüge halten, dann Seiten wechseln.

6

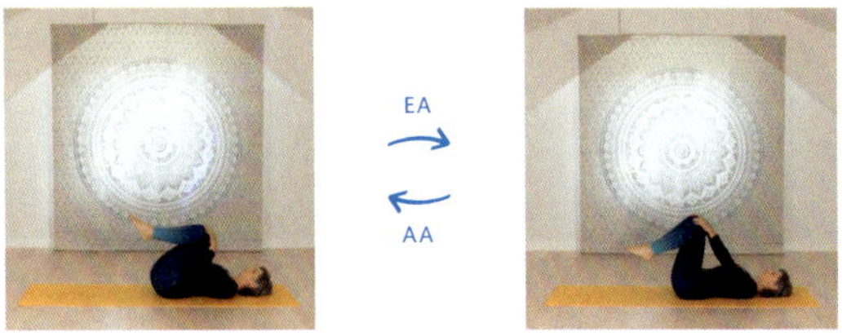

4-6 x

7

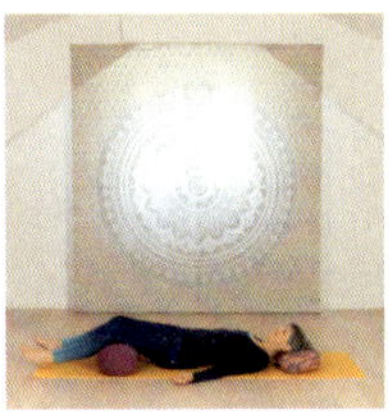

5 Minuten ausruhen, dabei immer tiefer in die Matte einsinken.

Abb. 66: Zur Ruhe kommen

Hier geht's zum Video „Zur Ruhe kommen".

5.3.2 In die Entspannung summen

Das Summen bietet einen leichten Widerstand und unterstützt so eine vertiefte Ausatmung. Die meisten Menschen empfinden Summen als beruhigend. Bei dieser Entspannungspraxis nach einem anstrengenden Tag können Sie ein Gefühl des Loslassens und Genießens kultivieren.

1

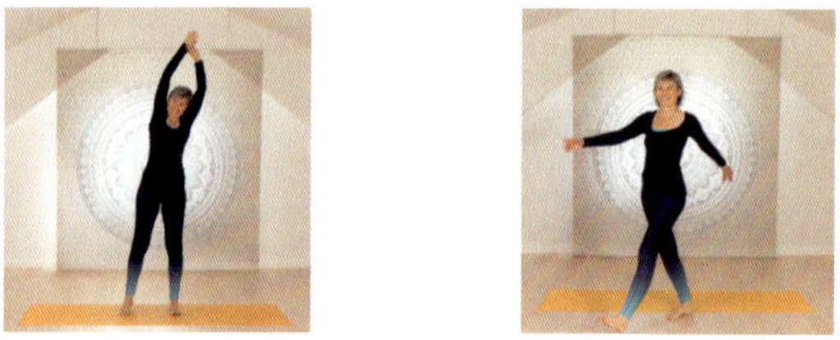

Zuerst ausgiebig rekeln, strecken, schütteln und/oder mit großen Schritten durch den Raum schreiten.

2

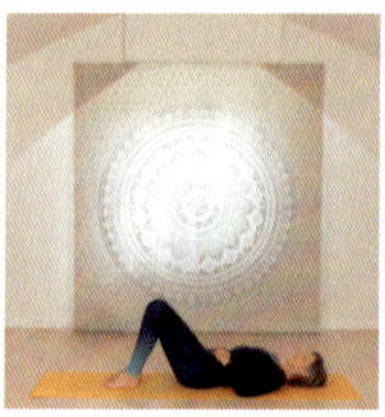

Auf dem Rücken liegend zur Ruhe kommen, Hände in die Nabelgegend ablegen. Zunächst nur den Atem betrachten.

Dann langsam die Ausatmung vertiefen – durch sanftes Zurückziehen der Bauchdecke.

3

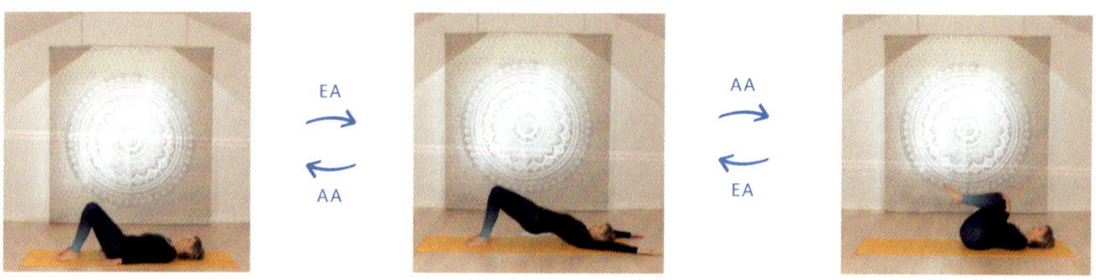

Oder die Arme seitlich in Schulterhöhe legen.

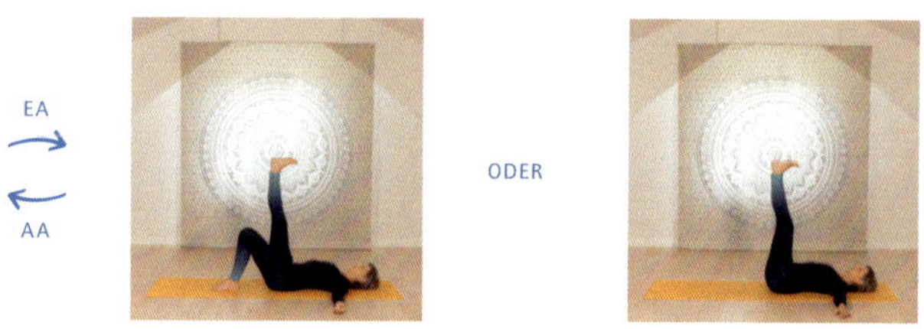

Diesen Flow 3 x mit lautem Summen beim Ausatmen üben und 3 x in der Stille.

4

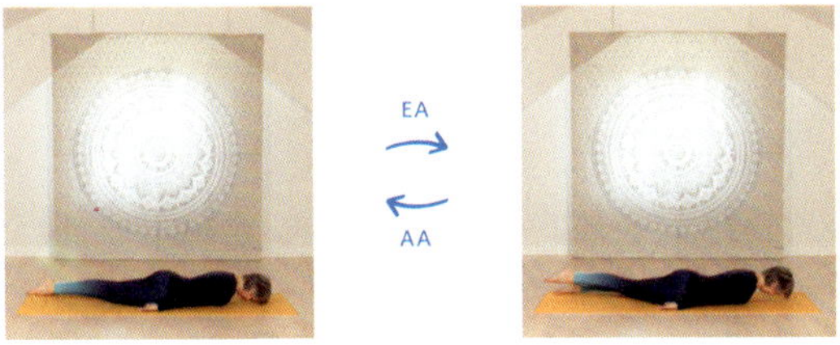

3 x mit jedem Bein, bei der letzten Wiederholung einen Atemzug lang die Körperspannung halten.

5

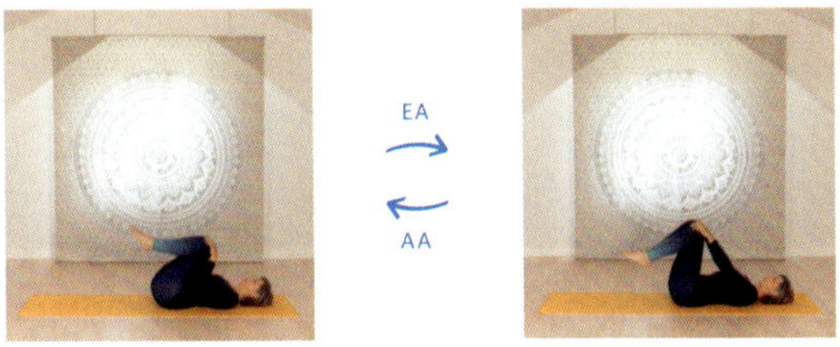

4–6 x, gerne mit einem zarten Summen beim Ausatmen.

6

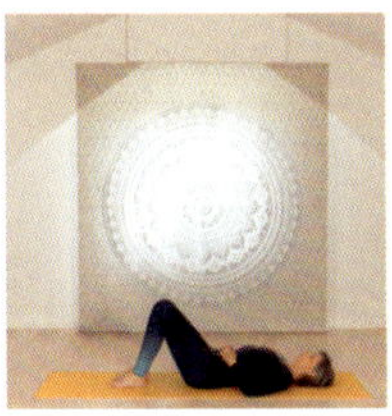

Auf dem Rücken liegend zur Ruhe kommen, Hände in Nabelgegend ablegen, 6–8 Atemzüge vertieft ausatmen durch sanftes Zurückziehen der Bauchdecke.

7

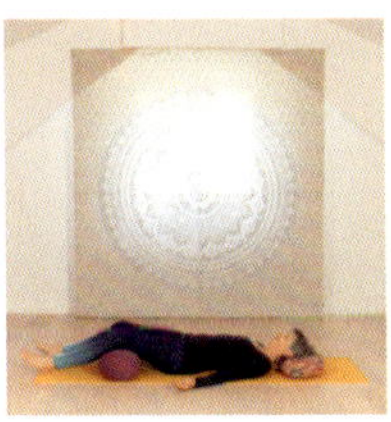

5 Minuten nachspüren.

Abb. 67: Loslassen und Genießen

Hier geht's zum Video „Loslassen und Genießen".

5.3.3 Sich vor dem Schlafengehen (oder schon im Bett) in die Beruhigung atmen

Mit dieser kurzen Sequenz können wir die vertiefte Ausatmung spielerisch ausprobieren und gleichzeitig das Nervensystem herunterregulieren.

1

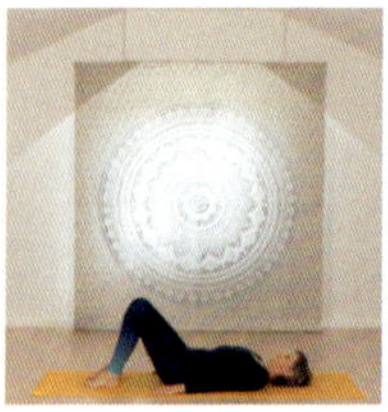

Bequeme Rückenlage finden. Augen schließen oder Lieder senken. Blick nach innen in Richtung Herz-Raum senken.

Kontakt mit dem Atem aufnehmen und beobachten.

2

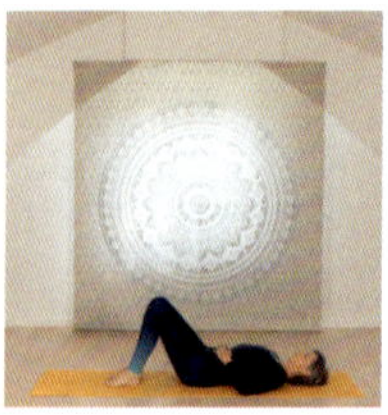

Fingerspitzen in Richtung Nabel auflegen, (Ober-)Arme sollen trotzdem noch bequem am Boden liegen. Jetzt die Atembewegung über die Finger spüren und wahrnehmen.

3

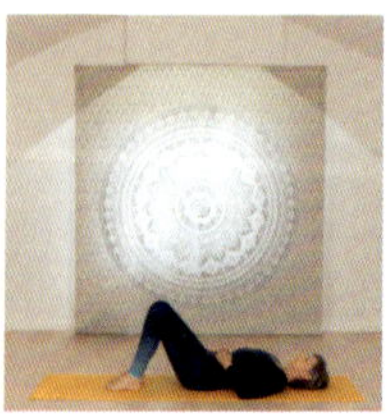

Nun beim Ausatmen das natürliche Absenken der Bauchdecke betonen – also die Bauchdecke nach innen ziehen. Beim Einatmen die Spannung wieder lösen und frei einatmen. 6–8 Atemzüge.

4

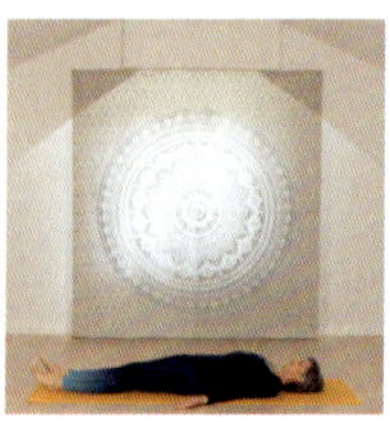

Die Beine strecken und Arme locker ablegen. Nachspüren und entspannen.

Schritt 2 und 3 noch einmal wiederholen.

5

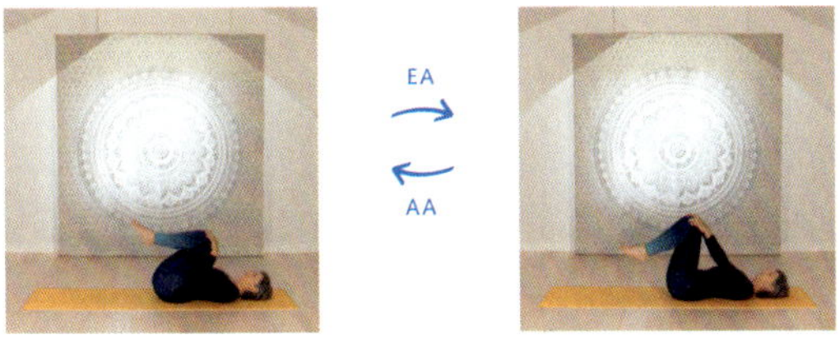

Bei der Ausatmung bewusst die Bauchdecke nach innen ziehen (4-6 x).

6

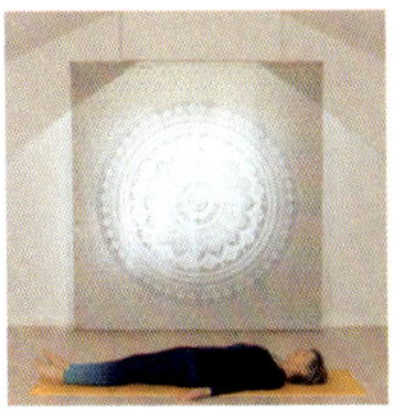

Ausruhen.

Abb. 68: Ich atme mich in den Schlaf

Hier geht's zum Video „Ich atme mich in den Schlaf".

5.3.4 Verspannung lösen

In dieser Praxis lockern wir uns durch weiches Bewegen um die Bewegungsachsen herum. Es geht um ein sanftes Erspüren und Mobilisieren verschiedener Körperregionen.

1

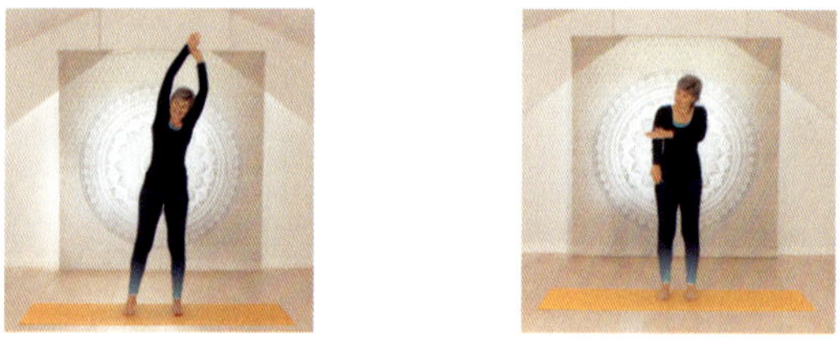

Zuerst ausgiebig rekeln, strecken und schütteln.

2

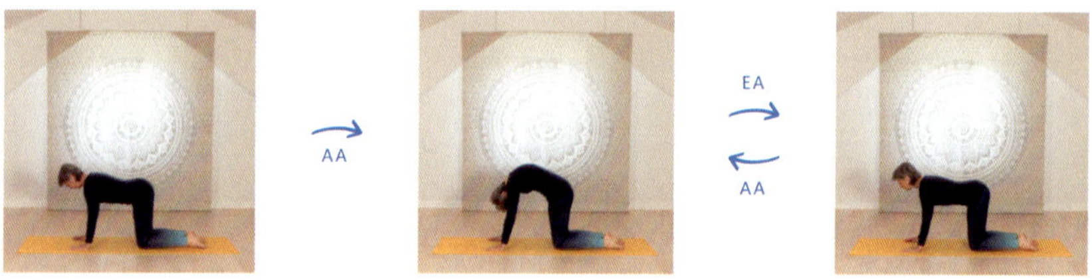

Mit der Ausatmung den Rücken runden, beim Einatmen wieder zurück in die Neutralstellung kommen (4-6 x).

3

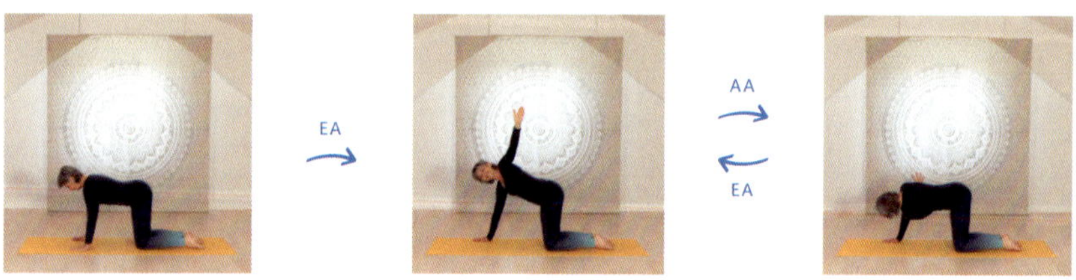

Mit der Einatmung sich zu einer Seite drehen, beim Ausatmen durch die Achselhöhle durchgreifen und sich umarmen (3-4 x auf jeder Seite).

4

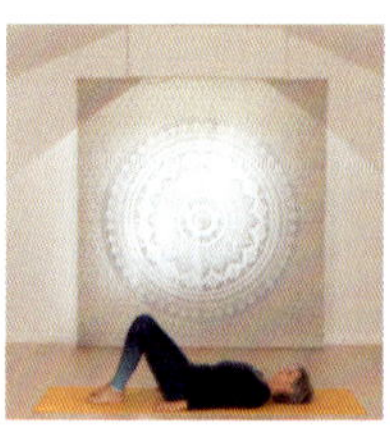

Nachspüren.

5

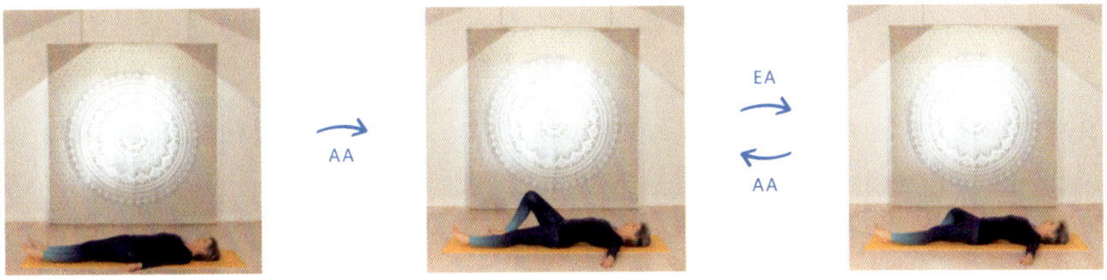

3 x in diese Richtung, 3 x in die andere Richtung (siehe Seite 133), dann Bein wechseln.

6

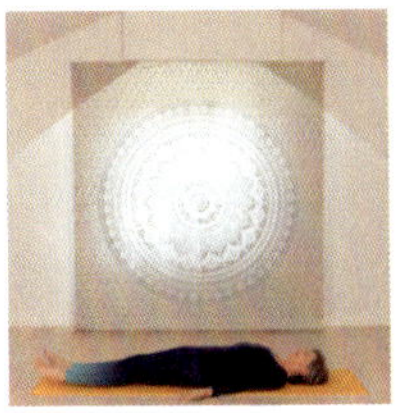

Nachspüren.

7

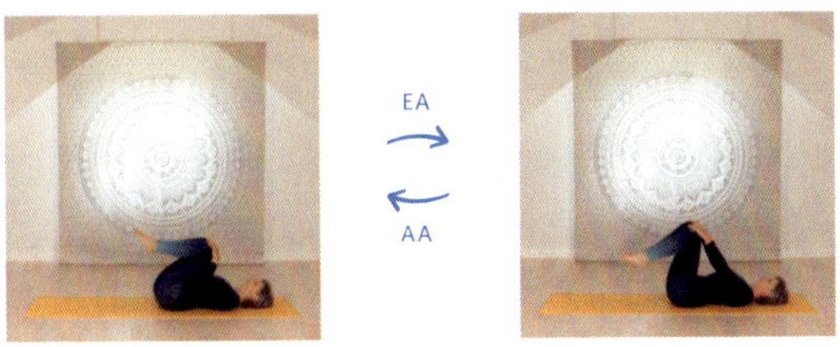

4–6 x, sich dabei vorstellen, dass die Ausatmung die Beine zur Brust „zieht" und die Brustausdehnung bei der Einatmung die Arme und Beine wie von selbst bewegt.

8

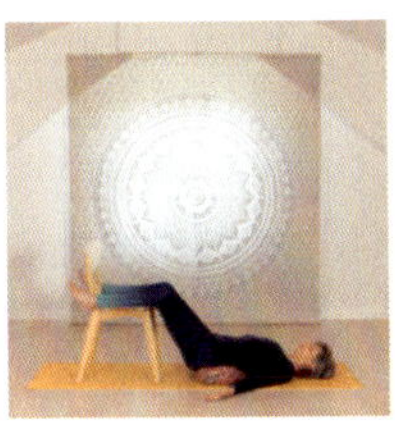

Ausgedehnt entspannen.

Abb. 69: Ich lasse los und werde weich und beweglich

Hier geht's zum Video „Ich lasse los und werde weich und beweglich".

5.4 Würdevolle Aufrichtung

Die folgenden Praxen betonen die Aufrichtung der Brustwirbelsäule in verschiedenen Haltungen.

5.4.1 Stabile Aufrichtung auf dem Stuhl

Hier ist eine kurze Praxis dargestellt, die verschiedene Bewegungsachsen anspricht und uns so aus einer einseitigen, oft verspannten Sitzhaltung herausführt. Bereits ein paar Minuten reichen, um neue Energie zu schöpfen und den Körper wieder in Balance zu bringen – beispielweise direkt am Arbeitsplatz, ohne große Vorbereitung.

1

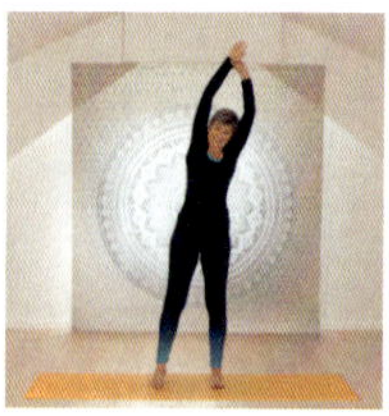

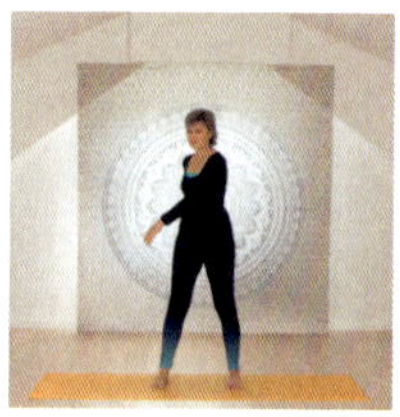

Ausgiebig rekeln, strecken, schütteln und pendeln

2

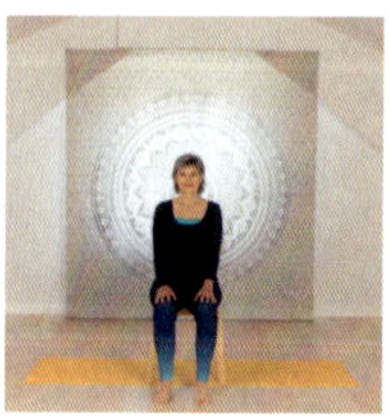

Aufrechte Sitzhaltung einnehmen.
Füße fest am Boden verwurzeln.
Atmung betrachten.

3

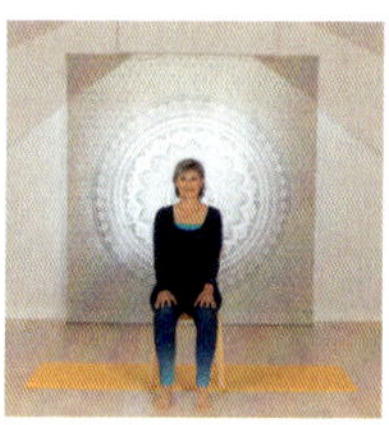

EA →
← AA

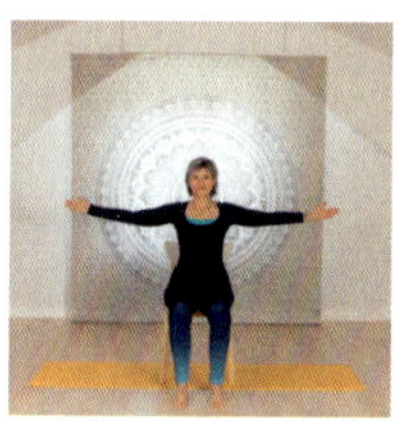

6 x

4

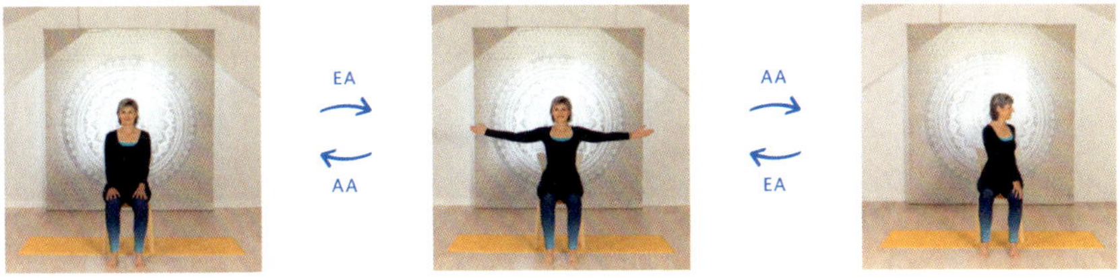

3 x zu jeder Seite, zuletzt einen Atemzug in der Drehhaltung bleiben.

5

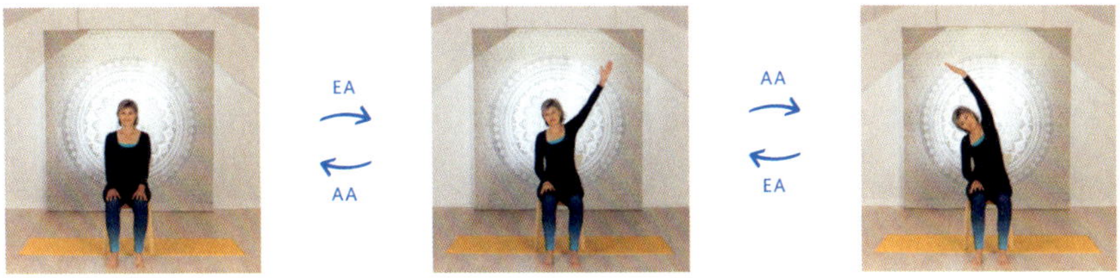

3 x zu jeder Seite, zuletzt einen Atemzug in der Dehnung bleiben.

6

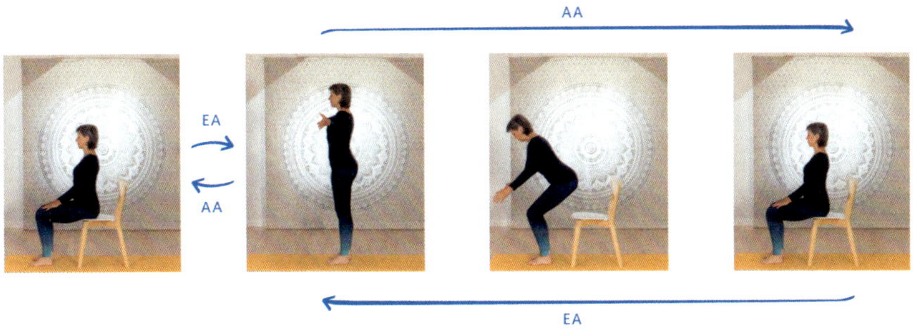

7

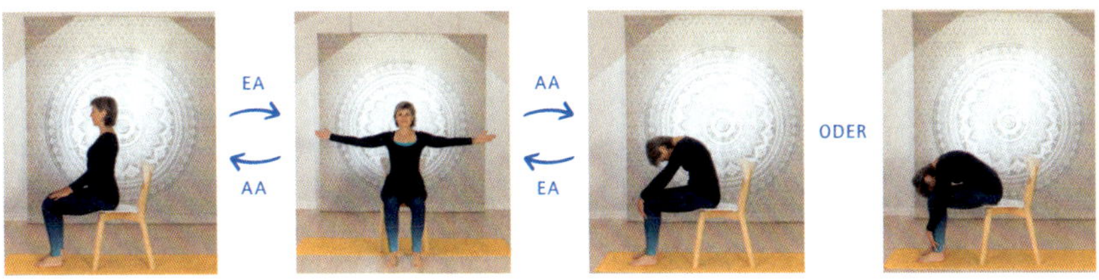

8

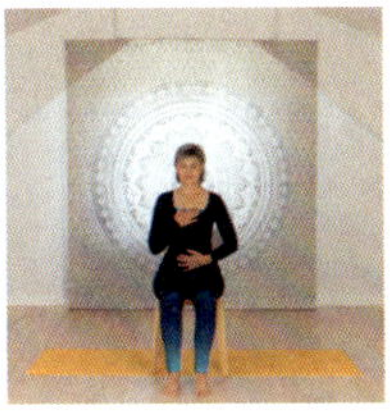

Hier geht's zum Video „Stabile Aufrichtung auf dem Stuhl".

Abb. 70: Stuhlpraxis

5.4.2 Aufrichtung in allen Lebenslagen

Bei dieser Praxis sind einige Elemente zur Kräftigung der Rumpfmuskulatur, u.a. das Krabbeln, integriert.

1

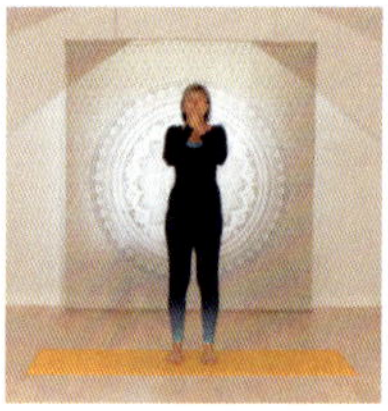

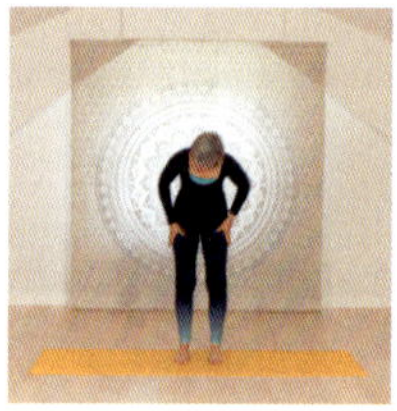

Ausgiebig wachrubbeln.

2

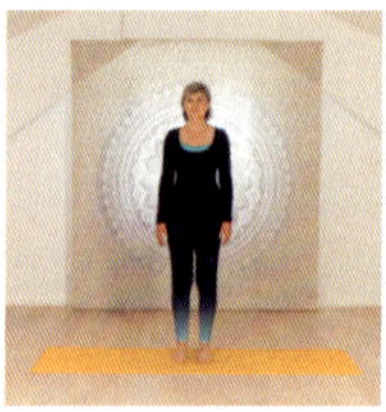

Samasthiti:

- *Nachwirkungen des Abstreifens und Rubbelns spüren.*
- *Boden bewusst unter den Sohlen wahrnehmen – „verwurzeln".*
- *Kontakt mit dem Atem aufnehmen und beobachten.*

3

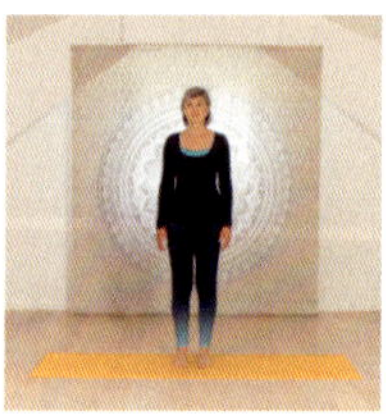

EA →
← AA

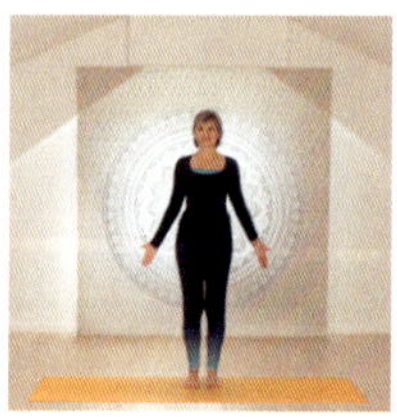

4–6 x

4

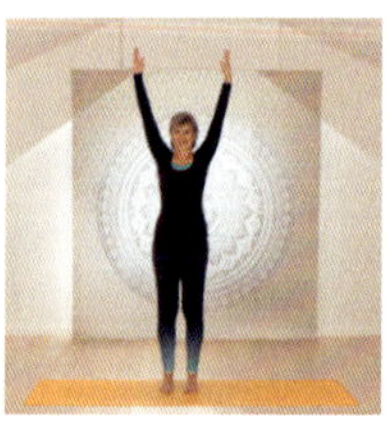

AA →
← EA

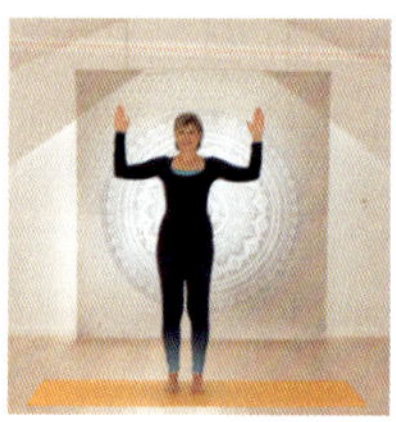

Einen Atemzug halten, Brust strebt nach oben; 4–6 x

5

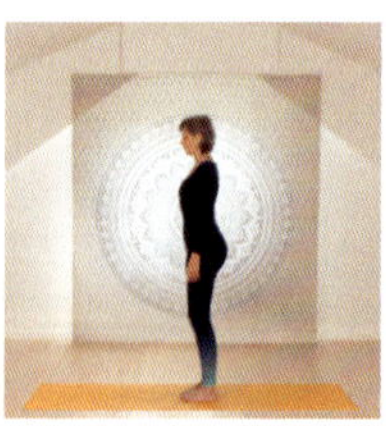

EA →
← AA

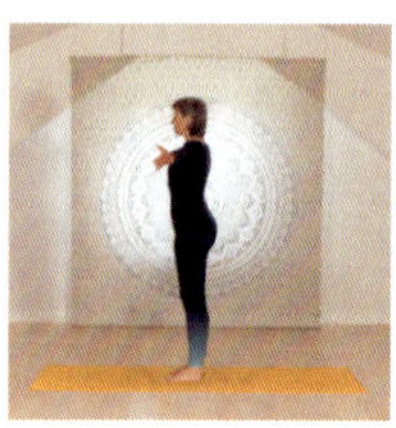

AA →
← EA

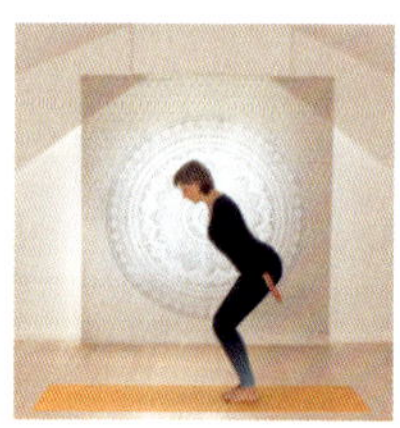

4 x, dann in der halben Hocke zu Übung 6 übergehen.

6

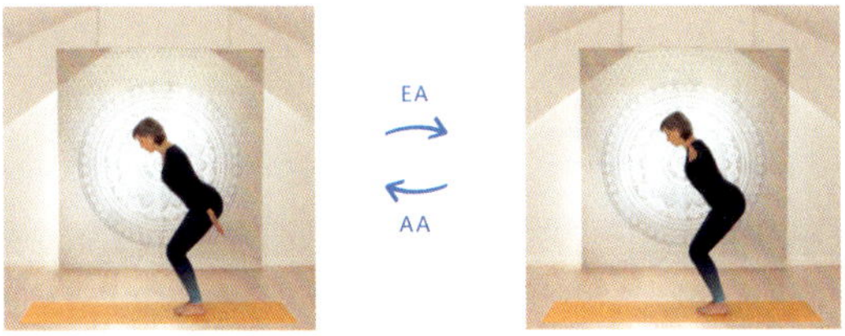

4-6 x

7

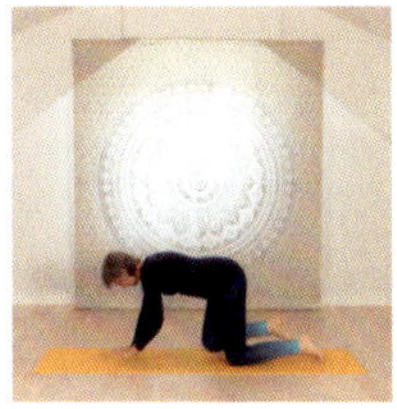

Zur Lockerung auf der Stelle treten und/oder durch den Raum krabbeln.

8

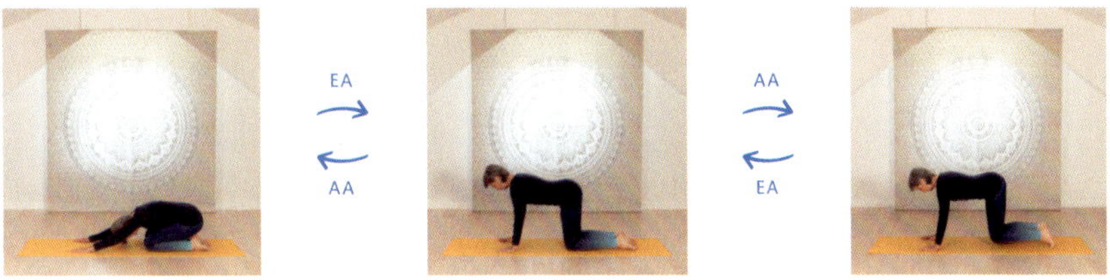

Vom Vierfüßler ausatmend in Knie leicht vom Boden abheben, einatmend wieder die Knie absenken und ausatmend in die Kindhaltung. 3-6 x wiederholen.

9

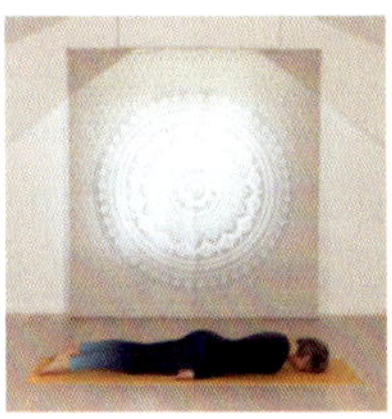

10

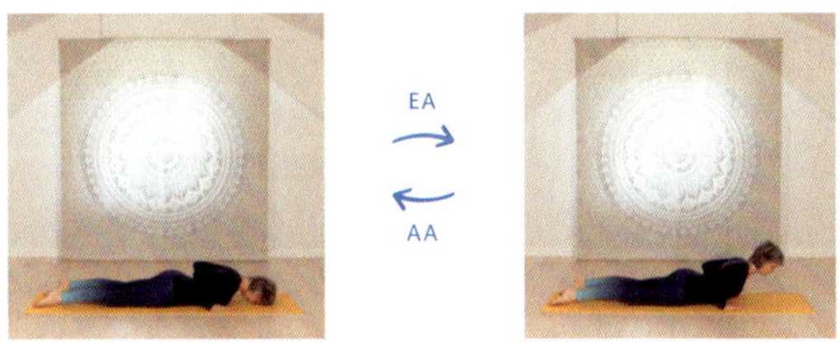

3-6 x
Später können die Arme mit abgehoben werden.

11

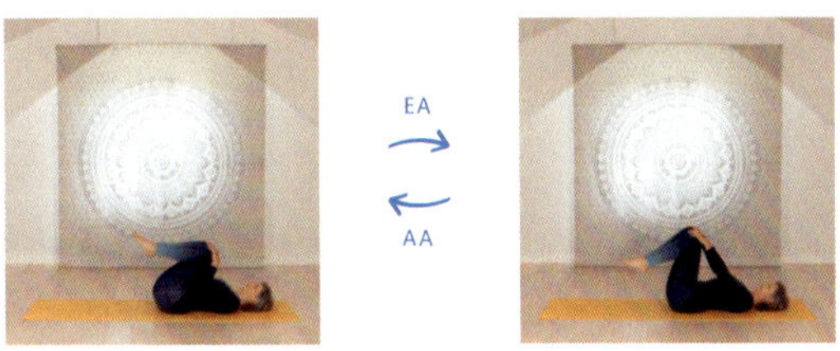

4-6 x

12

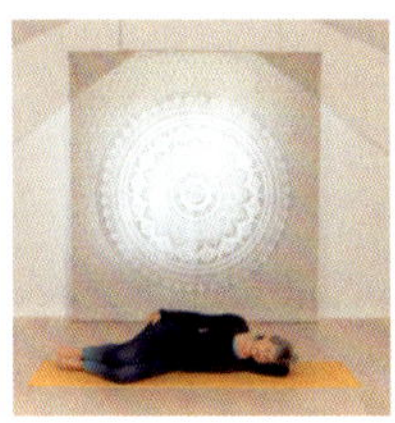

Abb. 71: Praxis für eine stabile Aufrichtung

Hier geht's zum Video „Praxis für eine stabile Aufrichtung".

5.5 Innehalten im Alltag

Viel zu wenig halten wir im Alltag kurz inne und nehmen uns Zeit, zu spüren, was ist. Wenn wir beispielsweise viel sitzen, verspannen sich mit der Zeit Nacken, Schultern und oberer Rücken. Das spüren wir häufig erst, wenn es richtig schmerzt. Die nächste Praxis ist eine kleine Erfrischung für diesen Bereich. Die Übungen mobilisieren und kräftigen gezielt die vernachlässigte Muskulatur und bringen Spielräume, wo es sich vorher vielleicht eng anfühlt. Die Praxis können Sie bei Verspannungen oder schon präventiv üben.

5.5.1 Schultern befreien und aufrichten am Arbeitsplatz („Ich tue mir etwas Gutes.“)

Die folgende Praxis richtet sich gezielt an verspannte Schultern und den Nacken - sie eignet sich wieder wunderbar für eine kleine Atem- und Entspannungspause zwischendurch im Büro.

1

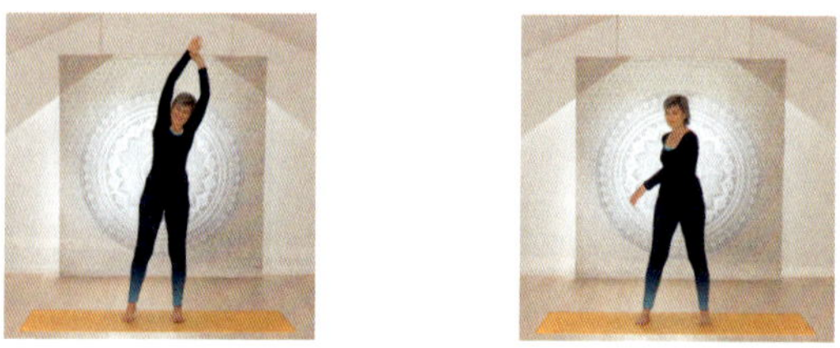

Zuerst ausgiebig rekeln, strecken, schütteln und/oder mit großen Schritten durch den Raum schreiten.

2

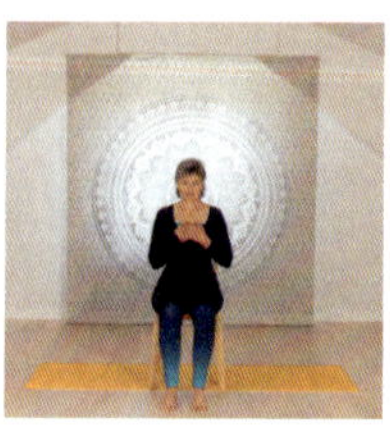

Aufrecht auf die Stuhlkante setzen. Hände auf Brustmitte legen. Im Sitz ankommen.

3

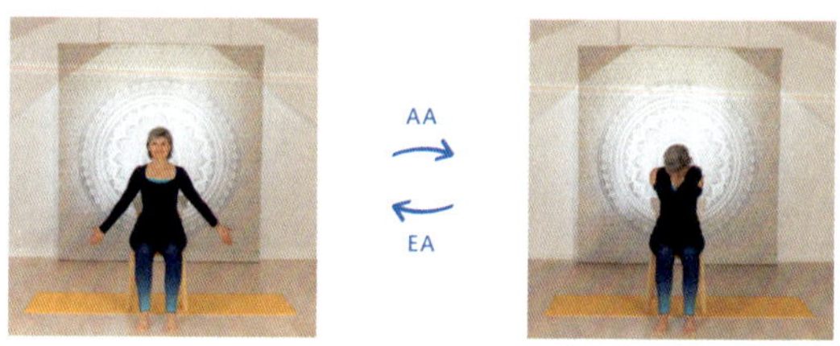

4-6 x, Daumen nach hinten ziehen, die Arme abwechselnd über der Brust kreuzen.

4

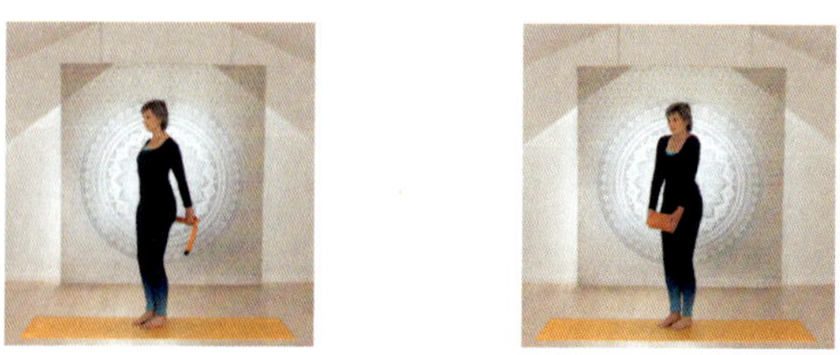

Gefühlvolles Schulterkreisen mit und ohne Widerstand (siehe Seite 129), 3-6 x im Atemrhythmus, immer nach hinten kreisen.

5

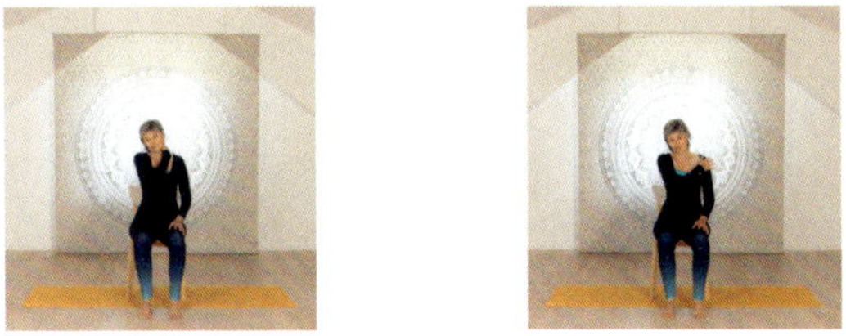

Nacken von Ohr bis Schulter wohlwollend ausstreichen.

6

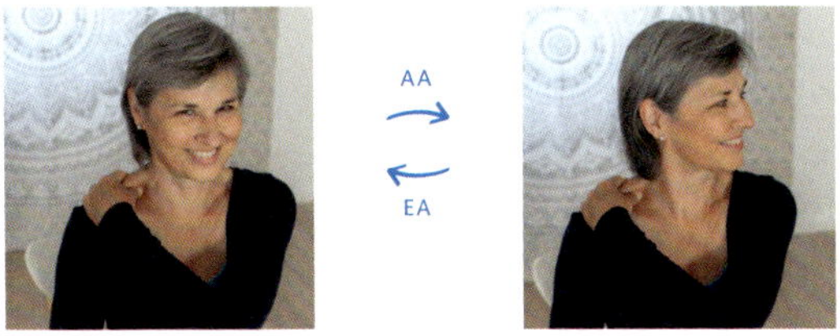

3 x in jede Richtung, dann Seite wechseln.

7

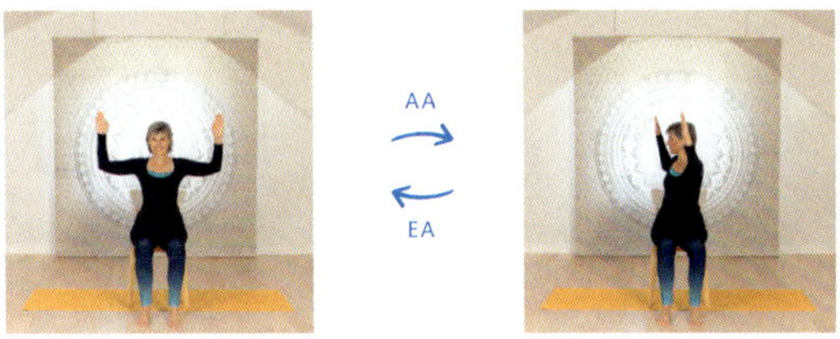

3 x in jede Richtung, bei der letzten Wiederholung die gedrehte Position einen Atemzug halten.

8

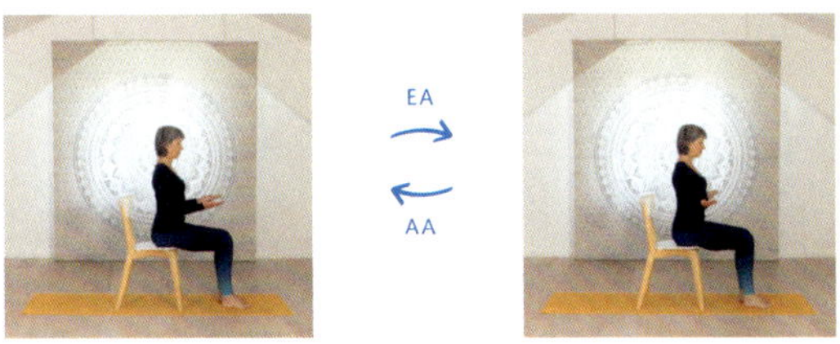

3-6 x, wahlweise die ausgedrehte Haltung einen Atemzug halten.

9

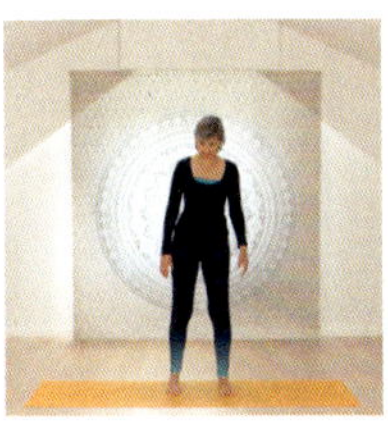

Kurz ausschütteln, gerne auch aufstehen, intuitiv bewegen

10

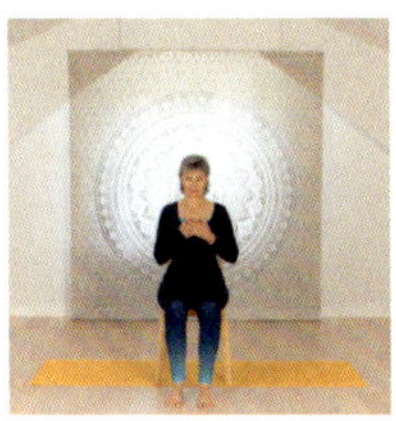

Nachspüren in Nacken, Schultern und oberen Rücken.

Hier geht's zum Video „Schultern lockern".

Abb. 72: Schultern lockern

5.5.2 Balance finden – ausgleichen

Gleichgewichtsübungen sind eine wunderbare Möglichkeit, uns aus stressigen, angespannten Zuständen zu holen. Sie laden spielerische Leichtigkeit ein und bringen uns sofort in die Achtsamkeit für den Moment.

1

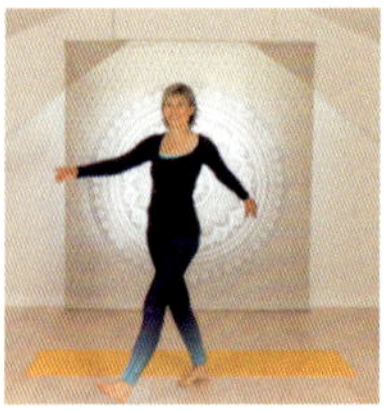

Schreiten durch den Raum, auch mal auf Zehenspitzen oder auf den Fersen laufen.

2

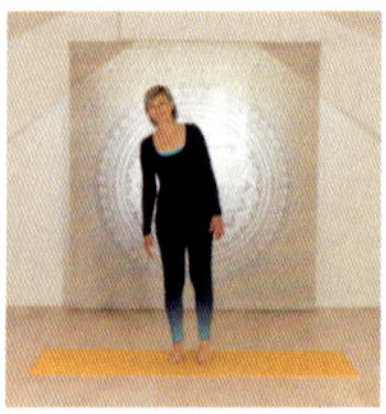

In Samasthiti aufstellen. Gewicht erst seitlich, dann nach vorne und zurück verlagern. Sich langsam auf die „Mitte" einpendeln.

3

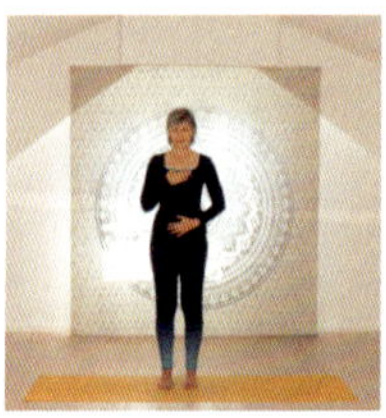

Bei sich ankommen.

4

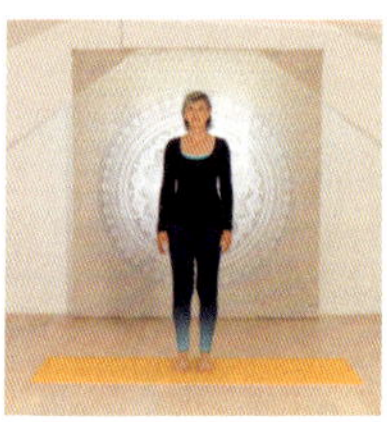

EA →

← AA

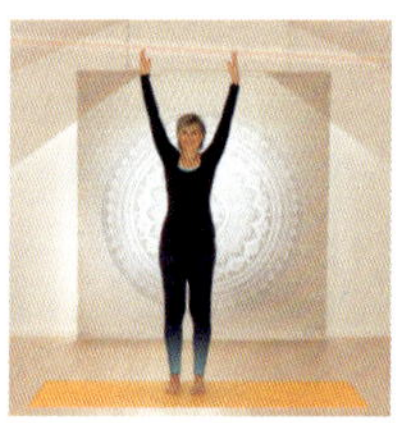

1 Atemzug

Auf die Zehenspitzen anheben, Arme entweder schulterhoch oder leicht über den Kopf; gerne auch mit Abstützen auf einer Seite, später auch die Balance einen Atemzug halten; 3 x wiederholen.

5a

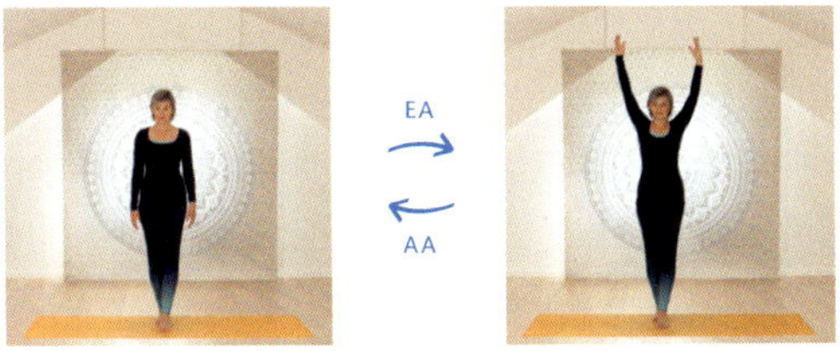

1 Atemzug

Gerne auch einen Atemzug halten; alternativ Arme in Schulterhöhe anheben oder auf einer Seite abstützen, 3-6 x wiederholen; dann Fußstellung wechseln.

5b

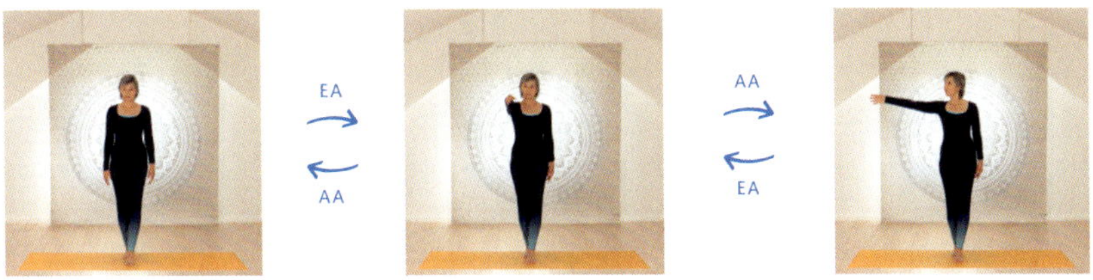

1 Atemzug

3 x mit jedem Arm üben, dann Fußstellung wechseln.

6

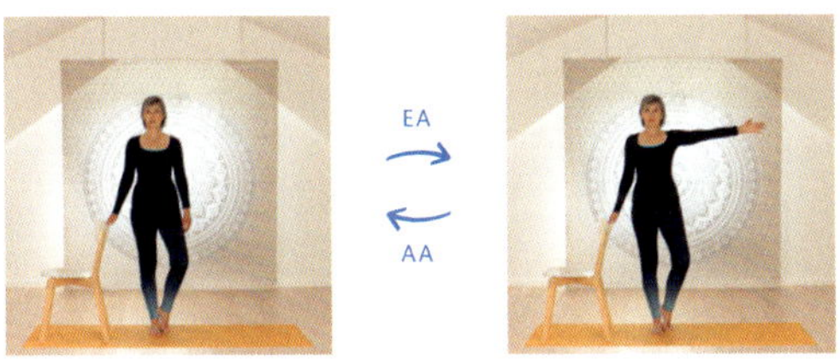

3 x auf jeder Seite zuletzt drei Atemzüge halten.

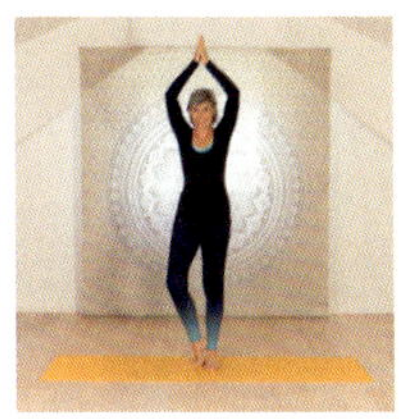

Alternativ: ohne Stütze

7

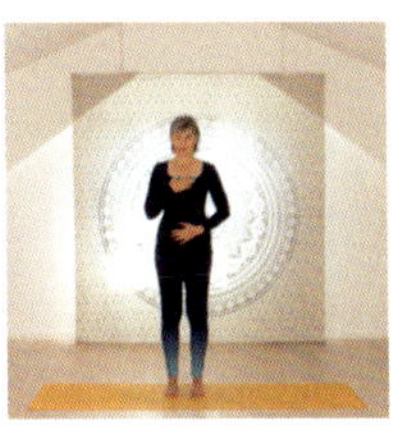

Nachspüren: Den stabilen Stand genießen. Da sein.

Abb 73: Spielen mit dem Gleichgewicht

Hier geht's zum Video „Balance finden".

5.6 Füße wecken

Mit dieser kleinen Yoga-Fußpraxis schenken Sie Ihren Füßen liebevolle Aufmerksamkeit. Damit können Sie Kraft und Beweglichkeit in den Füßen verbessern und Beschwerden lindern.

1

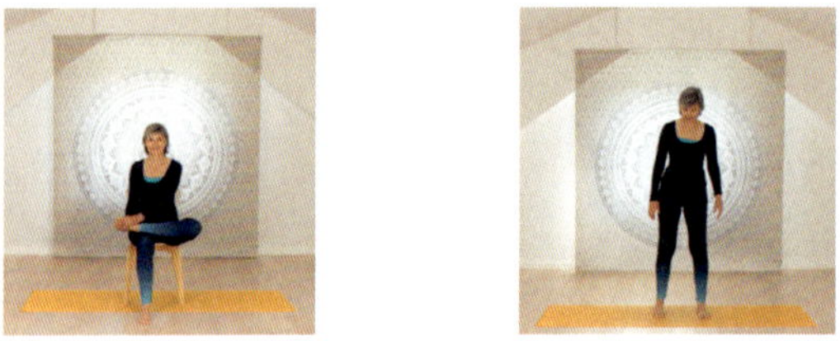

Füße genüsslich ausstreichen und massieren, Fußsohlen und Fußrücken bearbeiten, die Zehen zupfen und drehen.

2

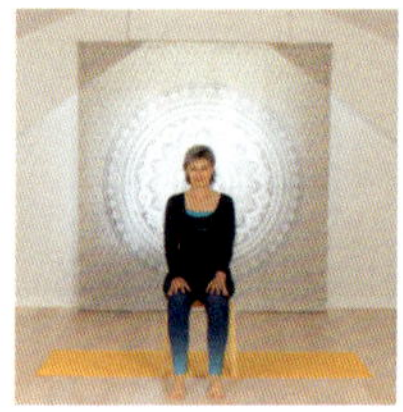

Nachspüren, Aufmerksamkeit auf die Füße richten.

3

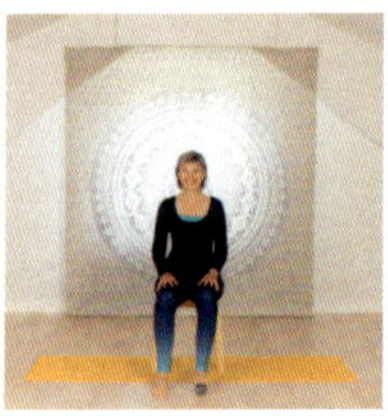

Einen weichen Faszienball oder einen Igelball unter die Fußsohle legen: kreisen, dabei das Gewicht verlagern; das kann auch gut im Stand geübt werden – evtl. dann am Stuhl festhalten.

4

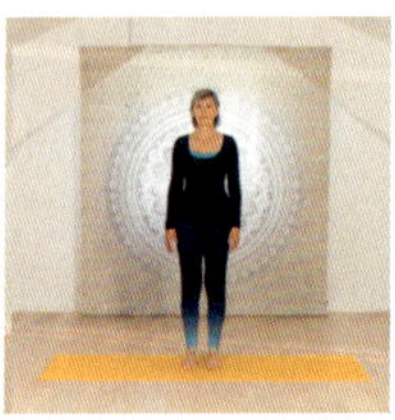

Nachspüren im Stand, wieder Aufmerksamkeit bewusst auf die Füße lenken.

5

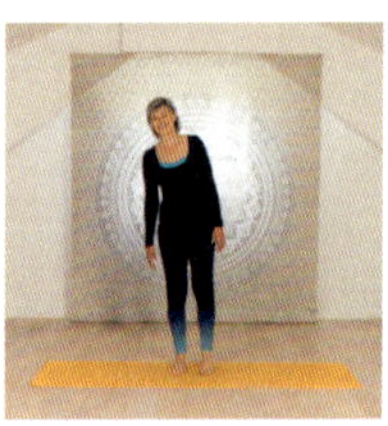

In Samasthiti aufstellen. Gewicht erst seitlich, dann nach vorne auf die Ballen und zurück auf die Fersen verlagern. Ausloten, wie deutlich sich das Gewicht zu einer Position verlagern lässt. Sich langsam auf die „Mitte" einpendeln.

EA

AA

6

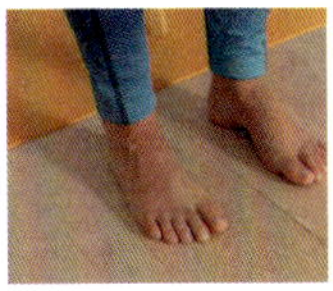

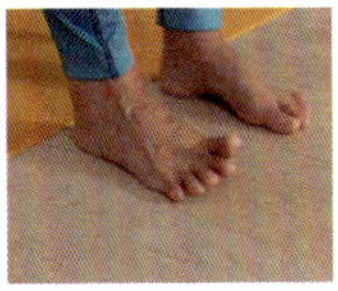

Zehen anheben.

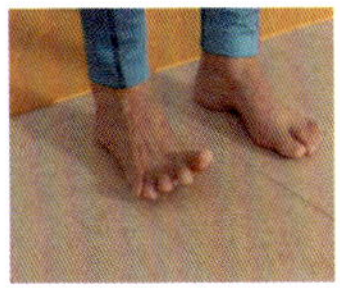

Zehen in der Luft spreizen.

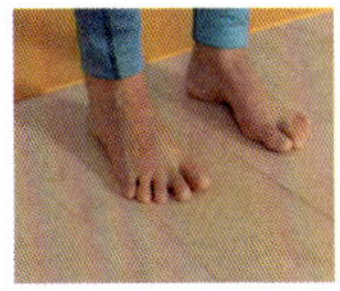

Gespreizte Zehen auf dem Boden ablegen.

7

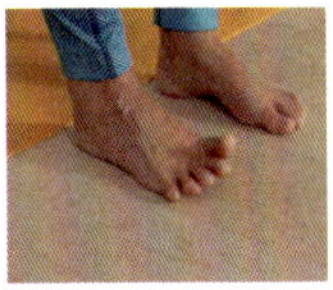

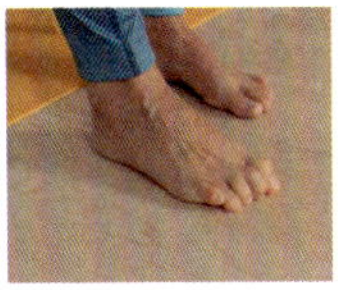

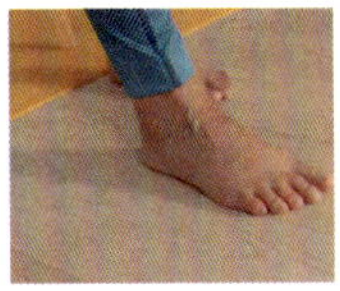

Zehen anheben.
Raupengang: Erst mit einem Fuß üben, dann mit dem anderen. Danach wie eine Raupe ein Stück durch den Raum „kriechen".

8

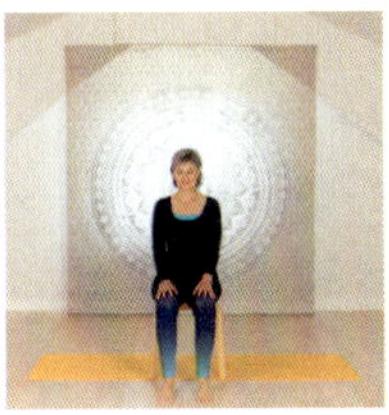

Nachspüren: Wie fühlen sich die Füße nun an?

Abb. 74: Ode an die Füße

5.7 Den Raum im Bauch spüren

Die letzten beiden Übungsreihen stärken besonders die Wahrnehmung im Bauchraum, wo u. a. anderem die Verdauungsorgane liegen. Durch die Körper- und Atemübungen kommen Sie in Kontakt mit Muskeln und Bindegewebe dieser Region. Gleichzeitig fördern Sie über die Aktivierung der Nervenenden die Interozeption – also die feine Wahrnehmung innerer Körperzustände.

5.7.1 Praxis um die Körpermitte

In dieser Praxis stehen Bewegungen rund um die Körpermitte im Mittelpunkt. Alle Übungen sind so gestaltet, dass wir immer wieder - auf natürliche und spielerische Weise - unsere Aufmerksamkeit auf diesen Bereich lenken und damit schrittweise die Wahrnehmung nach innen vertiefen können.

1

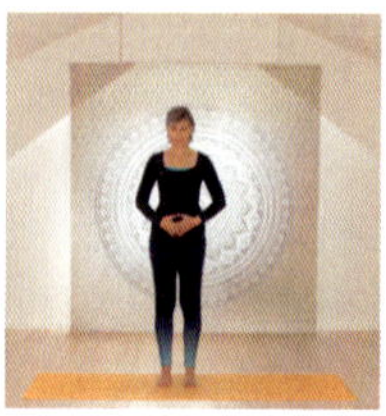

Grundstellung (alternativ auf dem Stuhl sitzend) einnehmen, Hände über den Nabel legen.
Kontakt mit dem Bauchraum aufnehmen.
Atembewegung unter den Händen spüren.

2

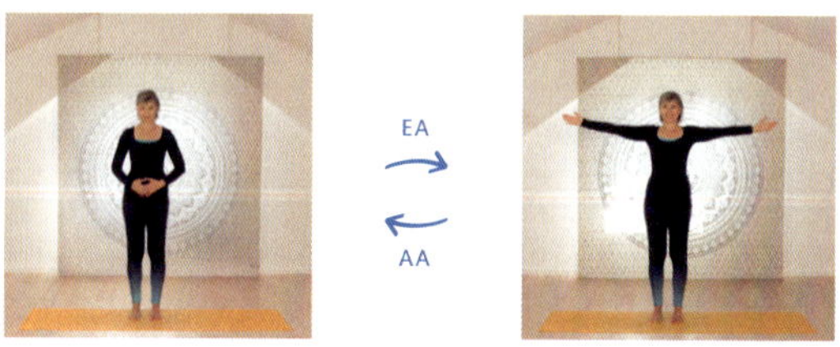

3–6 x wiederholen, erst im natürlichen Atemfluss, dann mit vertiefter Bauchatmung (wahlweise kann man bei der Ausatmung „Chchch" tönen).

3

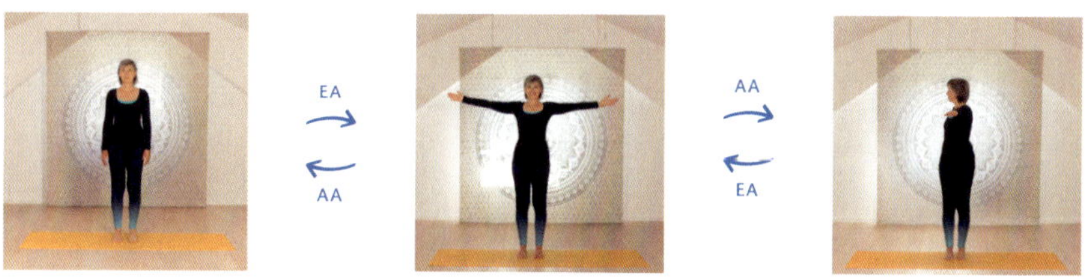

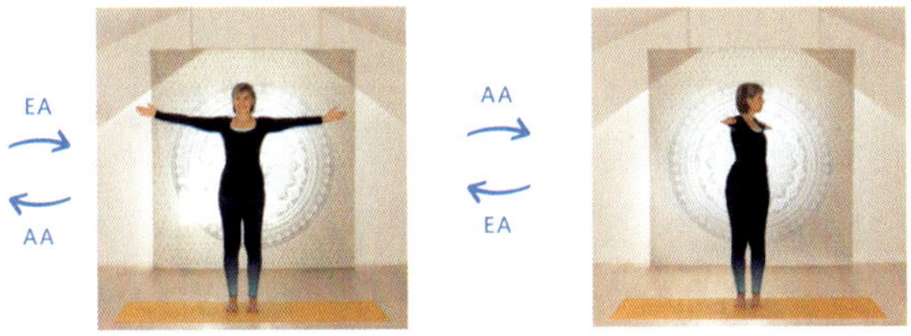

2–3 x wiederholen, beim Ausatmen sanft die Bauchdecke einziehen.

4

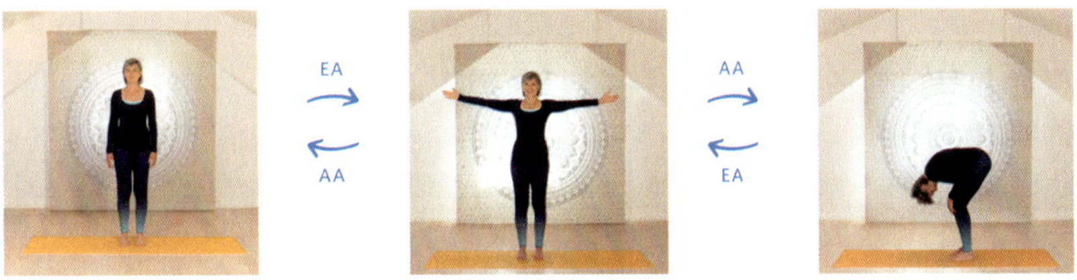

ODER

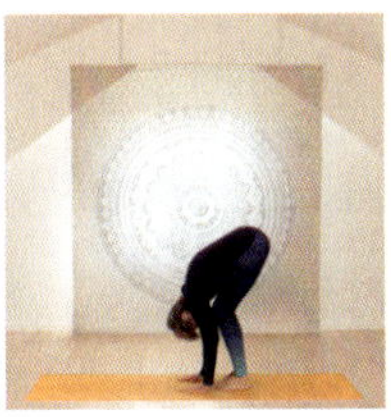

3 x im Fluss, dann 3 x und dabei die Vorbeuge einen Atemzug halten.

5

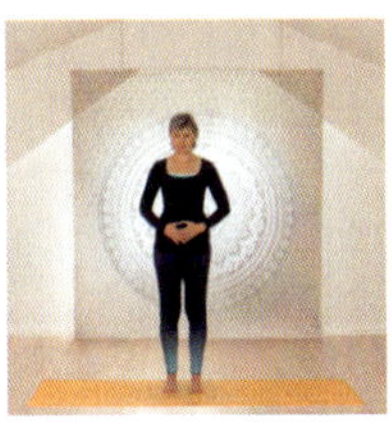

Nachspüren in die Körpermitte.

6

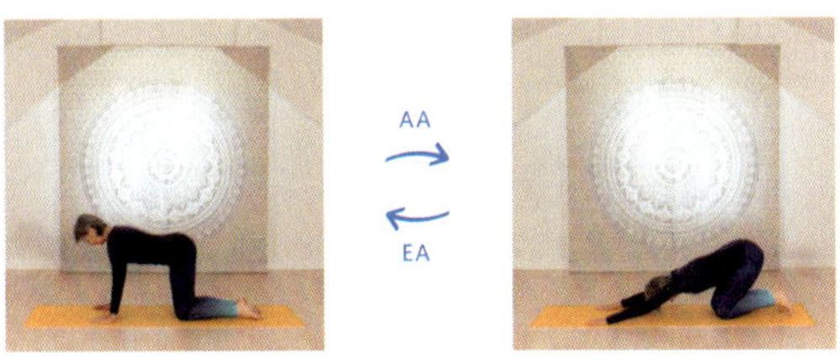

4–6 x

7

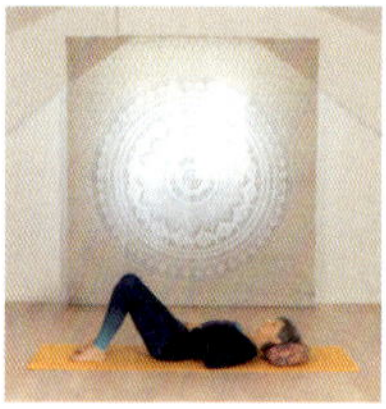

Ausruhen und Kontakt mit dem Bauchraum halten, Atem-Bewegung unter den Händen spüren.

8

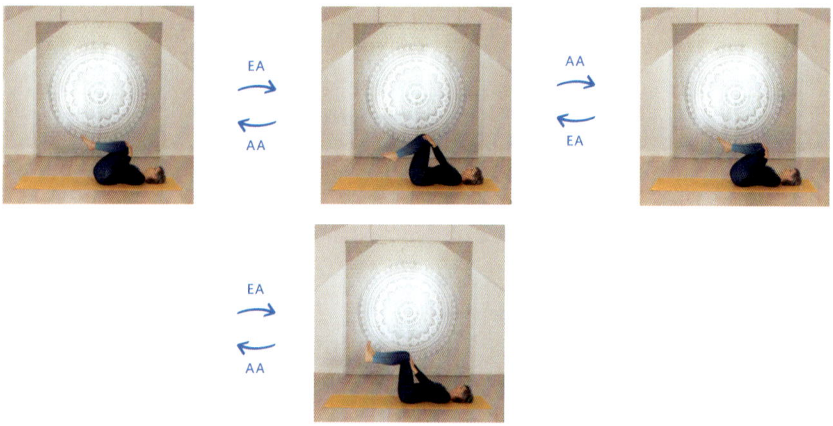

Käferhaltung: Beine im rechten Winkel und Knie senkrecht zu den Hüften. Hier drei Atemzüge bleiben und bei jedem Ausatmen Knie zu den Händen und Hände zu den Knien drücken. (3–6 x)

9

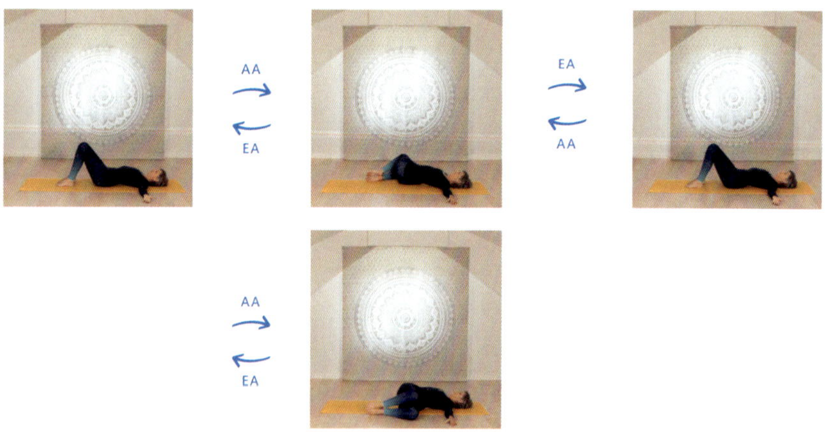

3 x, dann in der gedrehten Haltung drei Atemzüge liegen und Ausatmung betonen.

10

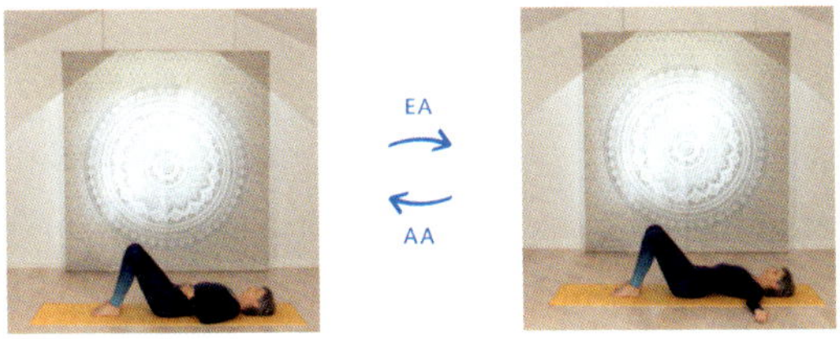

1–2 Atemzüge bleiben und jeweils die Bauchdecke beim Ausatmen einziehen; alternativ die Arme über den Kopf ablegen. (3–6 x)

11

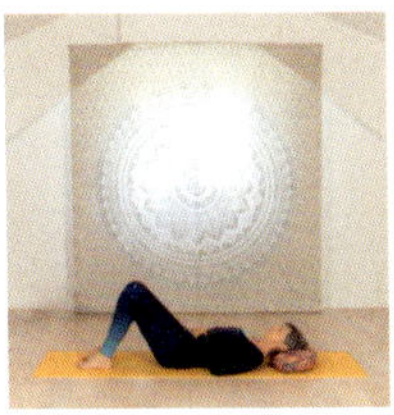

Nachspüren, entspannen. Atembewegung unter den Händen spüren.

Abb. 75: Wahrnehmen des Bauches

Hier geht's zum Video „Den Bauchraum spüren".

5.7.2 Tadaga Mudra – der Bauch als Sammelbecken für Energie

Tadaga Mudra ist eine einfache, aber wirkungsvolle Übung zur Stärkung der Verdauungskraft. Geübt wird wieder um die Körpermitte herum - dort, wo man im Yoga und Ayurveda die gebündelte Verdauungskraft Agni vermutet. Durch das sanfte Zurückziehen der Bauchdecke erinnert die Form an einen stillen Teich. Mit einer gewissen Übung kultivieren wir ein Gefühl von Zentrierung und innerer Ruhe. In diesem Ratgeber leite ich eine vereinfachte Form an, die ohne Druck auskommt und dennoch gezielt die Körpermitte aktiviert.

1

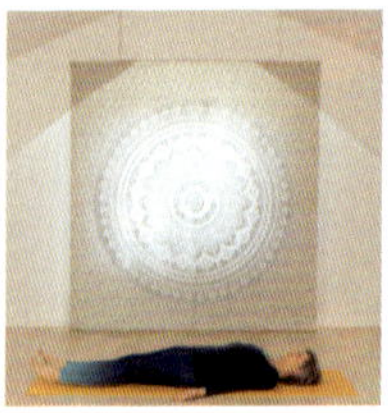

ODER

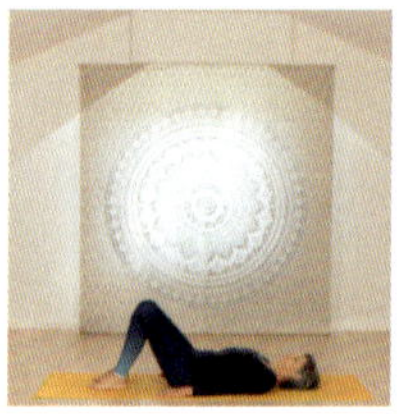

Ankommen in der gewählten Rückenlage.

2

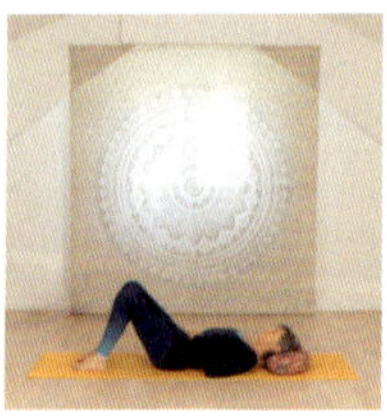

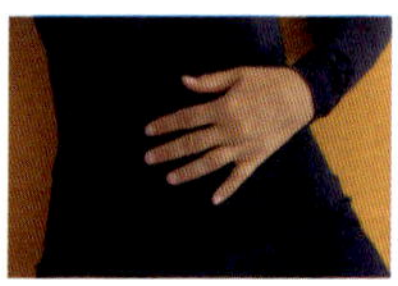

Hände auf den Nabel legen.
Aufmerksamkeit in den Bauch lenken.
Atembewegung wahrnehmen.

3

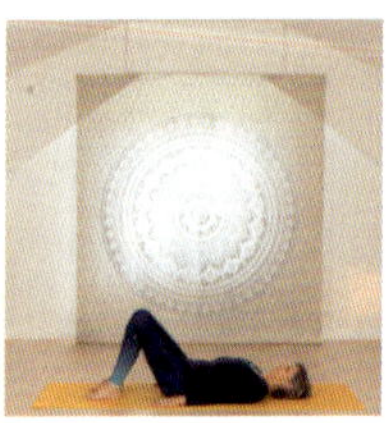

EA →
← AA

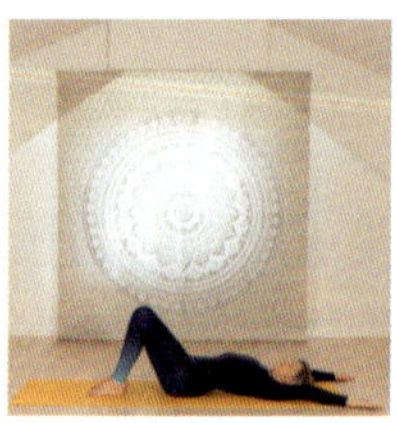

ODER

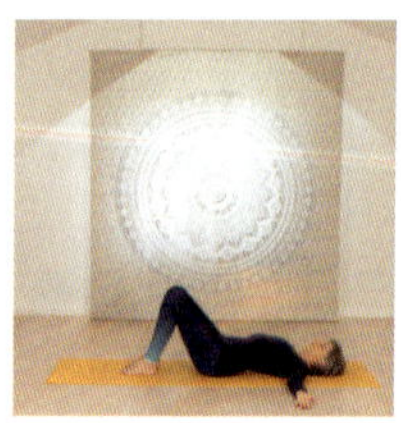

Bei allen Varianten liegen die Arme beim Üben über dem Kopf ab oder weit zur Seite.

Variante 1: gleichmäßig ausatmen, frei einatmen; 3-6 x

Variante 2: vertieft ausatmen, d. h. bewusst den Nabel nach innen ziehen, frei einatmen; 3-6 x

Variante 3: vertieft ausatmen, 1-2 Sekunden halten, dann wieder frei Einatmen; 3 x

Nach jeder Variante pausieren und nachspüren; nur weiterüben, wenn das Atmen sich leicht und frei anfühlt.

4 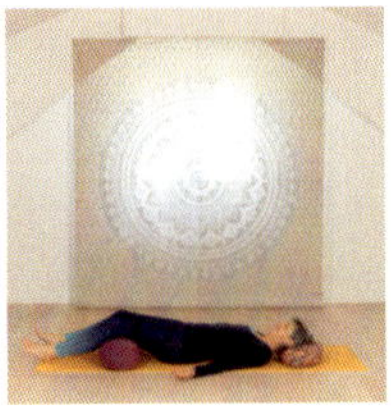

Nachwirken lassen und ausruhen.

Abb. 76: Mein Bauch - ein Teich voller Energie

Hier geht's zum Video „Tagada Mudra".

5.8 Stopp! Kleine Übungen zur Impulskontrolle

Im Kapitel zur Yoga-Psychologie (siehe Kapitel *3.4 Die Essenz der Yoga-Psychologie*) haben wir gesehen, dass eines der zentralen Ziele der Yogaübungen darin besteht, ein sogenanntes „Window of Response" zu schaffen – also einen bewussten Raum zwischen Reiz und Reaktion. Eine Schlüsselkompetenz auf diesem Weg ist die Achtsamkeit, die durch verschiedene Yogaübungen gezielt geschult wird.

Auch aus neurowissenschaftlicher Sicht lässt sich dieser Prozess nachvollziehen: Emotionale Impulskontrolle wird vor allem in tieferliegenden Hirnregionen wie der Amygdala verarbeitet, während für die kognitive Impulskontrolle das präfrontale Kontrollnetzwerk zuständig ist.[36] Genau hier setzen sogenannte neurozentrierte Übungen an: Sie trainieren gezielt jene Hirnareale, die für die bewusste Unterbrechung automatischer Reaktionsmuster verantwortlich sind.

Durch gezieltes sensorisches Training – etwa durch bewusste Atemlenkung, Augenbewegungen, Gleichgewichtsreize oder kurze Verzögerungen vor einer Handlung – lassen sich neuronale Verbindungen stärken, die bewusste Selbststeuerung ermöglichen. Ein Schwerpunkt liegt dabei auf der Aktivierung des Vagusnervs, der für Entspannung, Sicherheit und Selbstregulation steht.

Sowohl der yogische als auch der neurozentrierte Ansatz zielen also darauf ab, automatische Muster aufzulösen und durch bewusste, selbstbestimmte Reaktionen zu ersetzen. Sie nutzen dabei unterschiedliche Zugänge – der eine über Achtsamkeit und innere Beobachtung, der andere über gezielte Reize und Trainingsimpulse. Beide Ansätze lassen sich aber hervorragend miteinander verbinden.

5.8.1 Atempause

Mit dieser Variante der verlängerten Ausatmung können das Stresslevel sofort senken und den Parasympathikus aktivieren:

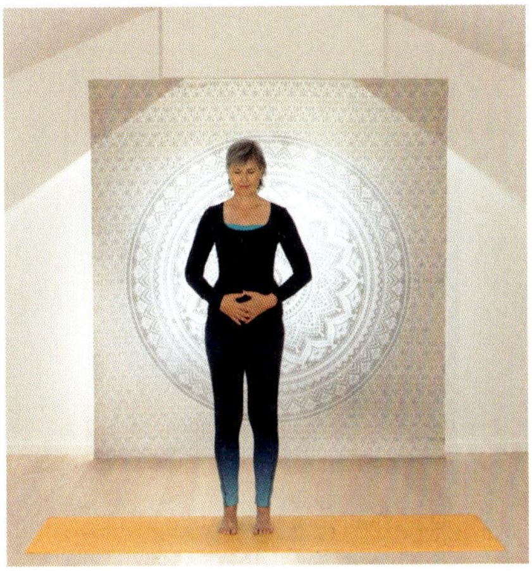

Abb. 87: Verlängerte Ausatmung

- Im Sitzen auf auf einem Stuhl, im Stand oder in Rückenlage Hände auf den Bauch legen.
- Einatmen und bis vier zählen: Die Bauchdecke hebt sich.
- Über leicht gespitzte Lippen ausatmen und bis sechs zählen: Die Bauchdecke senkt sich wieder.
- Alternativ kann man beim Ausatmen summen.

5.8.2 Löwenbrüllen statt Snacken

Bevor Sie den Snack essen, machen Sie mindestens dreimal die „Löwenatmung":

- Aufrecht auf einen Stuhl setzen und die Hände auf die Knie legen.
- Tief einatmen.
- Beim Ausatmen nach vorne beugen, die Finger ausstrecken, die Zunge herausstrecken und mit einem lauten „Ha" ausatmen.

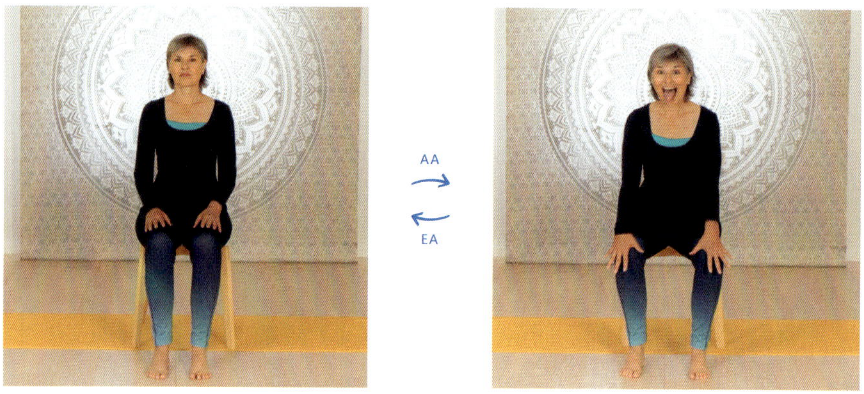

Abb. 78: Löwenatem

5.8.3 Interozeption-Training für Hungerwahrnehmung

Bei dieser Übung lernen wir schrittweise und durch Wiederholung Hunger, Appetit und andere Bedürfnisse zu unterscheiden.

- Vor dem Essen: Schließen Sie die Augen und scannen bewusst die Region des Bauchraumes. Fragen Sie sich: „Spüre ich echten Hunger?"
- Machen Sie sich ruhig eine Notiz zu Ihrer Wahrnehmung und der aktuellen Alltagssituation. Vielleicht können Sie Zusammenhänge entdecken, die Ihnen helfen, besser mit Heißhunger umzugehen.

5.8.4 Augengymnastik zum Ablenken

Die Augen sind die wichtigste Informationsquelle für das Gehirn. Die bewusste Steuerung der Augenbewegung hilft, den „Autopiloten" zu auszuschalten und einen Moment innezuhalten, bevor automatisch gehandelt wird. Zusätzlich wirken Augenübungen ausgleichend auf das vegetative Nervensystem. Durch die Konzentration auf die Übung wird daher das Nervensystem beruhigt und Stress reduziert, was impulsives Verhalten - etwa unbedachtes Essen - ebenfalls hemmen kann.

„Augenliegestütz" mit Konvergenz

- Beim „Augenliegestütz" (auch als „Stift-Liegestütz" bekannt) wird ein Objekt (z. B. ein Stift oder der Daumen) langsam zur Nasenspitze geführt, während beide Augen darauf fokussiert bleiben. Dies trainiert die Konvergenz („Schielen"), also das gezielte Zusammenführen der Augen.
- Weiterhin kann man beim Ausatmen das Objekt zur Nasenspitze führen (immer scharf fokussieren) und beim Einatmen wieder zurück.
- Oft arbeiten unsere Augen nicht synchron. Deshalb kann man die Übung auch nacheinander mit dem linken und dem rechten Auge machen.
- In fortgeschrittenen Varianten kann während der Konvergenz zusätzlich der Kopf oder Oberkörper gedreht oder geneigt werden, während die Augen den Fixpunkt halten.

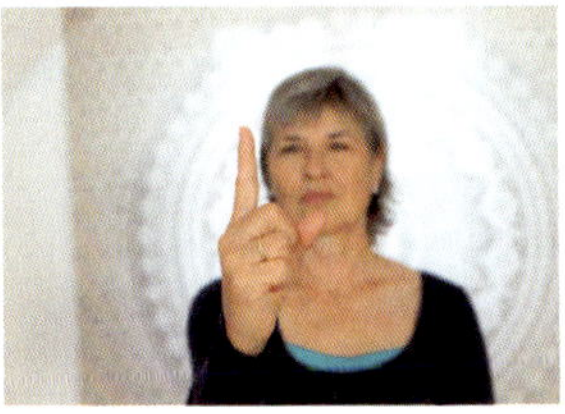
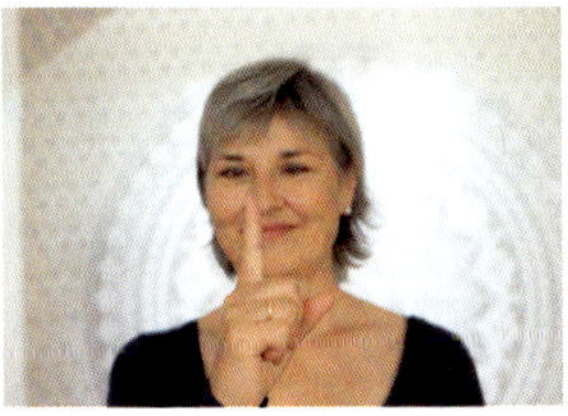

Abb. 79: Augenliegestütz

Salamander-Übung nach Stanley Rosenberg

Die Salamander-Übung ist eine einfache, aber sehr effektive Technik zur Beruhigung des Nervensystems. Sie nutzt gezielte Augen- und Kopfbewegungen, um den Vagusnerv zu stimulieren. Durch die sanften Bewegungen im oberen Nackenbereich wird dem autonomen Nervensystem signalisiert: „Alles ist gut." Häufig zeigen sich schon nach kurzer Zeit Zeichen von Entspannung wie Gähnen, Schlucken oder ein Seufzer.

Die Übung eignet sich zur Selbstregulation in Alltagssituationen und innerhalb einer Yogapraxis.

- Ausgangsposition: Rückenlage oder aufrechter Sitz. Einstimmen.
- Ohne den Kopf zu bewegen, die Augen nach rechts drehen – Blick in Richtung rechter Augenwinkel.
- Blick für ca. 30 bis 60 Sekunden halten. Entspannt atmen. Oft tritt ein Zeichen von Entspannung ein (z. B. Gähnen, tiefer Seufzer, Schlucken).
- Zurück zur Mitte blicken. Ein paarmal mit den Augen zwinkern und dann zur anderen Seite wiederholen (Blick nach links, ohne den Kopf zu drehen).
- Variante mit Kopfbewegung („Salamander-Bewegung")
- Den Kopf zusammen mit der Augenbewegung sanft zur Seite neigen (z. B. rechter Blick, Kopf neigt sich zur rechten Schulter), während die Arme locker bleiben.
- Es entsteht ein weiches „Kringeln" im oberen Rücken/Nackenbereich – fast wie ein sich windender Salamander.
- Mit der anderen Seite wiederholen.
- Zur Mitte kommen, ausruhen und nachspüren.

Man kann die Übung auch mit geschlossenen Augen ausführen.

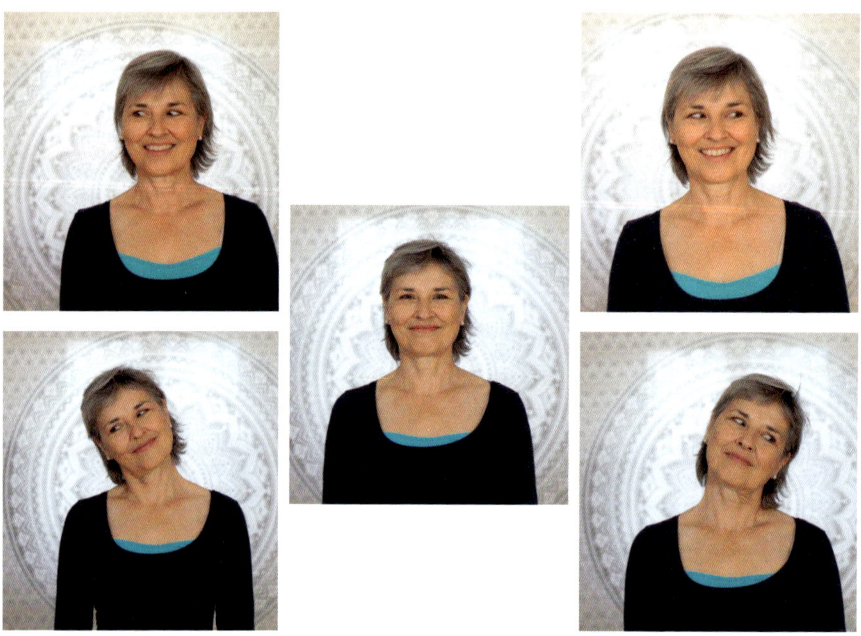

Abb. 80: Salamander

5.8.5 Die 5-Finger-Atemtechnik vor dem Essen

Diese Übung ist eine Kombination einer klassischen Fingerübung des Yoga mit der Atmung.

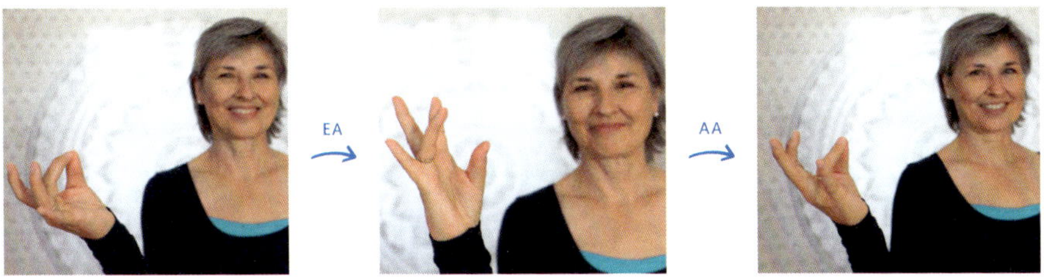

Abb. 81: Fingerübung

- Eine beliebige Ausgangsposition wählen. Augen schließen oder den Blick gesenkt halten. Mit beiden Händen gleichzeitig üben.
- Beim Einatmen beide Zeigefinger und Daumen auseinanderziehen – beim Ausatmen die Finger zusammenbringen und sanft drücken.
- Beim zweiten Einatmen nun die Mittelfinger und Daumen auseinanderziehen – beim Ausatmen Daumen und Mittelfinger zusammenlegen und sanft drücken.
- Ebenso mit Ringfinger und kleinem Finger verfahren.
- Beim kleinen Finger innehalten und sich fragen: „Brauche ich diesen Snack wirklich?"
- Den gleichen Weg wieder zurück.
- Am Schluss die Hände sinken lassen. Nachspüren. „Habe ich Zeit gewonnen?"

Nicht jede Übung wirkt bei jedem. Probieren Sie immer wieder aus und kombinieren Sie. Freuen Sie sich, wann immer Sie einen Raum zwischen Reiz und Reaktion schaffen konnten und Sie sich bewusst für etwas entschieden haben, was Ihnen nachhaltig guttut.

Kapitel 6
Ernährung und Lebensstil

„Wenn die Nahrung rein ist,
wird auch das Wesen rein.“

Chandogya Upanishad 7.26.2[37]

Durch die körperliche Praxis verfeinern wir Stabilität, Achtsamkeit und innere Wahrnehmung – Qualitäten, die uns auch im Umgang mit Nahrung und Essgewohnheiten begleiten können. Dieses Kapitel lädt dazu ein, diese Verbindung bewusst zu vertiefen und Ernährung als Teil einer gelebten Yogapraxis zu verstehen.

Dabei geht es um die praktische Umsetzung ayurvedischer Prinzipien – wie Rhythmus, Auswahl und Zubereitung von Lebensmitteln – insbesondere im Zusammenhang mit Typ-2-Diabetes und Insulinresistenz.

6.1 Ganzheitliche Kombi: Yoga und Ayurveda

Yoga und Ayurveda teilen ein gemeinsames Menschenbild, in dem der Mensch als Einheit von Körper, Geist, Sinnen und Seele verstanden wird. Beide Systeme haben ihre Wurzeln u. a. in den Veden, der altindischen Wissensüberlieferung, und sind eigenständige, aber eng miteinander verbundene Systeme. Yoga als Therapie war schon vor 2000 Jahren ein wichtiger Baustein im ayurvedischen Medizinsystem. Der ganzheitliche Anspruch von Ayurveda und Yoga zeigt sich in der Sichtweise, dass körperliche Prozesse, Gedanken, Emotionen und das Umfeld in ständiger Wechselwirkung stehen. Gesundheit wird nicht isoliert betrachtet, sondern als Ausdruck innerer und äußerer Balance innerhalb eines Milieus (siehe Kapitel *2.3.1 Ayurveda: Gesundheit als ein Gleichgewicht)*.

Ein zentrales Konzept im Ayurveda ist Agni – das Verdauungsfeuer. Es bezeichnet die Fähigkeit des Körpers, Nahrung aufzunehmen, umzuwandeln und auszuscheiden, und geht über die rein körperliche Verdauung hinaus: Auch Eindrücke, Informationen und Erfahrungen müssen „verdaut" werden. Ist Agni geschwächt, können sich auf körperlicher Ebene Stoffwechselstörungen, Müdigkeit oder Verdauungsprobleme zeigen - auf mentaler Ebene etwa Reizbarkeit, Trägheit oder Überforderung.

Insulinresistenz ist aus ayurvedischer Sicht ein Ausdruck von schwachem Agni (in Bezug auf Kohlenhydrate).

Im Ayurveda gilt daher der Grundsatz: Der Mensch sollte nur das essen, was er auch gut verdauen kann. Das bedeutet nicht Verzicht auf Genuss - im Gegenteil: Geschmack und Freude beim Essen sind aus ayurvedischer Sicht wichtige Faktoren für eine gute Verdauung - und am besten sind alle sechs Geschmacksrichtungen (süß, sauer, scharf, salzig, bitter und herb) in angemessenem Verhältnis in der Nahrung vorhanden. Der Fokus liegt jedoch primär darauf, was nährt und bekömmlich ist, nicht nur auf dem, was verlockend erscheint.

Nach Ayurveda wird die Verdauungskraft durch die Grundkonstitution des Menschen (*Prakriti*) sowie eventuelle momentane Ungleichgewichte (*Vikriti*) beeinflusst. Dieses Zusammenspiel aus Prakriti und Vikriti bestimmt, was dem Menschen guttut und was ihn belastet, und zeigt, dass Ayurveda kein starrer Ernährungsplan und auch kein Synonym für „indisch essen" ist. Die Ernährungslehre im Ayurveda regt vielmehr dazu an, die Speisen frisch, warm und individuell gut verdaulich zuzubereiten.

Ein weiterer bedeutsamer Faktor ist *Satmya*. Satmya ist das, woran der Mensch gewöhnt ist. Wie wir schon gesehen haben, ist Ernährung ist zutiefst mit Gewohnheiten, Erziehung und Kultur verbunden (siehe Kapitel *1.4 Die zwei Seiten des süßen Geschmacks*). Ayurveda respektiert das und rät nicht zu radikalen Umstellungen, die uns komplett aus unseren Gewohnheiten herauskatapultieren, sondern empfiehlt sanfte, stimmige Veränderungen im Rahmen des individuell Verträglichen.

So ergänzen sich Yoga und Ayurveda auf ideale Weise: Yoga fördert die Körperwahrnehmung und das innere Gespür, Ayurveda liefert praktische Empfehlungen für eine Lebensweise, die auf diesen Wahrnehmungen aufbaut. In Kombination stärken sie nicht nur die Verdauung, sondern die gesamte Regulationsfähigkeit des Körpers - eine zentrale Voraussetzung für mehr Gesundheit und Wohlbefinden.

6.2 Tipps aus dem Ayurveda für Menschen mit Diabetes

Nicht nur was wir essen, sondern auch wie, wann und in welcher Kombination wir essen, beeinflusst unser Wohlbefinden. Ziel ist es, das Verdauungsfeuer Agni zu stärken und die Bildung von Ama (unverdaute Rückstände, „Schlacken") zu vermeiden. Dabei geht es nicht um strikte Verbote, sondern um bewusstes und typgerechtes Genießen, abhängig von persönlichen Vorlieben und eventuellen Unverträglichkeiten.

Aus ayurvedischer Sicht unbeschwert genießen kann man:

- Gekochtes Gemüse, möglichst saisonal und regional - schonend gegart, gewürzt und gut bekömmlich.
- Bittere Blattsalate, besonders zur Mittagszeit, da sie Agni fördern und entlastend wirken.
- Hülsenfrüchte wie Linsen oder Mungbohnen, gut gewürzt und ausreichend gekocht - sie nähren und stabilisieren.
- Getreide, außer dem handelsüblichen Weizen auch Dinkel, Hirse, Reis oder Gerste, gekocht, gebacken, getoastet - am besten immer das volle Korn (besserer glykämischer Index).
- Nüsse und Samen in kleinen Mengen - am besten gemahlen, eingeweicht oder püriert, damit sie leichter verdaulich sind.
- Milchprodukte in Maßen: Weiche, frische Käsesorten sind leichter bekömmlich als Hartkäse. Schwarzer Pfeffer macht Käse besser verdaulich. Milch wird bekömmlicher, wenn sie erwärmt und mit Gewürzen wie Ingwer, Kurkuma, Kardamom oder Zimt zubereitet wird.
- Tierische oder pflanzliche Eiweißquellen wie Fleisch oder Tofu sollten frisch, möglichst in Bioqualität und gut gegart sein - bevorzugt Geflügel und Eier aus artgerechter Haltung sowie Tempeh oder Miso.
- Getränke: Am besten stilles Wasser (Raumtemperatur oder warm) und Kräutertees. Ingwertee stärkt Agni und wirkt Ama entgegen. Kaffee und Schwarztee nur in Maßen - typ- und situationsabhängig.

Was besser reduziert oder vermieden wird:

- Schwer verdauliche Speisen wie fettes Fleisch, Wurstwaren, kalte Milchprodukte (vor allem Joghurt am Abend) und stark glutenhaltiger Weizen.
- Kalte Getränke, insbesondere zu den Mahlzeiten – sie schwächen Agni.
- Produkte mit raffiniertem Zucker, wie Süßwaren und fast alle Fertiggerichte.
- Übermäßige Rohkost, vor allem blähende Sorten wie Zwiebeln, Knoblauch oder Kohlgemüse.
- Reizende oder aggressive Zutaten, z. B. zu viel Essig, Chili oder scharfe Gewürzmischungen.
- Verarbeitete oder stark konservierte Lebensmittel.

Worauf sonst noch zu achten ist:

- Unregelmäßige Mahlzeiten und ständiges Snacken schwächen die Verdauung und führen zu schwankenden Blutzuckerkurven.
- Essen ohne echten Hunger, zu häufiges oder zu spätes Essen kann die Nahrungsverwertung stören.
- Ayurveda empfiehlt ein leichtes und frühzeitiges Abendessen. Leicht bedeutet hier eher vegetarisch, ohne Joghurt, Früchte oder Rohkost, und etwa zwei bis drei Stunden vor dem Schlafengehen.

Diese Empfehlungen dienen zur Orientierung. Sie können und sollten je nach Konstitution, Lebensphase und aktuellem Befinden individuell angepasst werden. Wichtig ist auch, auf die eigene Reaktion nach dem Essen zu achten: Was nährt mich wirklich? Was tut mir gut?

Ayurveda erinnert uns daran, dass Essen mehr ist als reine Nährstoffzufuhr – es ist eine Form der Selbstfürsorge. Eine gute Verdauung beginnt nicht im Magen, sondern im Bewusstsein, mit dem Gespür für Hunger, mit der Auswahl passender Lebensmittel und der Bereitschaft, innezuhalten. Was wir regelmäßig, mit Genuss und in Ruhe zu uns nehmen, hat die größte Wirkung – positiv wie negativ. Deshalb ist weniger Perfektion gefragt als Achtsamkeit und Kontinuität.

In Tabelle 8 sind ayurvedische Empfehlungen für Menschen mit Typ-2-Diabetes oder Insulinresistenz für eine gute Stoffwechselregulation und ausgewogene Blutzuckerkurve dargestellt, geordnet nach:

- allgemeinen Empfehlungen (Mahlzeitenstruktur und Rhythmus),
- Lebensmittelgruppen und Zubereitung,
- Getränken und Gewürzen.

Tab. 8: Ayurvedische Ernährung bei Typ-2-Diabetes und Insulinresistenz

UNTERSTÜTZEND / GÜNSTIG ✓	UNGÜNSTIG / VERMEIDEN ✗	HINWEISE ZUR ANWENDUNG / ZUBEREITUNG i
MAHLZEITENRHYTHMUS UND -STRUKTUR		
regelmäßige Mahlzeiten (2–3 x täglich, ohne Snacks dazwischen)	unregelmäßiges Essen, häufiges Naschen, Essen ohne Hunger	Nur essen, wenn echter Hunger vorhanden ist, nicht aus Langeweile oder Frust.
Mittagessen als Hauptmahlzeit	große Portionen am Abend	Mittags ist Agni (Verdauungskraft) am stärksten.
Frühstück warm und nahrhaft	kalte Müslis, Banane mit Joghurt, Smoothies	z. B. Porridge, asiatische Reissuppe, warmes Rührei
Abendessen leicht, warm, früh	spätes Abendessen, Rohkost, kalte Milchprodukte	z. B. Gemüsesuppe mit Linsen
frisch und achtsam zubereitet	Mikrowellenkost, Fertiggerichte	Mit Ruhe kochen, liebevoll würzen, warm genießen.

UNTERSTÜTZEND / GÜNSTIG	UNGÜNSTIG / VERMEIDEN	HINWEISE ZUR ANWENDUNG / ZUBEREITUNG
LEBENSMITTELGRUPPEN		
Getreide: Gerste, Hirse, Buchweizen, Quinoa	Weizenmehlprodukte, Weißbrot, Kuchen	gekocht, gebacken, getoastet
Hülsenfrüchte: Mungbohnen, Linsen	verarbeitete Fleischersatzprodukte	gut gegart, mit verdauungsfördernden Gewürzen
Gemüse: gekocht, bitter und grün	Kartoffeln, Mais, Süßkartoffeln (viel)	täglich gekocht, Kohl gut gegart mit Kümmel
Obst: morgens/vormittags, saisonal	abends süßes Obst, unreife Früchte	als Kompott, eingeweicht oder warm besser verträglich
Nüsse/Samen: gemahlen/eingeweicht, wenig	Erdnüsse, abends viele Nüsse	Mandeln: über Nacht einweichen
Milchprodukte: Gewürzmilch, Frischkäse	kalte Milch, abends Joghurt, Hartkäse	mit Gewürzen wärmen – z. B. Kurkuma, Zimt
Ghee in kleinen Mengen	Transfette, Frittierfette	Fördert Agni, gut zu Gemüse/Getreide.
GETRÄNKE UND GEWÜRZE		
warmes Wasser, Kräutertees	kalte Getränke, Softdrinks	Ingwerwasser, Zimt-Fenchel-Tee über den Tag
verdauungsfördernde Gewürze, z. B. Zimt, Kurkuma oder Ingwer	übermäßig Chili, Essig, Fertigsoßen	Aktivieren Agni, regulieren Stoffwechsel.
Bitterstoffe: Salate, Bockshornklee	überreifes Obst, süße Säfte	morgens/mittags, z B. als Tee oder Salat

Drei einfache Regeln für den Start:

1. **Essen Sie regelmäßig – aber nicht ständig.**
   Drei gut bekömmliche Mahlzeiten pro Tag mit etwa vier bis fünf Stunden Pause dazwischen stabilisieren Blutzucker und Verdauung. Kein Snacken dazwischen – auch nicht „Gesundes". Essen Sie nur, wenn Sie echten Hunger verspüren.

2. **Stärken Sie Ihr Agni – mit warmem und frisch gekochtem Essen.**
   Warme, frisch zubereitete Speisen sind leichter verdaulich und fördern Stoffwechsel und Energie. Starten Sie den Tag warm, vermeiden Sie Rohkost am Abend.

3. **Klug würzen – statt zu süßen.**
   Gewürze wie Zimt, Kurkuma, Ingwer, Kreuzkümmel und Bockshornklee unterstützen die Verdauung und helfen, das Verlangen nach Süßem zu regulieren. So kann man Süßes reduzieren, ohne Genuss zu verlieren.

Kapitel 7
Motivation und Ressourcen

„Der Weg ist das Ziel."

sinngemäß nach Konfuzius

Veränderung wird nicht unbedingt nachhaltiger, je strenger wir mit uns umgehen, sondern eher mit Bewusstheit und einer freundlichen Haltung uns selbst gegenüber. Die folgenden Anregungen möchten dazu inspirieren, achtsam zu bleiben – besonders dann, wenn der Alltag herausfordernd wird oder Routinen ins Wanken geraten. Es geht nicht um Perfektion, sondern um ein liebevolles Erinnern daran, was uns guttut.

7.1 Dranbleiben: Motivationstipps für Ihre Yoga-Reise

Yoga entfaltet seine Wirkung nicht durch einzelne große Momente, sondern durch das regelmäßige, wohlwollende Zurückkehren zur eigenen Praxis – Tag für Tag, Atemzug für Atemzug, selbst wenn es nur wenige Minuten sind. Es ist ganz normal, dass Ihre Motivation im Alltag schwankt. Es ist dabei auch nicht wichtig, ob Sie immer „dranbleiben" und dann vielleicht enttäuscht sind, wenn es nicht so klappt. Viel entscheidender ist, dass Sie immer wieder beginnen. Folgendes hat mir und meinen Teilnehmern geholfen:

- **Journaling**, also das kurze schriftliche Festhalten Ihrer Erfahrungen, kann Ihnen helfen, Fortschritte wahrzunehmen und achtsamer mit sich selbst umzugehen. Schon ein einfacher Satz nach der Praxis („Wie geht es mir jetzt?") macht einen Unterschied.
- **Rituale** – etwa ein fester Übungsort, eine kleine Einstimmung oder eine Tasse Tee danach – geben Ihrer Praxis Struktur und Vertrautheit. So wird Yoga allmählich zu einem stabilen Teil Ihres Alltags.

- Statt sich zu überfordern, beginnen Sie lieber klein: **Regelmäßige, kurze** Einheiten wirken oft tiefer als lange, sporadische. Zehn bewusste Minuten täglich sind wertvoll – nicht nur für den Körper, sondern auch für Ihren Geist.
- **Kultivieren Sie einen Anfängergeist.** Bleiben Sie neugierig, freundlich und geduldig mit sich selbst. Rückschritte sind kein Scheitern, sondern Teil des Weges. Nehmen Sie wahr, was ist – ohne Urteil – und machen Sie sich immer wieder neu auf den Weg.

„Nur dessen Übung wird Wurzeln schlagen, der lange Zeit ohne Unterbrechung mit hingebungsvoller Haltung und mit Rücksicht auf andere übt."

(PYS 1.14)[38]

Diese Worte erinnern daran, dass nicht Perfektion, sondern Regelmäßigkeit und Hingabe entscheidend sind. Selbst kleine Schritte – wenn sie mit Bewusstheit gegangen werden – führen langfristig zu tiefer Veränderung.

7.2 Weiterführende Literatur und Online-Ressourcen

Wenn Sie sich auf die Suche nach gut ausgebildeten Yogalehrenden machen, dann haben Sie hier gute Anlaufstellen:

DeGYT: Deutsche Gesellschaft für Yogatherapie; Berufsverband der Yogatherapeuten. https://degyt.de/

BDYoga: Berufsverband der Yogalehrenden in Deutschland e. V. mit einer nach PLZ sortierten Auflistung der Lehrkräfte. https://www.yoga.de/

Gesetzliche Krankenkassen: Sie unterstützen die Teilnahme von Mitgliedern zu den Präventionskursen Hatha Yoga Kurse zur Stressreduktion an. Yogalehrende müssen sich für diese Präventionskurse zertifizieren lassen und bestimmte Qualitätskriterien einhalten.

AG für Diabetes, Sport und Bewegung: Die Arbeitsgemeinschaft der Deutschen Diabetes Gesellschaft bietet Patientenseminare an, in denen Menschen mit Diabetes geschult und an verschiedene Bewegungsformen, darunter auch Yoga, herangeführt werden. https://www.diabetes-bewegung.de/

Diabinfo.de: Das Diabetesportal bietet viele aktuelle Informationen rund um Diabetes an. Seit 2025 gibt es auch meine Yoga-Snack Reihe auf dem Instagram-Kanal.

Über das Internet findet man schnell, wer vor Ort Yogakurse anbietet, und kann dann in einem persönlichen Gespräch ausloten, ob das Angebot persönlich stimmig ist. Wichtig ist, ob die Lehrkraft Erfahrung im Unterricht mit Menschen mit verschiedenen Einschränkungen hat. Viele Kolleginnen und Kollegen bieten wie ich unverbindliche Probestunden an.

Ausgewählte Literatur zu Yoga und Yogatherapie:

Mohan, A. G. (2004). *Yoga-Therapie: Gesund und leistungsfähig durch Yoga und Ayurveda* [mit Audio-CD]. O. W. Barth.

Dalmann, I., & Soder, M. (2016). *Heilkunst Yoga: Yogatherapie heute.* Theseus.

Gupta, H. (2021). *Schmerzfrei durch Yoga: Von Kopf bis Fuß: Die besten Übungen für die häufigsten Beschwerden.* Südwest.

„Das Leben ist wie ein Ozean.
Wir können die Winde und Wellen nicht kontrollieren.
Unser Geist gleicht einem Schiff.
Wenn wir das Schiff stabil halten und gut steuern, können wir die Wirkung von Wind und Wellen besser meistern."

frei nach Indra Mohan,
Yogalehrende seit 50 Jahren, Chennai

Liebe Leserin, lieber Leser,

wir hoffen, Ihnen hat dieses Buch gefallen.

Die Autorin und wir als Verlag freuen uns sehr über eine kurze Rezension - ob bei Amazon, Ihrem Online-Buchhändler des Vertrauens oder auf Social Media.

Mit Ihrem Feedback unterstützen Sie die Autorin und uns als Verlag.

Vielen Dank!
Ihr Team vom **Meyer & Meyer Verlag**

Anhang

Glossar

Achtsamkeit	Im gegenwärtigen Moment präsent sein und wahrnehmen, was gerade geschieht, bewusst und ohne zu urteilen – sowohl im Inneren (Gedanken, Gefühle, Körperempfindungen) als auch im Äußeren
Agni	Feuer; Name des hinduistischen Feuergottes; im Ayurveda das Verdauungsfeue
Ama	Schlacken
Āsana	Sitzhaltung im eigentlichen Sinn, jetzt als Überbegriff für alle Körperübungen im Yoga
Ayurveda	Weisheit vom langen Leben, altindisches Medizinsystem
Caraka Samhita	Das älteste zusammenhängende Werk des klassischen Ayurveda, stammt aus dem 2. Jh. v. Chr.
CGM	Abkürzung für *Contiunuos Glucose Monitoring*, ein Gerät zur kontinuierlichen Messung des Glukosespiegels im Unterhautfettgewebe, das vor allem Menschen mit Diabetes hilft, ihre Blutzuckerwerte rund um die Uhr zu überwachen
Citta	Begriff aus der Yogaphilosophie für unsere gesammelte geistige Kapazität, umfasst die Verarbeitung von Sinneseindrücken, das Ich-Gefühl und unsere Denkprozesse
Dharana	Konzentration auf ein Objekt
Dhyana	Vertiefte Konzentration, Meditation
Diabetes mellitus	Zuckerkrankheit

Diabetes Distress	Emotionale Belastung durch die Anforderungen und Sorgen im Umgang mit Diabetes, die das Wohlbefinden und die Selbstversorgung beeinträchtigen kann
Diabetes insipidus	Erkrankung aufgrund von Mangel an ADH (Antidiuretisches Hormon, Vasopressin) oder fehlende Wirkung in der Niere
DiGA	Abkürzung für *Digitale Gesundheitsanwendung*, eine medizinische Software in Form einer App oder Webanwendung, die von Ärzten oder Psychotherapeuten verschrieben werden kann
Dosha	Begriff aus dem Ayurveda, „das Anfällige"
Glykierung	Spontane Verzuckerung von Eiweißen durch hohe Blutzuckerspiegel, führt langfristig zur Bildung schädlicher Endprodukte und spielt eine Schlüsselrolle bei diabetischen Folgeerkrankungen
HbA1C	Blutzuckerwert, der den Durchschnitt der letzten zwei bis drei Monate angibt; wichtig für Diabetes-Diagnose und -Kontrolle
Insulin	Hormon aus der Bauchspeicheldrüse, das den Blutzuckerspiegel senkt, indem es die Aufnahme von Zucker aus dem Blut in die Zellen ermöglicht
Insulinresistenz	Zustand, bei dem Körperzellen weniger empfindlich auf Insulin reagieren; Zucker gelangt schlechter aus dem Blut in die Zellen, wodurch der Blutzuckerspiegel steigt
Interozeption	Wahrnehmung von Signalen aus dem Körperinneren wie Herzschlag oder Hunger
Kohärenzgefühl	Gefühl von Stimmigkeit im Leben – Dinge erscheinen verstehbar, handhabbar und sinnvoll
Madhumeha	Begriff aus dem Sanskrit, wörtlich „Honigharn" oder „honigsüßer Urin", in der ayurvedischen Medizin die Krankheit Diabetes mellitus

mg/dl	Milligramm/Deziliter, Maßeinheit zur Messung des Blutzuckers
Mmol/L	Millimol/Liter, internationale Maßeinheit zur Messung des Blutzuckers
Niyamas	Fünf Selbstverpflichtungen oder Gelübde im achtgliedrigen Yogapfad für den achtsamen Umgang mit sich selbst
Nüchternglukose	(Abkürzung NFG oder NBZ), Glukosewert im Blut nach mindestens acht Stunden ohne Nahrungsaufnahme, dient vor allem der Diagnose von Diabetes und wird meist morgens bestimmt
Prädiabetes	Vorstufe des Typ-2-Diabetes mit erhöhten Blutzuckerwerten; meist ohne spürbare Symptome, aber mit erhöhtem. Risiko für Diabetes und Folgeerkrankungen
Pranayama	Kontrolle über den Atem erlangen, das Verlängern der Atemphasen
Prathyahara	Rückzug der Sinne
T2D	Typ-2-Diabetes
TIR	Abkürzung für *Time in Range*: Anteil der Zeit, in der der Blutzucker im Zielbereich (meist 70–180 mg/dl) liegt; wird in Prozent angegeben und zeigt, wie gut die Glukosekontrolle im Alltag gelingt
Salutogenese	Konzept zur Entstehung und Erhaltung von Gesundheit, das sich auf Schutzfaktoren, Ressourcen und das Kohärenzgefühl (Stimmigkeit, Verstehbarkeit, Handhabbarkeit, Sinnhaftigkeit) konzentriert – im Gegensatz zur Pathogenese, die die Entstehung von Krankheit untersucht
Samadhi	Wörtlich „fixieren, festmachen, die Aufmerksamkeit auf etwas richten", Bewusstseinszustand, der über das Wachen, Träumen und Schlafen hinausgeht

Samskara	In der indischen Philosophie und im Yoga unbewusste Prägungen, Eindrücke oder mentale Muster, die durch frühere Erfahrungen oder Handlungen entstehen und das Denken, Fühlen und Verhalten beeinflussen
Sankalpa	Begriff aus dem Yoga, wörtlich „Absicht, Vorsatz"; beschreibt einen klaren, inneren Entschluss, einen Leitgedanken oder eine innere Ausrichtung, die für u. a. für die Yogapraxis genutzt wird
Svastha	Begriff aus dem Sanskrit; wörtlich „Stehen im Selbst", im Ayurveda und Yogatherapie der Begriff für Gesundheit
Umami	Fünfte Geschmacksrichtung neben süß, sauer, salzig und bitter; beschreibt einen herzhaft-würzigen Geschmack, wie er z. B. in Fleisch, Käse oder Tomaten vorkommt
Vritti	In der indischen Philosophie die Aktivitäten des Geistes, wie Gedanken, Gefühle und Wahrnehmungen, die durch Yoga verlangsamt und schließlich zur Ruhe gebracht werden sollen
Yamas	Fünf ethische Grundregeln im Yoga für den Umgang mit anderen und der Umwelt. Sie bilden die erste Stufe des achtgliedrigen Yogawegs nach Patanjali und stehen für Selbstkontrolle und ein harmonisches, respektvolles Miteinander.
Yoga	Aus Indien stammende philosophische Lehre und Praxis, die Körper, Geist, Sinne und Seele durch verschiedene Übungen (Ethik, Körperhaltungen, Atemübungen und meditative Techniken) Selbsterkenntnis und innere Ruhe kultivieren will
Yogatherapie	Die gezielte Anwendung klassischer Yoga-Techniken zur Linderung oder Vorbeugung spezifischer Beschwerden und zur Förderung von Gesundheit und Wohlbefinden. Sie wird individuell an die Bedürfnisse und Möglichkeiten des Einzelnen angepasst und verfolgt einen ganzheitlichen Ansatz Mind-Body-Medizin-Ansatz.

Endnotenverzeichnis

1. Caraka Samhitā. (2020). Sūtrasthāna 26 (Atreyabhadrakāpyīya), Verse 73–74. In *Caraka Saṃhitā Online* (Transl. Dubey, S. D., Singh, A. N., Singh, A.; Eds. Sirdeshpande, M. K., Deole, Y. S., & Basisht, G.). DOI: 10.47468/CSNE.2020. e01.s01.028. https://www.carakasamhitaonline.com/index.php?title=Atreyabhadrakapyiya_Adhyaya#Description_of_the_concept_of_rasa, aufgerufen am 07.09.2025, übersetzt/paraphrasiert AOH
2. Danne, T., Kordonouri, O., Biester, T., Siegmund, T., Kröger, J., Bramlage, P., & Haak, T. (2019, Oktober). Time in Range: Ein neuer Parameter – komplementär zum HbA1c. *Deutsches Ärzteblatt Online.* https://doi.org/10.3238/PersDia.2019.10.25.01
3. Kröger, J., Reichel, A., Siegmund, T., & Ziegler, R. (2022). *AGP-Fibel – Das ambulante Glukoseprofil strukturiert auswerten.* Kirchheim, S. 12.
4. Kröger, J., Siegmund, T., Schubert-Olesen, O., Keuthage, W., Lettmann, M., Richert, K., & Pfeiffer, A. F. H. (2020). AGP-Fibel Ernährung. Kirchheim, S. 22 ff. und Mei Z et al. (2024). Strain-specific gut microbial signatures in type 2 diabetes identified in a cross-cohort analysis of 8,117 metagenomes. *Nature Medicine.* https://doi.org/10.1038/s41591-024-03067-7
5. https://intheloop.mayoclinic.org/2015/10/06/take-a-stand-and-get-moving-moving/?utm_source=chatgpt.com, aufgerufen am 19.10.2025
6. Spiegel, K., Leproult, R., & Van Cauter, E. (1999). Impaired glucose tolerance in human subjects with experimentally induced sleep deprivation. *The Lancet*, 354(9188), 1435–1439. https://doi.org/10.1016/S0140-6736(99)01376-8
7. Tasali, E., Leproult, R., Ehrmann, D.A., & Van Cauter, E. (2008). Slow-wave sleep and the risk of type 2 diabetes in humans. *Proc. Natl. Acad. Sci. U.S.A.*, *105*(3) 1044–1049. https://doi.org/10.1073/pnas.0706446105
8. Hackett, R. A., & Steptoe, A. (2017). Type 2 diabetes mellitus and psychological stress – a modifiable risk factor. *Nature reviews. Endocrinology, 13*(9), 547–560. https://doi.org/10.1038/nrendo.2017.64
9. Mottahedian Tabrizi, E., Sahraei, H., Movahhedi Rad, S., Hajizadeh, E., & Lak, M. (2012). The effect of music on the level of cortisol, blood glucose and physiological variables in patients undergoing spinal anesthesia. *EXCLI journal, 11,* 556–565. PMID: 27350774; PMCID: PMC4920039
10. Thanarajah, S. E., Backes, H., DiFeliceantonio, A. G., Albus, K., Cremer, A. L., Hanssen, R., Lippert, R. N., Cornely, O. A., Small, D. M., Brüning, J. C., & Tittgemeyer, M. (2019). Food intake recruits orosensory and post-ingestive dopaminergic circuits to affect eating desire in humans. *Cell Metabolism, 29*(3), 695–706.e4. https://doi.org/10.1016/j.cmet.2018.12.006
11. Thanarajah, S. E., DiFeliceantonio, A. G., Albus, K., Kuzmanović, B., Rigoux, L., Iglesias, S., Hanßen, R., Schlamann, M., Cornely, O. A., Brüning, J. C., Tittgemeyer, M., & Small, D. M. (2023). Habitual daily intake of a sweet and fatty snack modulates reward processing in humans. *Cell Metabolism, 35*(4), 571–584.e6. https://doi.org/10.1016/j.cmet.2023.02.015
12. Mohajan, D. ,& Mohajan, H. K. (2023). Historical View of Diabetes Mellitus: From Ancient Egyptian Polyuria to Discovery of Insulin. *Studies in Social Science & Humanities, 2*(7), 26–34 (S. 2). https://doi.org/10.56397/SSSH.2023.07.05

13. Kopf, S., Groener, J. B., Kender, Z., Fleming, T., Brune, M., Riedinger, C., Volk, N., Herpel, E., Pesta, D., Szendrödi, J., Wielpütz, M. O., Kauczor, H.-U., Katus, H. A., Kreuter, M., & Nawroth, P. P. (2018). Breathlessness and restrictive lung disease: An important diabetes-related feature in patients with type 2 diabetes. *Respiration, 96*(1), 29–40. https://doi.org/10.1159/000488909

14. Torres, R. M., Souza, M. D. S., Coelho, A. C. C., de Mello, L. M., & Souza-Machado, C. (2021). Association between Asthma and Type 2 Diabetes Mellitus: Mechanisms and Impact on Asthma Control-A Literature Review. *Canadian respiratory journal, 2021,* 8830439. https://doi.org/10.1155/2021/8830439

15. Peyrot, M., Kovacs Burns, K., Davies, M., Forbes, A., Hermanns, N., Holt, R. I. G., Kalra, S., Nicolucci, A., Pouwer, F., Wens, J., Willaing, I., & Skovlund, S. E. (2013). Diabetes Attitudes, Wishes and Needs 2 (DAWN2): A multinational, multi-stakeholder study of psychosocial issues in diabetes and person-centred diabetes care. *Diabetes Research and Clinical Practice, 99*(2), 174–184. https://doi.org/10.1016/j.diabres.2012.11.016

16. Schleinzer, J., Moosburner, S., Anheyer, D., Burgahn, J., & Cramer, H. (2024). Effects of yoga on stress in stressed adults: a systematic review and meta-analysis. *Frontiers in Psychiatry, 15,* Article 1437902. https://doi.org/10.3389/fpsyt.2024.1437902

17. Menezes, C. B., Dalpiaz, N. R., Kiesow, L. G., Sperb, W., Hertzberg, J., & Oliveira, A. A. (2015). Yoga and emotion regulation: A review of primary psychological outcomes and their physiological correlates. *Psychology & Neuroscience, 8*(1), 82–101. https://doi.org/10.1037/h0100353

18. Sharma, R. K., & Dash, V. B. (2005). *Agnivesa's Caraka Samhita: Text with English translation & critical edition.* Varanasi, Indien: Chowkhamba Press, S. 25. Deutsch von AOH.

19. Swami Sadhativa Shirta. (2007). *The Ayurvedic encyclopedia.* Green Press Initiatve; S. 421. Gupta, R., & Stapelfeldt, E. (2013). *Ayurveda: Das Lehrbuch für Ayurveda-Studenten und -Ärzte.* Thieme, S. 316.

20. Gupta, R., & Stapelfeldt, E. (2013). *Ayurveda: Das Lehrbuch für Ayurveda-Studenten und -Ärzte.* Thieme, S. 316.

21. Krawinkel, M. B., Ludwig, Chr., Swai, M. E., Yang, R., Pan Chun, K., Habicht, S. D. (2018). Bitter gourd reduces elevated fasting plasma glucose levels in an intervention study among prediabetics in Tanzania. *Journal of Ethnopharmacology, 216,* 1–7. https://doi.org/10.1016/j.jep.2018.01.016; Kumar, S. N., Mani, U. V., & Mani, I. (2010). An open label study on the supplementation of Gymnema sylvestre in type 2 diabetics. *Journal of dietary supplements, 7*(3), 273–282. https://doi.org/10.3109/19390211.2010.505901

22. Techniker Krankenkasse. (o. D.). *Diabetes mellitus in Zahlen.* https://www.tk.de/techniker/krankheit-und-behandlungen/erkrankungen/behandlungen-und-medizin/diabetes/diabetes-mellitus-in-zahlen-2013492

23. Prystupa, K., & Wagner, R. (2024). Prädiabetes: differenzierte Betrachtung von Subtypen, Risiken und Pathomechanismen. *Die Diabetologie, 20,* 608–612. https://doi.org/10.1007/s11428-024-01203-y; Robert Koch-Institut (RKI). (o. D.). Prädiabetes. In *Diabetes in Deutschland – Nationale Diabetes-Surveillance.* Aufgerufen am 31.03.2025 von https://diabsurv.rki.de/Webs/Diabsurv/DE/diabetes-in-deutschland/1-03_Praediabetes.html

24. Duhigg, C. (2012). *The power of habit: Why we do what we do in life and business.* Random House.

25. Lally, P., van Jaarsveld, C. H. M., Potts, H. W. W., & Wardle, J. (2010). How are habits formed: Modelling habit formation in the real world. *European Journal of Social Psychology, 40*(6), 998–1009. https://doi.org/10.1002/ejsp.674

26. Desikachar, K. (2012). *The heart of āsana: A comprehensive manual of classical yoga postures.* Selfpublishing Media Garuda.

27. The Compendium Advisory Group. (2011). *The 2011 Compendium of Physical Activities Tracking Guide.* https://drive.google.com/file/d/1_wbKEPLcAN5zlO7oP2D_A8gsef14TpJb/view Aufgerufen am 10.04.2025.

28. Sahni, P. S., Singh, K., Sharma, N., & Garg, R. (2022). Yoga: An effective strategy for self-management of stress-related problems and wellbeing during COVID-19 lockdown: A cross-sectional study. *Journal of Ayurveda and Integrative Medicine, 13*(2), 100512. https://doi.org/10.1016/j.jaim.2022.100512

29. Philippot, P., Chapelle, G., & Blairy, S. (2002). Respiratory feedback in the generation of emotion. *Cognition and Emotion, 16*(5), 605–627. https://doi.org/10.1080/02699930143000392

30. Mohan, A. G., & Mohan, G. (2017). *Hatha Yoga Pradipika: With notes from Krishnamacharya.* Svastha Yoga, S. 29. Deutsch von AOH.

31. Mohan, A. G., & Mohan, G. (2017). *Hatha Yoga Pradipika: With notes from Krishnamacharya.* Svastha Yoga, S. 46. Deutsch von AOH.

32. Chang, S. T. (1998). *Das Tao der ganzheitlichen Selbstheilung* (U. Schuler, Übers., 6. Aufl.). Ariston.

33. Sriram, R. (2024). *Das Yogasutra: Von der Erkenntnis zur Befreiung.* Arkana.

34. Smith, P. F. (2017). The vestibular system and cognition. *Current Opinion in Neurology,* 30(1), 84–89. https://doi.org/10.1097/WCO.0000000000000410

35. Robinson, E., Marty, L., Higgs, S., & Jones, A. (2021). Interoception, eating behavior and body weight. *Physiology & Behavior, 237,* 113434. https://doi.org/10.1016/j.physbeh.2021.113434

36. Berger, P., Friederici, A. D., & Grosse Wiesmann, C. (2022). Maturational indices of the cognitive control network are associated with inhibitory control in early childhood. *Journal of Neuroscience, 42*(32), 6258–6266. https://doi.org/10.1523/JNEUROSCI.2235-21.2022

37. Olivelle, P. (2008). *Upanishads.* Oxford University Press, S.166. Deutsch von AOH.

38. Sriram, R. (2024). *Patanjali. Das Yoga Sutra. Von der Erkenntnis zur Befreiung.* Arkana-Verlag, S. 44.